第9版

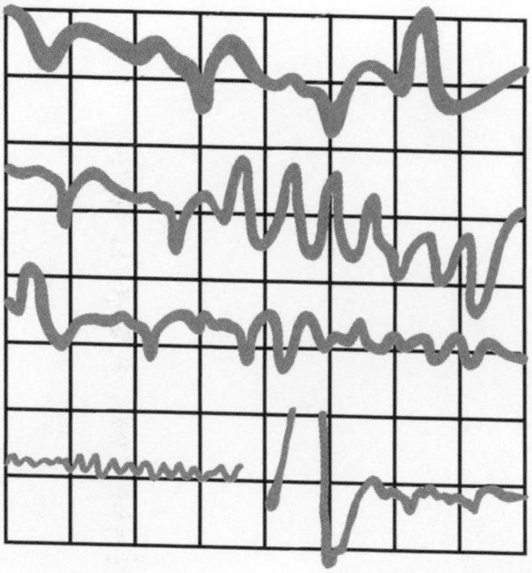

轻松学习心电图

The ECG Made Easy

第9版

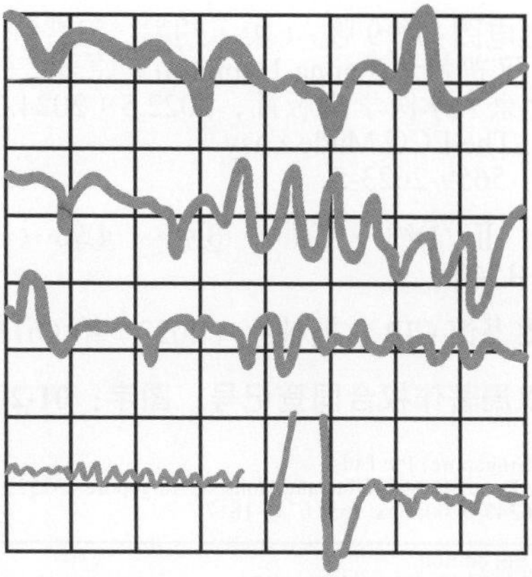

轻松学习心电图

The ECG Made Easy

原著 JOHN HAMPTON DM MA DPhil FRCP FFPM FESC

Emeritus Professor of Cardiology, University of Nottingham, UK

JOANNA HAMPTON MD MA BM BCh FRCP

Consultant Physician, Addenbrooke's Hospital, Cambridge, UK

主译 张文娟 郭继鸿

译者（按姓名汉语拼音排序）

李洪仕 梁立丰 于向东 张文娟

北京大学医学出版社

QINGSONG XUEXI XINDIANTU（DI 9 BAN）

图书在版编目（CIP）数据

轻松学习心电图：第 9 版 /（美）约翰·汉普顿（John Hampton），（美）乔安娜·汉普顿（Joanna Hampton）原著；张文娟，郭继鸿主译．—北京：北京大学医学出版社，2022.5（2024.6 重印）
书名原文：The ECG Made Easy
ISBN 978-7-5659-2623-5

Ⅰ.①轻…　Ⅱ.①约…②乔…③张…④郭…　Ⅲ.①心电图—基本知识　Ⅳ.① R540.4

中国版本图书馆 CIP 数据核字（2022）第 061184 号

北京市版权局著作权合同登记号：图字：01-2022-0492

ELSEVIER

Elsevier (Singapore) Pte Ltd.
3 Killiney Road, #08-01 Winsland House I, Singapore 239519
Tel: (65) 6349-0200; Fax: (65) 6733-1817

轻松学习心电图（第 9 版）

主　　译：张文娟　郭继鸿
出版发行：北京大学医学出版社
地　　址：（100191）北京市海淀区学院路 38 号　北京大学医学部院内
电　　话：发行部 010-82802230；图书邮购 010-82802495
网　　址：http：//www.pumpress.com.cn
E-mail：booksale@bjmu.edu.cn
印　　刷：北京信彩瑞禾印刷厂
经　　销：新华书店
责任编辑：高　瑾　　责任校对：靳新强　　责任印制：李　啸
开　　本：889 mm × 1194 mm　1/32　印张：7.875　字数：226 千字
版　　次：2022 年 5 月第 1 版　2024 年 6 月第 2 次印刷
书　　号：ISBN 978-7-5659-2623-5
定　　价：45.00 元

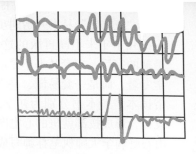

译者序

“事不过三”一语出自吴承恩《西游记》一书，意指同样的尝试不宜连做多次，常用来勉励欲试新生事物者尽量减少失败次数。但对做好事、做公益事、做科学普及与推广、行善积德等事，不仅能过三，而且越多越好。

就拿眼下引进与翻译心电图入门与提高的这套三姊妹丛书为例，屈指一数，从 2004 年至今的 18 年中，这已是第四次完成全套丛书的整体翻译而发行中译本了。畅销世界各国的这套心电图三姊妹丛书，最早在 1973 年出版了第一本——《轻松学习心电图》（*The ECG Made Easy*），至今已是第 9 版。在其 50 年的多次出版发行中深受读者的垂爱与欢迎。全球发行量接近 100 万册。鉴于读者的殷切需求与期盼，1986 年，著名心脏病学家、英国诺丁汉大学的 J. R. Hampton 教授撰写了丛书的第二本——《轻松应用心电图》（*The ECG In Practice*），真可谓十年磨一剑，至今已出到第 7 版（更名为 *The ECG Made Practical*）。就内容而言，其比第一本更深，是读者修完第一本已达入门后，继续提高的续读本。此后，在读者对前两册心电图读本的强烈反响与要求下，11 年后的 1997 年，J. R. Hampton 教授再次呕心沥血，精心策划，潜心撰写，推出了这套丛书的第三本——《轻松解读心电图》（*150 ECG Problems*，第 5 版更名为 *150 ECG Cases*）。这是为完成前两册读本学习后的读者提供的临床实践心电图试题集。150 帧心电图仿照临床实际情况，不是按难易程度渐进，而是随机排序，还包含了健康人正常心电图。Hampton 教授指出：临床心电图不会按照难易排序到你的手中。他还在前言中鼓励读者翻阅正确答案前，尽量独立思考，经自主分析后做出最终的心电图诊断。至此，这套普及与提高的心电图丛书正式联袂为“三姊妹”。1997年后，这套“三姊妹”丛书开始同步更换新版至今。

几十年来不断再版的这套心电图丛书，一直严格遵循编者最初的宗旨：本套丛书不是心电图教科书，更不是精深的心电图学专著，而是一套易懂、易学、易掌握的心电图入门与提高的通俗读本。三本书分别为初学入门、实践应用、疑难病例解读而设计，形成按部就班的心电图学习与提高三部曲。又因这套丛书由心脏病学大师执笔挂帅写成，故对心电图应用的定义与价值的认识明确而精准。作者强调心电图分析一定要和患者的临床和病史密切结合，心电图是受检者病史与体征的一种延伸，绝不能孤立、单独地分析。基于该理念，三本书中的所有心电图图例都附有相关病史。此外，作者还强调，心电图检查并非万能，而是有着相当的局限性。例如不少严重冠心病患者的心电图可能完全正常，无心肌缺血的任何心电图表现；相反，完全健康人的心电图却可能有一些改变而导致其心电图的错误解释，并被诊断为各种心脏病。正是上述这些核心理念才使这套丛书成为心电图著作的常青树而经久不衰。

近50年来，这套丛书深受世界各国读者的青睐、钟爱和欢迎。全书已被译成12种语言，多次被世界权威组织或刊物誉为“医学经典著作”。至今已有几代医学生、护士、年轻医师、急诊科医师、儿科和老年科医师、全科和家庭医师读着这套心电图丛书成长、进步与提高。同时也是备考研究生的必读之物。

北京大学医学出版社的领导和编审真是慧眼识珠，早在2004年就决定引进和翻译这套丛书，又责成我挂帅掌印，负责组织和挑选国内各路精兵强将共同完成这一工程。2004年引进翻译了《轻松学习心电图》第6版、《轻松应用心电图》第4版、《轻松解读心电图》第2版，担任各册主译的都是北大精英和学子，分别由李学斌、孙健玲和贾中伟与我共任主译。随后，2012年再次翻译了各自的新版，这次遴选后选定吉林大学白求恩第一医院的郑阳、北京航空医院的孙健玲和北京安贞医院的郭飞与我共任主译。而2017年的第三次翻译，沙场秋点兵的三员大将分别是河北医科大学第一医院的杨志瑜、广西壮族自治区人民医院的覃绍明和北京市门头沟区医院的李世敬医师，他们与我共任主译。而本次2021年的第四次“征战”中，第9版《轻松学习心电图》由天津医科大学总医院的张文娟主任、第 7 版《轻松应用心电图》由福建医科大学附属泉州第一医院的林荣教授、第 5 版《轻松解读心电图》由中日友好医院的周益锋主任与我共任主译。可以看出，长达 18 年中的先后 4 次引进与翻译工作中，集结了十几位国内各路的学术精英，带领各自的团队齐心协力而完成。近二十年中，这套丛书也不负众望，为推动和提高我国心电图学的水平做出了巨大贡献，也在中国心电学史上留下了浓墨重彩的一页。

即将面世的新版三姊妹丛书，原版编著者充分采纳了上版出版后读者的反馈意见和要求，对书中内容有了一定篇幅的增补和调整，各自增加了新的章节，更加关注动态心电图、新的心电检测技术和起搏系统与除颤器的应用与进展等。无疑，这些增加的新内容将使这套丛书更加与时俱进，保证了丛书内容的科学性、前沿性，也给读者总结和提炼出更新、更多的精要，进一步彰显本套丛书的实用性。我坚信，新版三姊妹丛书的中译本一定会受到广大读者更大热度的青睐与厚爱。

序言结束之际，还想用一句励志之言与所有读者和同道共勉：“人生路上，提高自我价值的最简捷、最廉价的方式就是读书。”通过读书不断提升自己永远是硬道理。

郭继鸿

2022 年 4 月 25 日

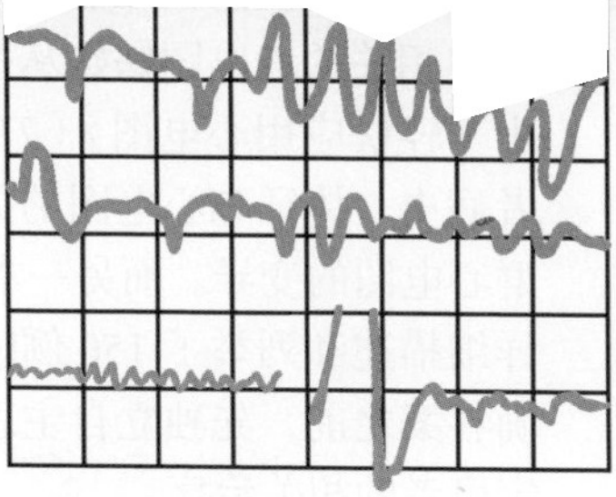

原著前言

自 1973 年《轻松学习心电图》(*The ECG Made Easy*)第 1 版问世以来，其先后 8 版的发行量已逾 75 万册，并被翻译为德文、法文、西班牙文、意大利文、葡萄牙文、波兰文、捷克文、印度尼西亚文、日文、俄罗斯文、土耳其文以及中文。本次新版(第 9 版)与前八版的目的相同，即不想把其扩增为一本详尽的心脏电生理教科书，也不想将其扩充为内容精深的心电图解析专著。此外，本书是为医学生、心电图技师、护士和医学辅助人员专门撰写的心电图入门书籍，也能为那些学生时期学习过、但很多内容已经遗忘的人提供帮助。

需要注意的是，心电图初学者切记不要被那些貌似复杂、深奥的内容所震慑，甚至气馁。众所周知，绝大多数司机并不了解汽车引擎的工作原理，而花园的园丁也不必成为植物学家。只要不被心电图复杂的外表所迷惑，绝大多数的初学者最终都能学好并用好心电图。本书希望读者能树立这样的理念：心电图的内容容易理解，心电图仅是在获取患者病史和体检后的一种自然延续的检查。

第 1 版《轻松学习心电图》(1973 年)曾经被英国医学杂志誉为“医学经典著作”，并受到几代医学生和护士的青睐与钟爱，同时本书内容经多次再版也有了许多变化。本书第 9 版与前八版相比，包含了一个新的章节——“轻松学习心电图”。这部分基础指导的内容是针对医学生和护士的反馈，展示了比之前版本更容易理解的知识。这部分指导的目的是提炼出在临床实践中心电图应用的精要，旨在减少理论性，增强实用性。

本书还能供医学生备考时使用，考生通过大量心电图图例的阅读，可以提高临床能力并增强判读心电图的自信心。此外，另两本相关的心电图姊妹丛书也有助于读者进一步掌握心电图。其中《轻松应用心电图》(*The ECG Made Practical*) 主要阐述了患者病史、体征和心电图的关系，并包含了许多健康人群和患者人群心电图的变异。而另一本《轻松解读心电图》(*150 ECG Cases*) 详细描述和列举了 150 例临床真实的心电图，鼓励读者在翻阅正确答案之前，先独立自主思考，独立分析和诊断心电图，进而决定患者的相关治疗。

我们要诚挚感谢 Elsevier 出版社的 Laurence Hunter 和 Fiona Conn 对本书的鼎力支持。

早在 45 年以前，《轻松学习心电图》的书名由已故的 Tony Mitchell 教授命名，他是诺丁汉大学医学部的教授。自那时起，很多以“轻松学习”命名的书籍如雨后春笋般出版。我们要感谢 Tony Mitchell 教授以及多年来众多帮助本书不断完善的朋友，特别是那些提出很多建设性意见和批注的医学生，是他们使我们坚信：心电图确实可以轻松地理解和掌握。

JH，JH

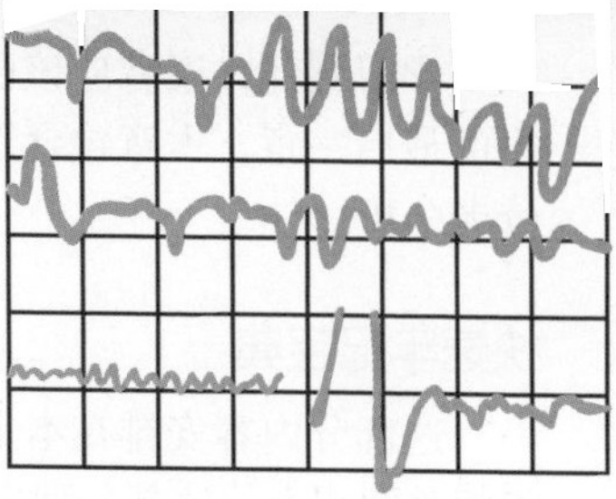

如何使用本书

第1部分　轻松学习心电图：初学者必读和指导

这本手册适用于在临床实践中初学心电图的青年医师和医学生，旨在深入浅出，将艰深的医学知识难度降低到可理解的程度，适合先前对心电图没有任何了解的人进行学习。当理解了本章的内容后，本书其余的章节将进一步扩展知识含量。在临床实践中应用心电图前，本章的内容是初学者学习的起点。

第2部分　基础知识：心电图基础知识、报告和解读

在应用心电图为诊断和治疗提供帮助前，必须理解心电图的基本知识。本书的第2部分解释了为什么心脏电活动可以被心电图记录到，同时讲述了12导联心电图的意义，将12导联从不同方向观测到的电活动转换为心电图像。

第2部分也解释了如何运用心电图测量心率，通过心电图评估心脏不同部位的电传导速度以及确定心脏节律。并对常见的异常心电图图形进行了解读。

第3部分　心电图应用：个体心电图的临床解读

本章的内容在兼顾基础知识的同时还要考虑在心电图普遍应用的今天，如何帮助临床诊断及治疗——在健康筛查时以及在胸痛、呼吸困难、心悸或晕厥患者中的应用。回忆第2部分（2～5章）中经典心电图异常所覆盖的内容，我们发现了一些正常的心电图变异，这些变异可能会使心电图的解读更加困难，本章内容中的大部分心电图是从具有普遍性问题的患者中获取的，并作为例子进行解析。

第4部分　自我测试

学习到此，读者应该已经了解了正常心电图的图形，作为本书的最后一章，本章包含了12张真实患者的12导联心电图以供读者分析。

快速牢记宝典

这部分内容安排在本书索引的后面，以供读者需要时快速查阅相关知识点。这部分列出了读者需要识别的常见异常心电图。

MP 延伸阅读

该符号表示与第7版《轻松应用心电图》（*The ECG Made Practical*）（Elsevier，2019）中的相关信息有交叉引用。

名词解释

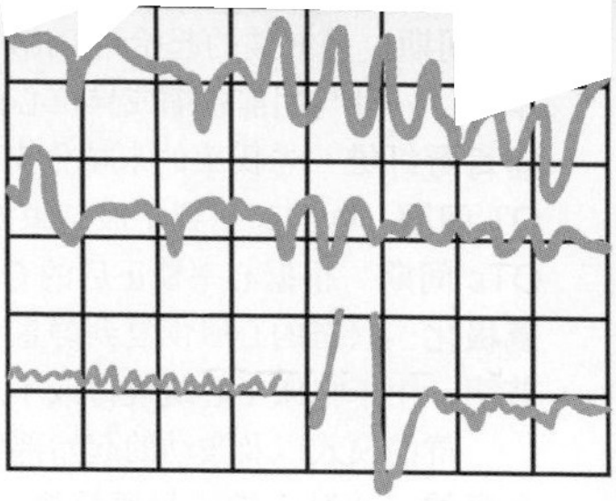

兴奋　心肌细胞电刺激的起始。

房室结　希氏束顶端的一小部分区域，窦房结或心房肌的激动必须通过房室结传导到达心室。

心电轴　心室电活动（除极）的平均传导方向，是心脏除极和复极时额面最大综合向量与水平轴形成的角度。

双分支阻滞　右束支和左前分支同时存在传导阻滞时，心电图呈右束支传导阻滞（RBBB）和心电轴左偏。

阻滞　心脏正常传导通路传导障碍。

束支　包括两个主要分区，即希氏束的右束支和左束支。

希氏束　位于心脏室间隔的上部的特殊传导组织。

复合波　通常用来描述相当于心室兴奋的 QRS 波群，有时也用于描述伴随每次心跳的 P、QRS、T 波群的整体兴奋顺序。

传导　电活动通过心脏传导系统的传播。

偏转　心电图偏离基线向上或向下的移动。

delta 波　R 波早期的部分，是 WPW 综合征中，兴奋通过一条异常旁路进行传导所导致的。

除极　指的是单个细胞的兴奋，但是在本书中的意思与兴奋相同（见上文）。

ECG（或 EKG）　即心电图（在一些欧洲的中心应用 EKG）。

异位心搏　一次心脏搏动由窦房结以外部位的兴奋引起，可与期前收缩或期外收缩交替使用的术语。

逸搏心律　当正常心脏起搏点（窦房结）障碍时出现的节律——例如，当窦房结起源的兴奋被希氏束的疾病完全阻断时，心室部位的异位起搏点将兴奋。这也称为完全性心脏传导阻滞。

期前收缩　可与异位心搏交替使用的术语，可以发生在心室或发生在室上的心脏区域。

分支　左束支的两个最主要的部分，左前分支和左后分支。

心脏阻滞　一度：PR 间期的延长。二度：一部分 P 波可以下传，一部分 P 波不能下传。三度（完全性）：没有电活动可以通过希氏束传导。

导联　通过两个或多个电极的记录而产生心脏电活动的“图像”。

莫氏阻滞 二度房室传导阻滞的一种类型，即二度Ⅱ型房室传导阻滞。

PR 间期 是 P 波的起始到 QRS 波起始的时间。

早搏 一种与期前收缩或异位心搏替换使用的术语（美国常用）。

浦肯野纤维 希氏束的末端分支，即心室肌内特殊的传导组织。

QT 间期 Q 波起始到 T 波结束的一段时间。

QTc 间期 根据心率校正后的 QT 间期。

复极化 兴奋的心肌恢复到静息状态的过程。

节律 用于临床（心跳规律或不规律）或用于描述心电图的节律，描述心电图波群的模式以及激动的起始部位，例如窦性心律、房性节律、室性节律。

窦房结 心脏正常的起搏部位，位于右心房上部具有最高自发性除极速率的区域，可以控制心脏的节律。

ST 段 QRS 波的终点和 T 波起点之间的时间段。

室上性节律 在正常激活的顺序中，任何兴奋起源高于心室部位的节律，如窦性心律、房室（交界性）心律。

三分支阻滞 心电图表现为一度房室传导阻滞、心电轴左偏以及右束支传导阻滞。

室性节律 兴奋起源于心室的心脏节律。

P、Q、R、S、T、U 波 心电图基线偏转形成的波形。

文氏现象 二度房室传导阻滞的一种类型，即二度Ⅰ型房室传导阻滞。

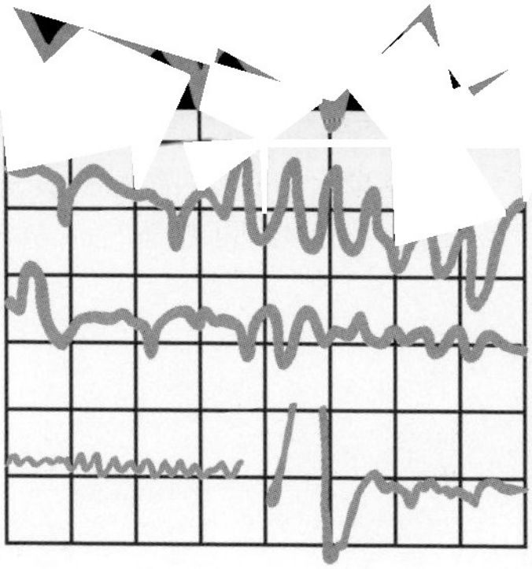

目　录

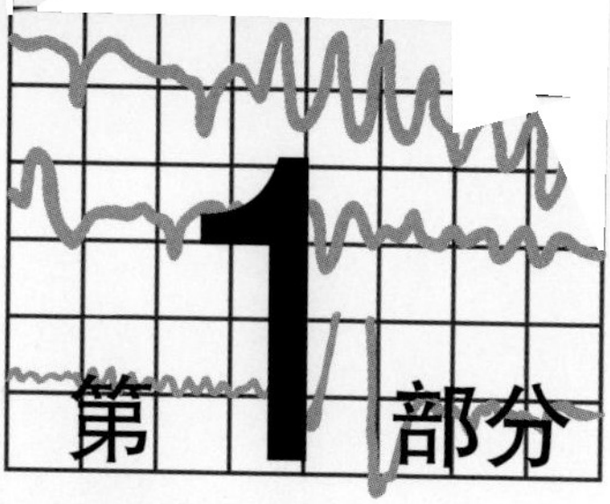

轻松学习心电图：初学者必读和指导

The ECG made very easy indeed：a beginner's guide

The ECG made very easy
indeed : a beginner's guide

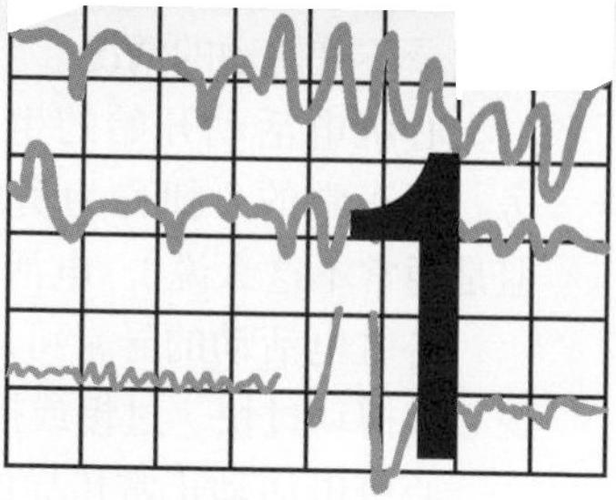

轻松学习心电图
The ECG made very easy indeed

本章用于指导刚开始在临床实践中应用心电图的医学生，旨在深入浅出，让难懂的医学知识易于理解。如果你之前没有接触过心电图的相关知识，本章的内容则是为你而准备的。本章是使用心电图进行临床实践前学习的起点，当你理解这部分内容后，本书后续的内容将迅速扩展你的知识。

什么是心电图?

“ECG”即代表心电图。在一些国家，心电图的缩写为“EKG”。

心脏是一个泵，由内在电活动驱动并产生心脏搏动。心电图可以记录心脏电活动，它记录了兴奋的起源和兴奋的传导，但不能记录心脏搏动的情况。

心脏电活动开始的生理起搏部位，又称窦房结，位于右心房。而正常的心律称为窦性心律（正确的说法应该是窦房节律，但是通常不这么说）。电活动在心脏中传播的方式被称为传导。

心脏电活动的异常可以由传导异常或节律异常导致，从而出现心脏搏动过快、过慢或搏动不规律。

心脏电活动正常传导的改变可以在心电图上体现，并且心电图可以发现心肌损伤。心肌可在许多疾病过程中受到损伤，例如心肌梗死、高血压和肺栓塞。

什么时候需要记录心电图?

每当患者出现胸痛、心悸、呼吸困难、眩晕，或者出现了晕厥（暂时的意识丧失）以及无法解释的跌倒时，需要记录心电图。此外，卒中、短暂性脑缺血发作（TIA）必须记录心电图，因为这些疾病可能由不规律的心脏节律导致。

需牢记，患者的症状和体征会影响心电图的解读。

如何记录一张心电图?

将电极放置到患者的胸壁和四肢，从不同的角度记录心脏的电活动。

心脏的每一个角度被描述为一个"导联"。"导联"这个词不等于电极。

心脏的节律仅通过一个角度即可确定，也就是一个导联（需要两个电极）。

获得心脏电活动的全景，通常需要 12 导联心电图。

四肢分别固定好 4 个电极片，这 4 个电极提供了 6 个"肢体导联"，或者在垂直面提供了心脏 6 个不同的角度，被称作导联 Ⅰ、Ⅱ、Ⅲ、VL、VF 和 VR。VL、VF 和 VR 通常分别称作 aVL、aVF 和 aVR，但是 a 通常是不重要的（为符合国内情况本书仍沿用 aVL、aVF、aVR）。

胸壁上连接 6 个电极，分别为 V_1 到 V_6 导联。准确地放置这些电极，对于比较随后记录的心电图至关重要。这些导联在水平面上从前面观察心脏的电活动（图 1.1）。

■ **记录心电图的技巧**

1. 记录“3 导联”心电图只需要肢体电极，你可以通过一个顺口溜记忆：“Ride Your Green Bike”，即骑着你的绿自行车。R 相当于红色电极并且连接右手，Y 相当于黄色电极，G 相当于绿色电极，B 相当于黑色电极。将第一个红色电极连接右手后，顺时针将黄色电极、绿色电极和黑色电极连接左手、左腿和右腿（黑色电极是接地电极）。

2. 肢体导联放置的位置很简单：没有特殊的位置需要记忆。

找到汗毛最少的区域：在左右两侧，上肢电极从肩膀或锁骨的外侧下至手腕的任何部位都可以；下肢电极自下腹部到脚都可以。

3. 胸壁电极的放置必须精确，并且每一次记录都需要标准化（见图 1.1 和图 2.24）。

4. 确保患者体感温暖和身体放松。

5. 检查心电图机的设定：标准是走纸速度为 25 mm/s；校准电压，1 mV 对应 1 cm 向上偏转（更多细节，见第 2 章）。

6. 确保心电图上记录了日期和时间以及患者的名字。

7. 在心电图上记录患者的症状和血压情况。

更多的细节，见第 2 章。

如何解读一张心电图：基础知识

■ **重要提示：心电图阅读得越多，理解得越透彻。**

以下是用于心电图解读最基本的心电图生理学知识。

心电图波形和意义

- 想象心脏拥有内部电路，而起搏的位置是位于右心房的窦房结（图 1.2）。
- 在正常心脏中，窦房结规律发放电活动，并且电活动通过一定的解剖路径传导至心室，导致心室的收缩。心室收缩由脉搏或心脏搏动感知。

图 1.1

12 导联心电图的导联位置以及心脏电活动的 12 个不同角度

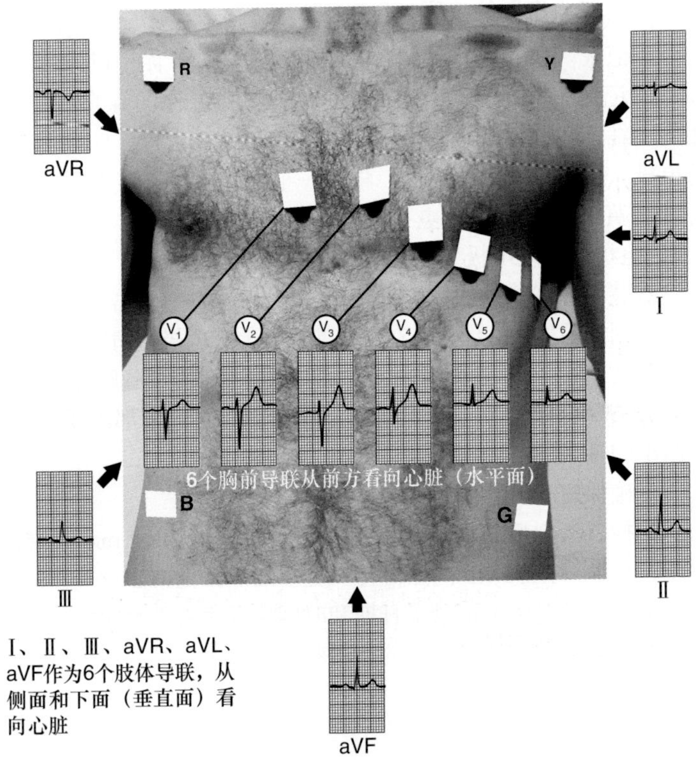

图 1.2

心脏的内部电路

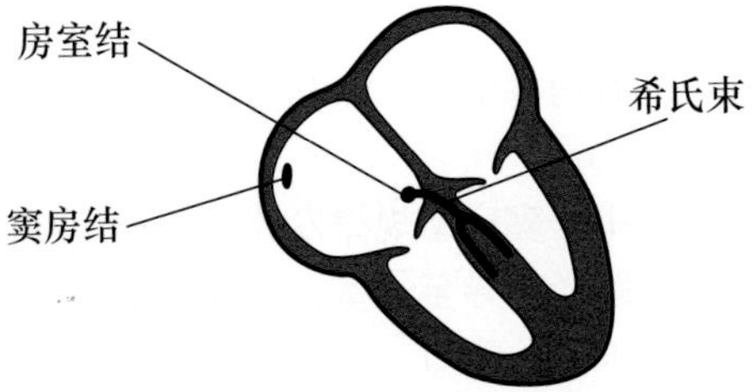

- 每一次心脏搏动代表了一组心电图波群。
- 一组心电图波群包含五个部分（图 1.3）。
- P 波代表了心房肌除极的电激动。
- PR 间期是电脉冲通过房室结以及希氏束，从心房传导至心室所花费的时间。
- QRS 波记录了电活动兴奋整个心室，导致心室收缩的过程。正常心脏的心电图中，QRS 波的时间不超过 3 个小格。
- ST 段是心室完全兴奋收缩的时期。
- T 波是心室肌恢复到静息电位，复极化的过程。
- 一次正常心搏是一个 P 波后面跟随着一个 QRS 波以及一个 T 波。

解释从这里开始！

从观察患者开始，先进行最基本的观察，在记录心电图前应当测量脉搏和血压。

首先，患者有不舒服吗？你认为患者会出现异常吗？

■ **重要提示：如果心电图与临床实际不符，请先检查心电图机的设置和导联的位置，并再次记录。确保心电图记录了正确的患者信息！**

如果记录方法无误，请思考：是否存在明显异常？例如，非常慢或快的心率？波形是否与之前不同？如果患者不舒服，应立

图 1.3

心电图综合波群——一次心脏搏动

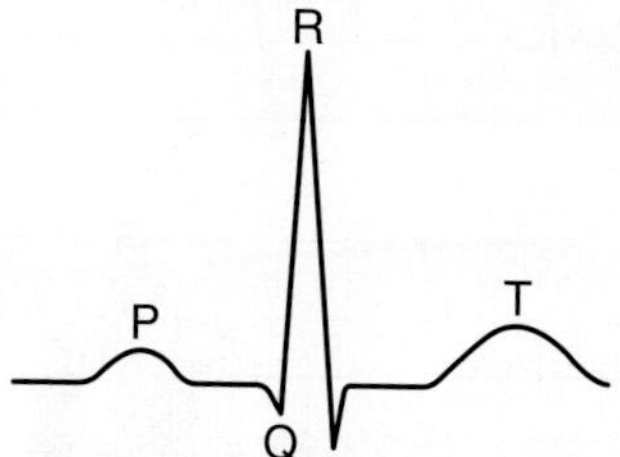

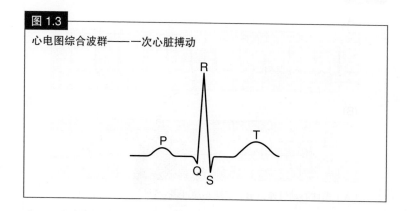

即寻求帮助。

如果患者情况稳定，你则有更多的时间去评估心电图。

■ **重要提示：总是用同样的方法来阅读心电图。每次都按同样的顺序来回答下面的问题：**

“**R R P W Q S T**”——押韵的口诀可能帮助你来记忆你需要回答的问题！

R	Rate 心率	心率是多少？［次 / 分（bpm）］
R	Rhythm 心律	心律是什么？
P	P 波	每个 QRS 波前都有 P 波吗？
W	Width 宽度	QRS 波的宽度是否正常？（时间＜3 小格）
Q	Q 波	是否有病理性 Q 波？
S	ST 段	ST 段是否压低或抬高？
T	T 波	T 波是否异常倒置？

接下来让我们进一步研究这些问题的细节（请记住“**R R P W Q S T**”）。

R　Rate 心率：心率是多少？

QRS 波之间距离越近，心率也就越快。每个 QRS 波之间的距离小于 3 大格，说明心率大于 100 次 / 分（心动过速，图 1.4A），当每个 QRS 波之间的距离大于 6 大格时，说明心率小于 50 次 / 分（心动过缓，图 1.4B），以此可进行粗略的计算。

图 1.4

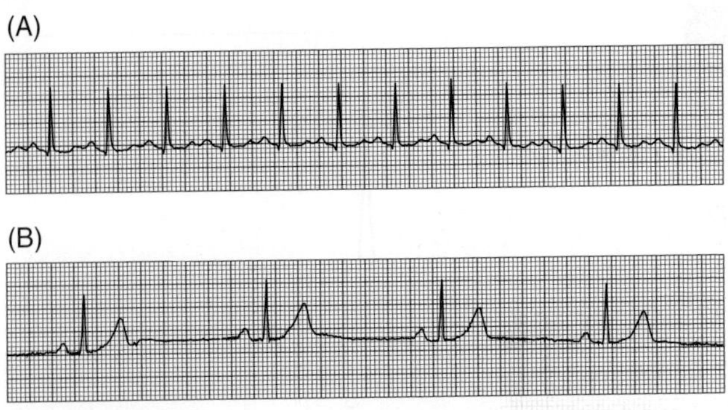

（A）窦性心动过速;（B）窦性心动过缓

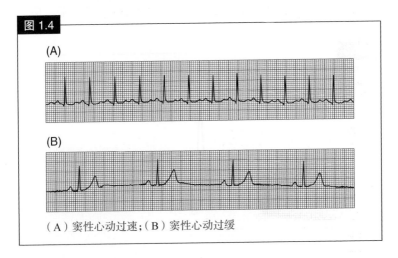

R Rhythm 心律：心律是什么？

心律是否规律？规律的心律指每个 QRS 波之间具有相同个数的小格（见图 1.4A 和图 1.4B），并且无论心率如何，节律都是规则的。而在图 1.5 中，每个 QRS 波之间的小格数是变化的，说明心律不规则。

P P 波：是否为窦性心律？

窦性心律是正常规则的心脏节律，说明心脏电活动起源于窦房结，并且从心房正常传导至心室，即每个 QRS 波前都有一个 P 波存在。

P 波在节律的识别中至关重要，你能否识别 P 波呢？着眼于所有导联——在一些导联中 P 波可能更容易识别。

如果你不能发现 P 波，即心房不能正常兴奋，说明心脏存在异常的心律（图 1.6）。

如果你发现每个 QRS 波前不止一个 P 波，说明传导异常，

图 1.5

心律不齐

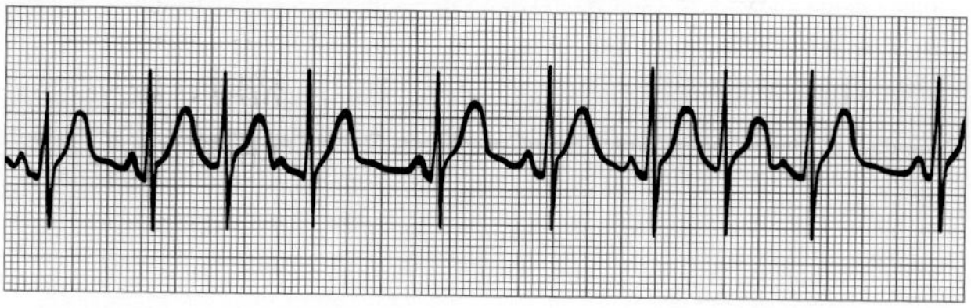

每个 QRS 波间的小格数是变化的

图 1.6

异常节律（非窦性心律）

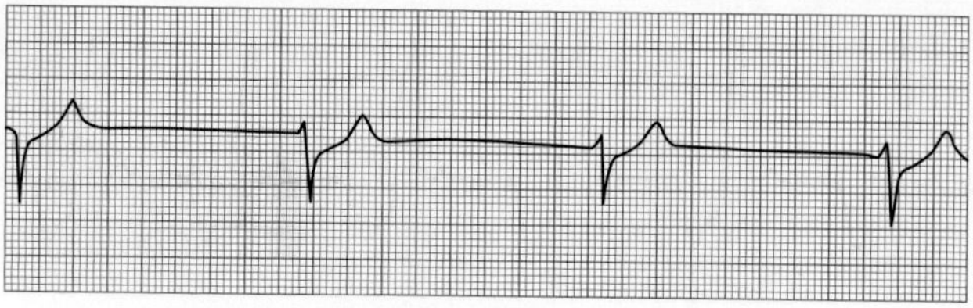

无 P 波

即心脏传导阻滞（图 1.7）。

W　　Width 宽度：QRS 波的宽度是否大于 3 小格？

如果是，说明心室内传导异常。

如果 QRS 波宽度≥ 3 小格，电活动在心室内的传导肯定减慢，这可能是由于心室内的传导异常，或是因为电活动在心室内错误的起始，而不是通过希氏束传导（图 1.8）。

Q　　Q 波：是否存在病理性 Q 波？

如果 QRS 波的起始是深向下偏转的 Q 波，这可能是由于陈旧性心肌梗死造成的（图 1.9，见第 6 章）。

ST　　ST 段：ST 段是否异常？

ST 段通常在基线水平，但是可以抬高（图 1.10）（心肌梗死）或压低（图 1.11）（通常见于心肌缺血）。

图 1.7

心脏传导阻滞

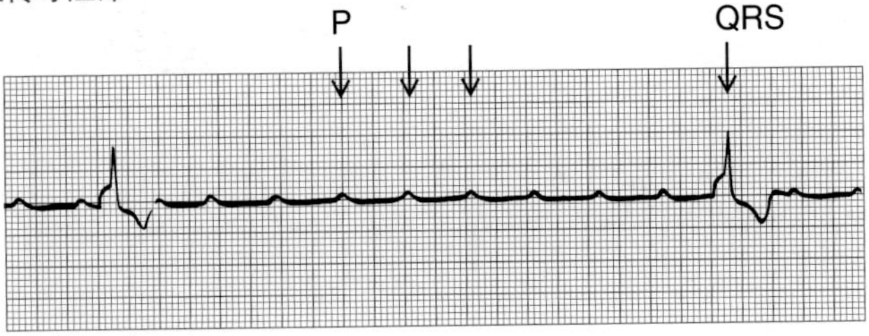

每个 QRS 波前存在多个 P 波

图 1.8

异常的心室传导

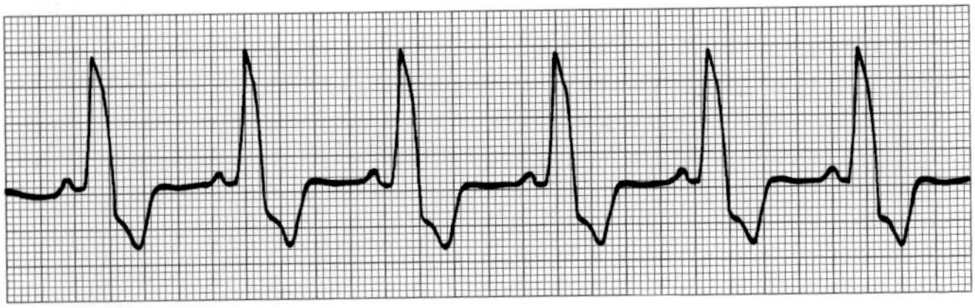

QRS 波宽度≥ 3 小格

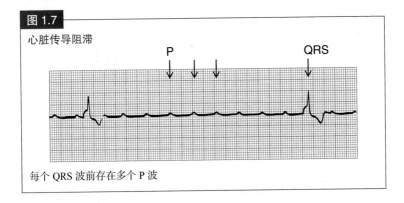

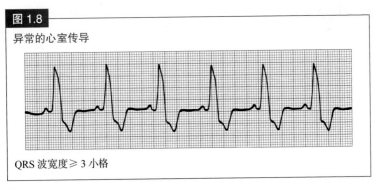

图 1.9

深的 Q 波

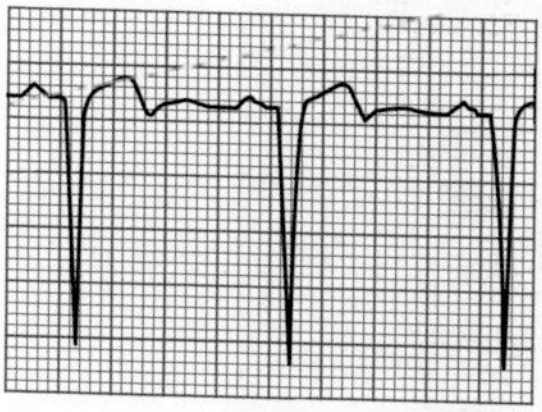

图 1.10

ST 段抬高

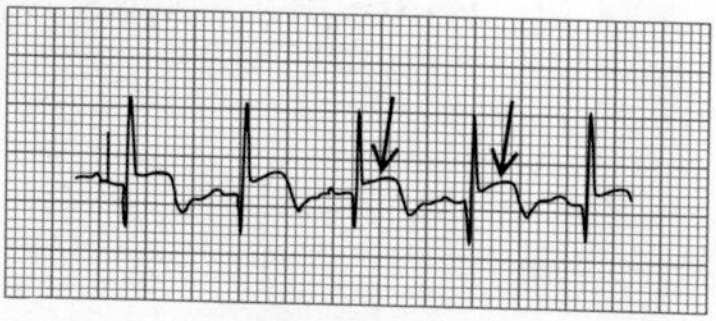

T　　T 波：T 波是否正常向上或是倒置?

T 波在 aVR 和 V_1 导联可以倒置。如果 T 波在其他导联倒置，很可能的原因是心肌缺血或心室肥大（图 1.12）。

图 1.11

ST 段压低

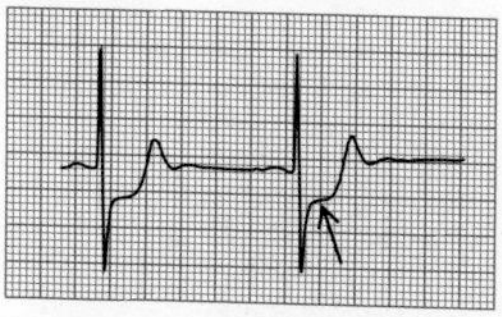

图 1.12

T 波倒置

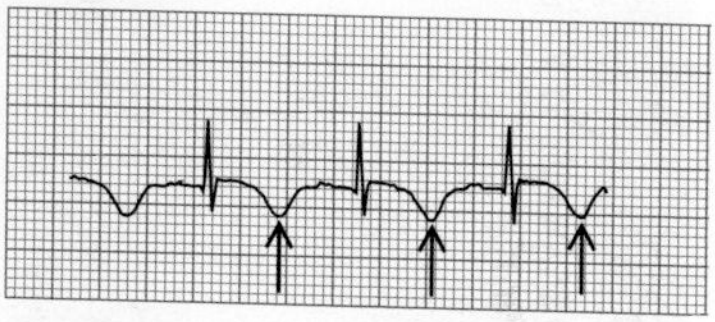

你必须识别的节律

正常的规则心律见表 1.1；常见的不规则心律见表 1.2。

你必须识别的心电图改变

你必须识别的心电图改变，不是节律的紊乱，而是心肌缺血、心肌梗死以及正常的变异。这些心电图改变涉及 Q 波、ST 段和 T 波。

图 1.22 展示了窦性心律时，V_2 ~ V_6 导联的 ST 段压低，这种心电图改变是心肌缺血的特征，在患者伴随心绞痛时出现。图 1.23 展示了窦性心律时，全部胸前导联（V_1 ~ V_6）出现了 T 波倒置，这种心电图改变也是急性心肌缺血的典型特征，也可以在心肌梗死中出现。

图 1.24 展示了窦性心律时，V_2 ~ V_6 导联 ST 段显著抬高，

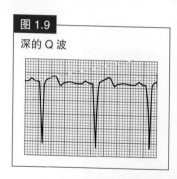

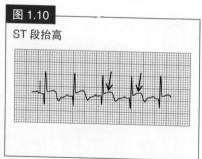

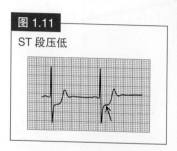

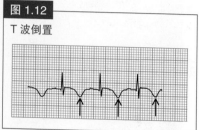

表 1.1　常见的规则心律

心律类型	生理解释	心电图改变	
窦性心律（图 1.13）	心房和心室正常工作（即心脏顺序收缩）	每个 QRS 波前都有 P 波	图 1.13 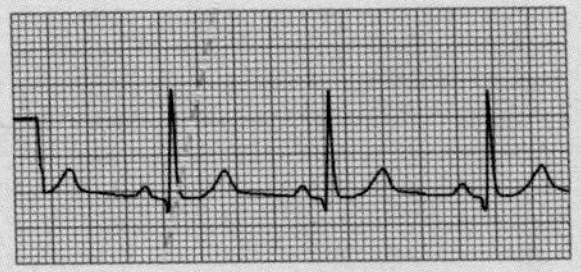
窄 QRS 波心动过速（图 1.14）	电兴奋起源于窦房结、心房肌或房室交界区	P 波可见或消失；窄 QRS 波；心率通常大于 120 次 / 分	图 1.14 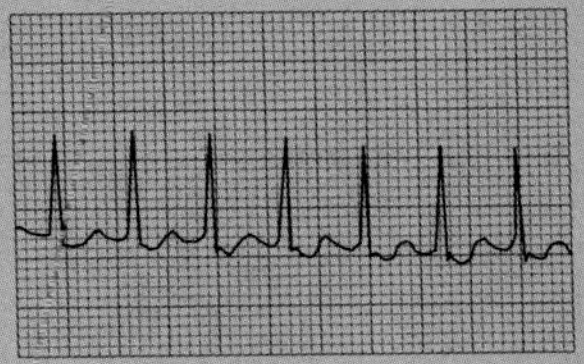

续表

心律类型	生理解释	心电图改变	
宽 QRS 波心动过速（图 1.15）	电兴奋起源于心室，并且速率大于窦房结	P 波消失；宽 QRS 波；心率通常大于 120 次 / 分	图 1.15 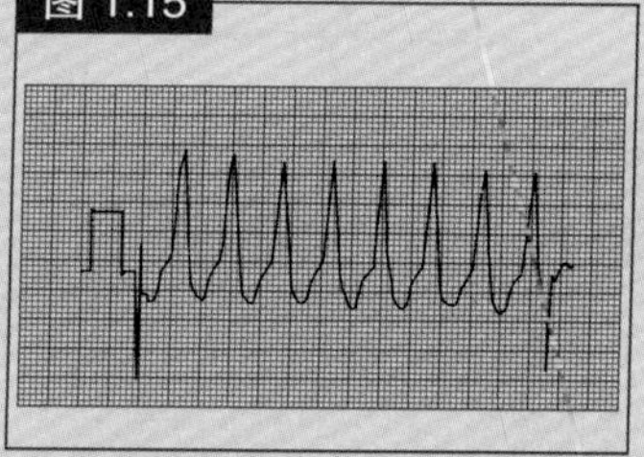
完全性房室传导阻滞（图 1.16）	心房和心室不再同步，开始独立工作，但是心房和心室都根据固有的节律规律搏动	P 波可见（箭头），但是与 QRS 波无关。QRS 波通常增宽但也可以是窄 QRS 波；心率慢且规则	图 1.16 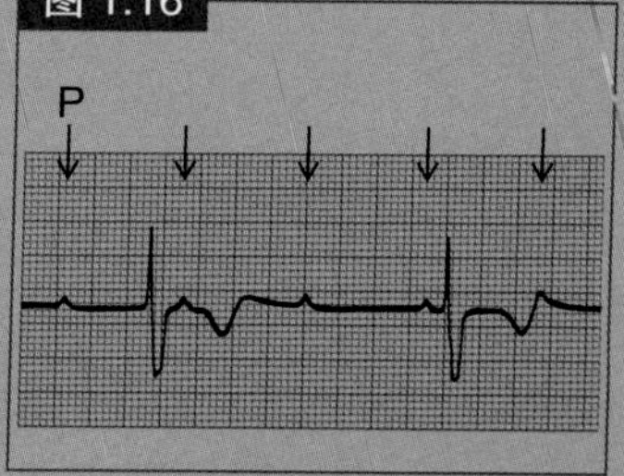

表 1.2　常见的不规则心律

心律类型	生理解释	心电图改变
窦性心律不齐	心房和心室正常工作（即顺序收缩），但是受呼吸的影响；正常现象（图 1.17）	每个 QRS 波前都有 P 波，但是在吸气时，QRS 波之间的距离缩短
期前收缩（异位搏动）	期前收缩，兴奋可以起源于心室之上（室上性），电兴奋起源于心房或房室交界区（窄 QRS 波，图 1.18）；电兴奋也可以起源于心室（宽 QRS 波，图 1.19）	心律通常是窦性心律，间断出现期前收缩，造成心律不齐

图 1.17

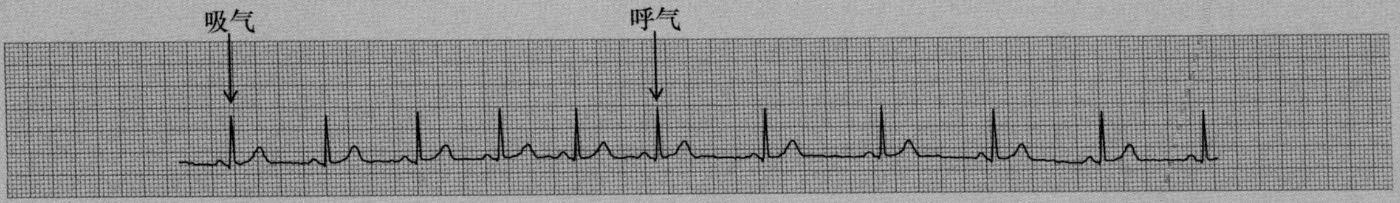

图 1.18

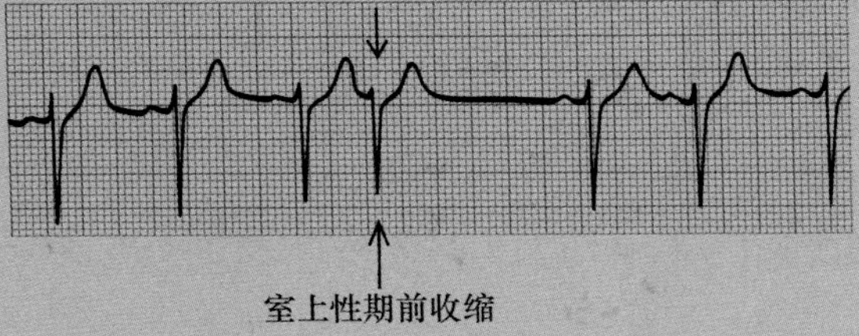

图 1.19

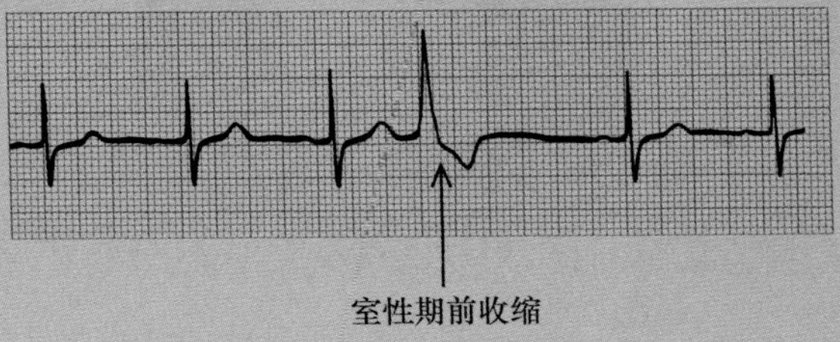

续表

心律类型	生理解释	心电图改变
心房颤动	心房细胞开始完全紊乱的电活动，以及不规律地传导至心室（图 1.20）	无 P 波；窄 QRS 波
心室颤动	心室完全无序的电活动，没有任何有效的收缩，从而导致死亡，除非迅速进行复苏（图 1.21）	P 波消失或 QRS 波消失。波形紊乱且不规律

图 1.20

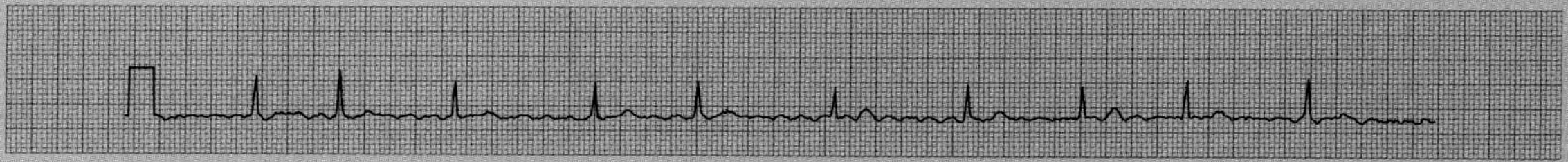

图 1.21

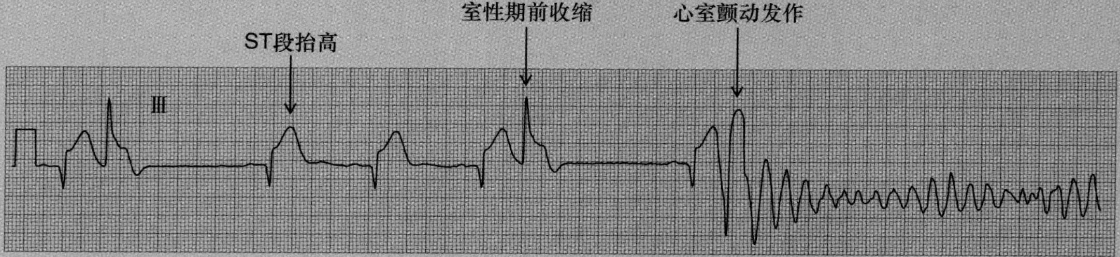

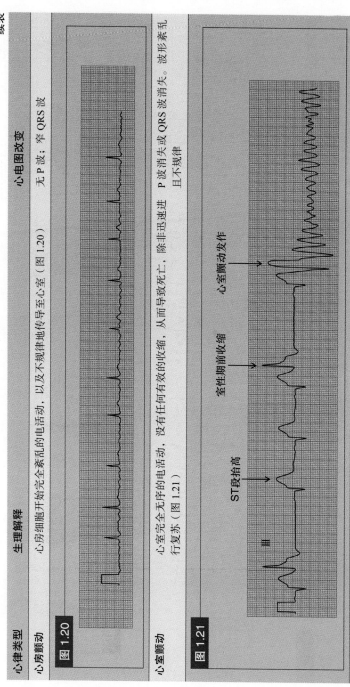

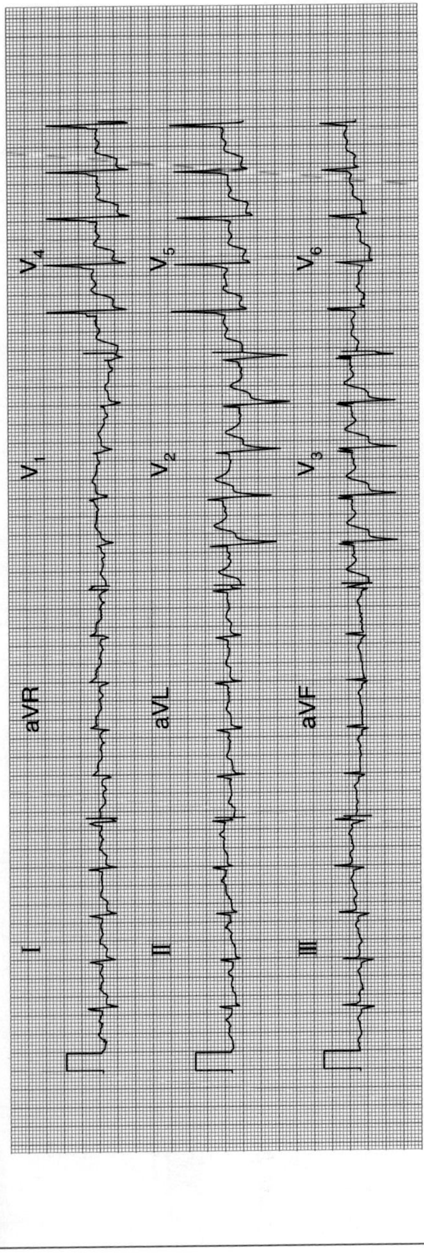

图 1.22

急性心肌缺血——ST 段压低

V_2～V_6 导联窦性心律伴 ST 段压低

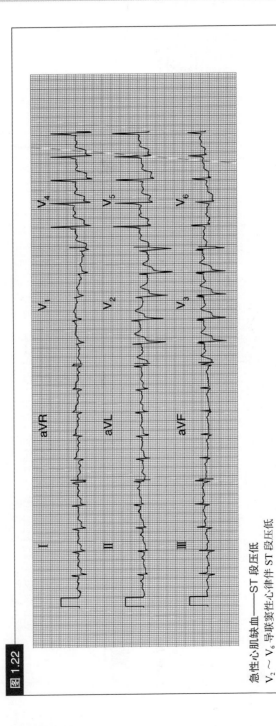

图 1.23

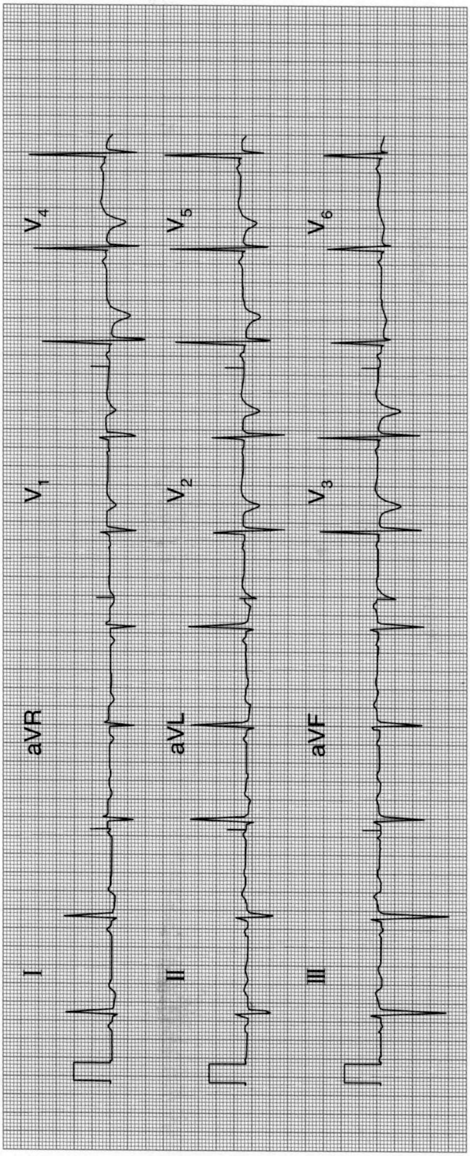

急性心肌缺血——T 波倒置

胸前导联 V_1 ~ V_6 窦性心律伴 T 波倒置

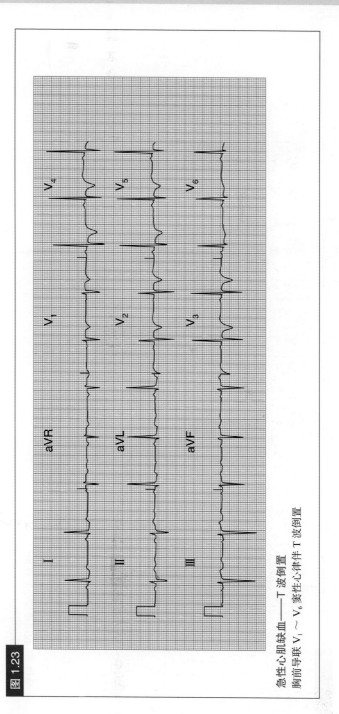

图 1.24

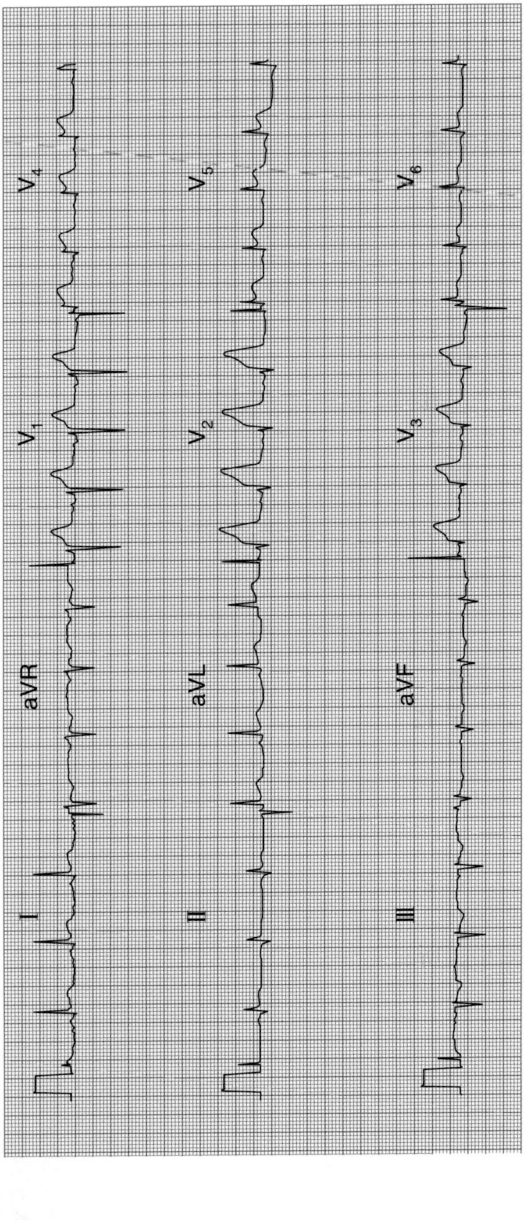

急性 ST 段抬高型心肌梗死

V_2 ～ V_6 导联窦性心律伴 ST 段抬高

这是急性心肌梗死典型的特征。ST 段抬高的心肌梗死也称为“STEMI”（ST 段抬高型心肌梗死）。没有 ST 段抬高的心肌梗死则称为“NSTEMI”（非 ST 段抬高型心肌梗死），例如图 1.23 既可能是急性缺血也可能是心肌梗死。

正常心电图和变异

心电图解读最大的一个问题就是心电图存在的正常变异。正常人心电图的改变，仅仅是正常的心电图变异！

当你开始分析一张心电图时，首先尝试标注主要的异常。

在图 1.25 中，通常 T 波在 aVR 和 V_1 导联倒置属于正常改变，但是如果Ⅲ导联的 T 波倒置，需要 T 波在 aVF 导联中直立才可证明其为正常的。其他正常变异的心电图改变将在第 6 章“健康人群心电图”中讨论。

心电图危急值

以下的心电图异常（表 1.3）具有重要的临床意义，需要首先注意患者的生命体征。以下任何改变都可以表现为胸痛、呼吸困难、心悸或晕厥。

- 心室率大于 120 次 / 分或小于 45 次 / 分
- 心房颤动
- 完全性房室传导阻滞
- ST 段抬高或压低
- 异常的 T 波倒置
- 宽 QRS 波

在第 9 章中，所有的危及生命的心电图改变都有 12 导联心电图的示例。

图 1.25

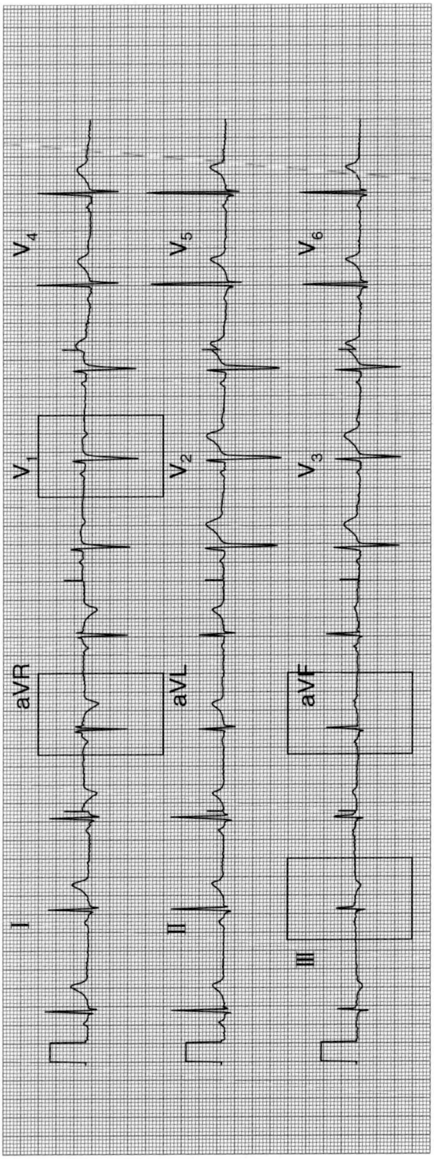

正常心电图

Ⅲ导联 T 波倒置，但 aVF 导联 T 波正常

表 1.3　心电图危急值——需要考虑什么疾病

心电图异常	注意
心室率 > 120 次 / 分或 < 45 次 / 分	缺血、低血压、脓毒症
心房颤动	心脏瓣膜疾病、酒精中毒、缺血、感染
完全性房室传导阻滞	任何心脏疾病
ST 段抬高或压低	心肌梗死、心肌缺血
异常 T 波倒置	心肌梗死、心肌缺血、肺栓塞
宽 QRS 波	任何心脏疾病

■ **重要提示：不要恐慌，心电图真的很简单！**

现在，你已经准备好阅读本书后面的内容了。

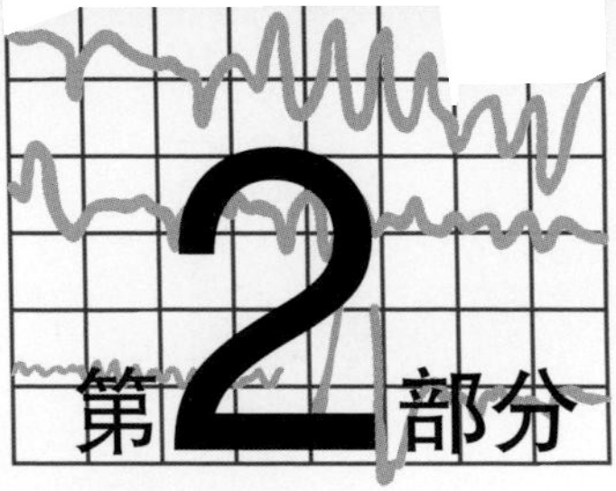

基础知识：心电图基础知识、报告和解读

The basics：the fundamentals of ECG recording，reporting and interpretation

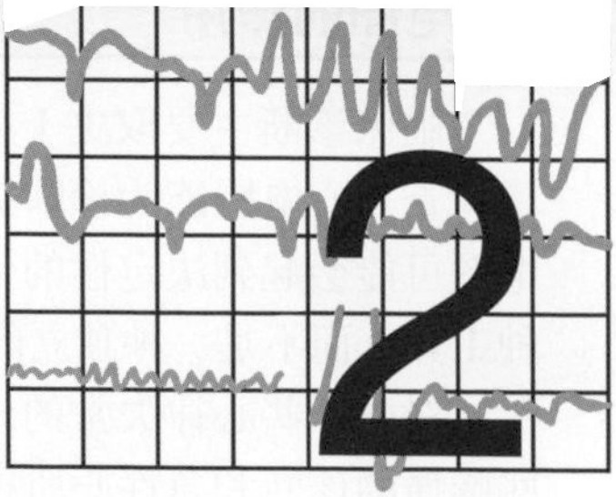

心电图基础知识
What the ECG is about

心电图（electrocardiogram）的缩写为 ECG，在一些国家其缩写为 EKG。应当记住：

- 学习本书后，你应该能够说“心电图真的很容易理解”。
- 心电图中大多数异常都是事出有因。

心电图的作用

临床诊断主要取决于患者的病史，并在一定程度上依赖于体格检查。心电图能为诊断提供证据，而对于部分病例的诊治，心电图可能会起到决定性的作用。然而，重要的是把心电图看作一种工具，而不是一种独立的检查。

对于一些心律失常的诊断和治疗，心电图至关重要；对于一些胸痛的诊断和急性心肌梗死的早期干预治疗，我们也离不开心电图；对于一些头晕、晕厥、呼吸困难的诊断，心电图仍然十分有帮助。

在临床实践中，心电图的解读就是对心电图波形的识别。只要我们记住心电图分析的一些基本规则和知识，我们对心电图的解读就会变得豁然开朗。接下来，我们开始讨论这些内容。

心脏的电活动

人体任何肌肉的收缩都伴有电位的变化，这种电位变化称为“除极”。除极活动可被粘贴在体表的电极探测接收。由于人体各部位肌肉收缩时产生的电活动都能被体表电极探测，为使心电图能够更清晰地记录心肌的电活动，我们做心电图时要让患者全身充分放松，避免骨骼肌收缩而引起干扰。

从人体解剖学的角度看，心脏有四个腔室，但从心脏电活动的角度看，心脏仅有两个腔室，这是因为两个心房同步除极，两个心室也同步除极。

心脏电活动的路径

正常情况下，心脏每个心动周期的电活动均起源于右心房的一个特殊区域，即“窦房结”（图 2.1）。除极活动由窦房结发出并向心房扩布直至扩散到整个心房组织。当除极活动扩布到右心房下部称为“房室结”的特殊区域时，除极电活动会有一定的延迟。此后，电活动将沿着位于室间隔中的希氏束快速下传，后者在室间隔分为左束支和右束支。左束支进一步分为左前分支和左后分支两个分支。在心室肌中，电活动的传导速度有所减慢，所经过的特殊传导组织称为“浦肯野纤维”。

图 2.1

心脏电活动的路径

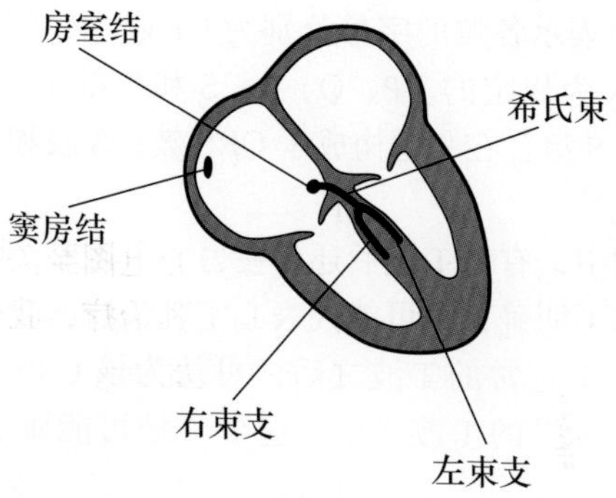

心脏的节律

正如下文将要介绍的，心脏电活动的激活并非都起源于窦房结，有时起源于窦房结以外的其他心脏结构。“节律”一词是指控制心脏电活动的起源点。正常心脏的电活动起源于窦房结，即所谓的“窦性心律”。

心电图的图形

与心室肌肌束相比，心房肌肌束较小，因此其电活动的电位也较小。心电图上，心房肌电活动产生的波形称为“P 波”（图 2.2）。心室肌肌束较粗大，所以其除极产生一个较大的波形，即

图 2.2

正常心电图的波形，包括 U 波

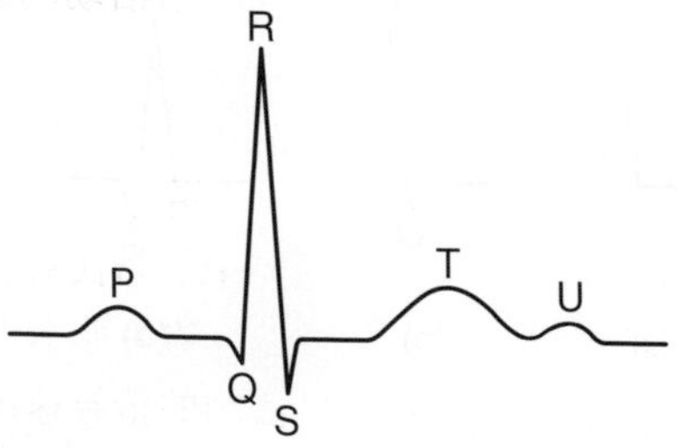

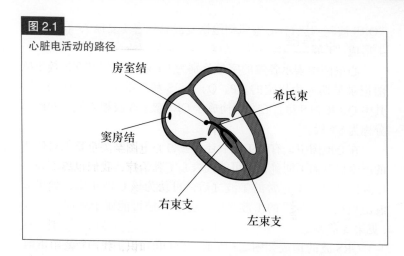

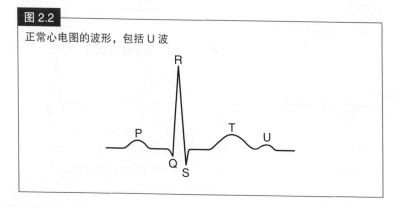

“QRS 波”。其后，心室肌细胞恢复静息状态（复极），在心电图上形成“T 波”。

心电图中表示各波的字母分别为 P、Q、R、S 和 T，是心电图记录早期人为规定的。P、Q、R、S 和 T 都可以单独称为波，其中 Q、R 和 S 组合在一起构成了 QRS 波，S 波和 T 波之间的部分称为 ST 段。

在心电图中，有时 T 波后还存在另一个波形，即 U 波。U 波的产生机制尚不明确，很可能代表心室乳头肌的复极过程。如果 U 波出现在一个正常的 T 波之后，可认为该 U 波正常；如果 U 波出现在一个低平的 T 波之后，这个 U 波可能属于病理性 U 波（见第 5 章）。

QRS 波的构成如图 2.3 所示，当 QRS 波的第一个波向下时称为 Q 波（图 2.3a），向上时称为 R 波，不管其前是否存在 Q 波（图 2.3b、c）。紧随 R 波后出现的任何向下的波称为 S 波，同样不管此前是否存在 Q 波（图 2.3d、e）。

时间和速度

心电图机能将心脏电活动的电位变化记录在走纸速度匀速的心电图纸上。所有心电图机记录的速度都一致，标准化速度为 25 mm/s，其记录纸上都印有标准化的格子。每一个大格有 5 个小格，长 5 mm 代表 0.2 s（200 ms）（图 2.4）；每 5 个大格代表 1 s，每 300 个连续的大格代表 1 min。因此，心电图记录中，QRS 波在每个大格记录到一次时频率为 300 次 / 分。心率可根据

图 2.3

QRS 波的组成

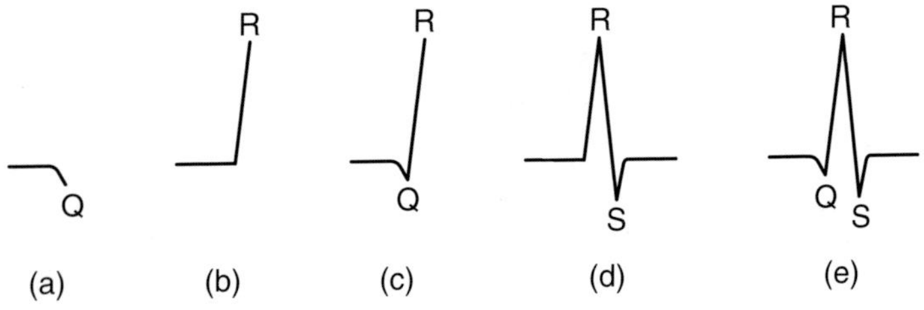

（a）Q 波；（b，c）R 波；（d，e）S 波

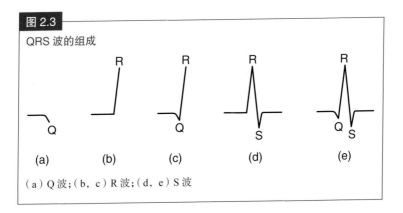

图 2.4

心电图中方格和时间的关系。图中显示每 1 秒有 1 个 QRS 波，所以该心电图的心率为 60 次 / 分

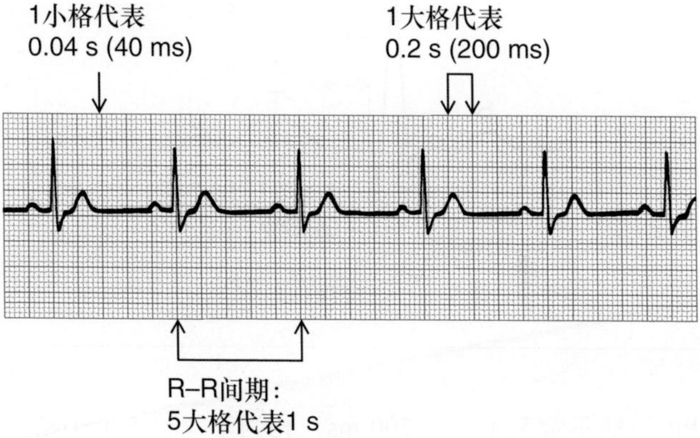

表 2.1 中的显示进行计算。

同样，可根据相邻 R 峰之间的距离推算心率，也可根据 P-QRS-T 波的不同部分之间的距离，推算心脏电活动在不同部位传导所需要的时间。

PR 间期是指从 P 波起点到 QRS 波起点之间的时段，代表心脏激动从窦房结发出，历经心房肌和房室结的扩布传导，再向下经希氏束传导而激动心室所用的时间。逻辑上，它应该称为 PQ 间期，但在应用过程中，人们常称其为 PR 间期（图 2.5）。

表 2.1　R-R 间期（大格数）与心率之间的关系

R-R 间期（大格数）	心率（次 / 分）
1	300
2	150
3	100
4	75
5	60
6	50

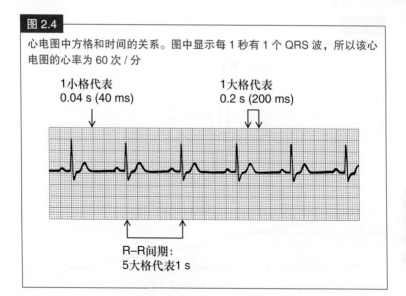

图 2.5

心电图波形的组成部分

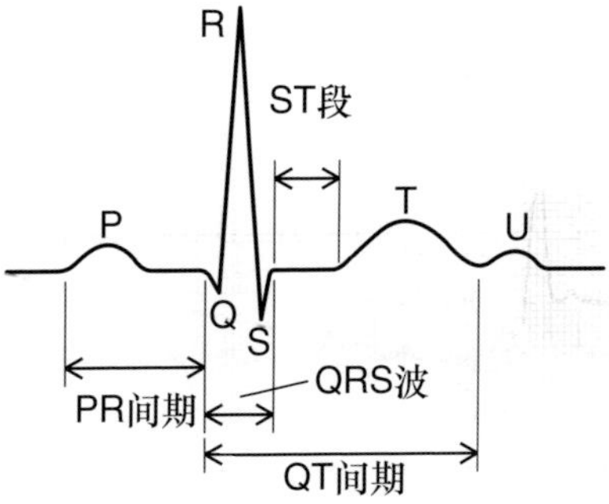

PR 间期正常为 120 ～ 200 ms，相当于 3 ～ 5 个小格。该间期的大部分时间由房室结缓慢传导形成（图 2.6）。

如 PR 间期非常短，或是心房除极从十分靠近房室结的部位开始，或者心房与心室之间存在异常快速传导的房室旁路。

QRS 波的时限代表兴奋从心室肌开始扩布到整个心室肌除极结束所用的时间。QRS 波的正常时限小于 120 ms（不到 3 小格），但异常传导可使 QRS 波的持续时间延长并形成宽大的 QRS 波（图 2.7）。需要注意，QRS 波代表整个心室除极过程，而不是心室收缩过程（心室收缩过程相当于心电图中的 QT 间期）。

QT 间期随着心率的变化而变化。QT 间期延长可见于电解质紊乱的患者，一些药物也可导致 QT 间期延长。QT 间期延长

图 2.6

正常 PR 间期和 QRS 波

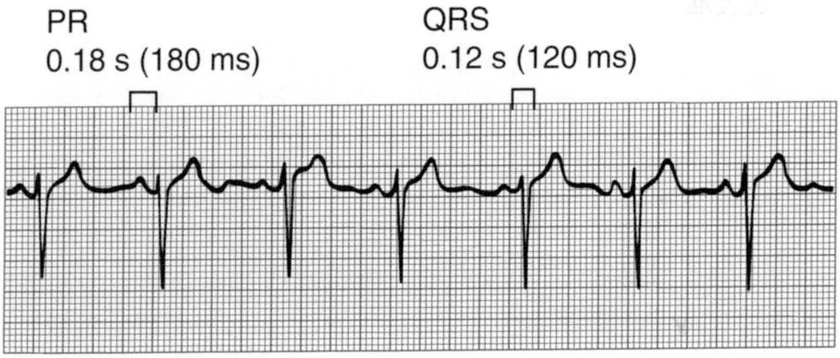

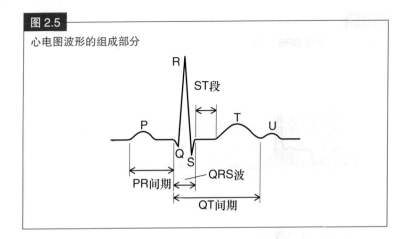

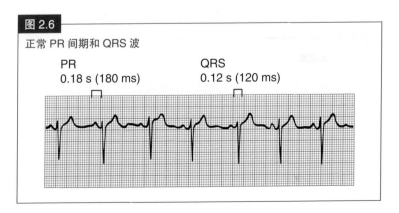

图 2.7

正常 PR 间期和 QRS 波增宽

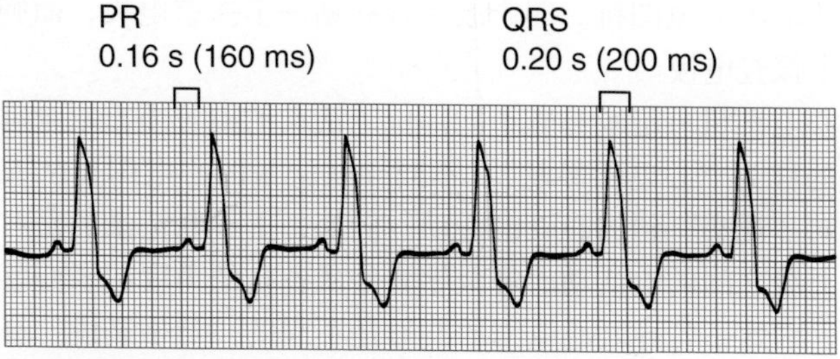

（＞480 ms）易导致室性心动过速。

电压的校准

心电图机经适当校准后，通过测量心电图的 P 波、QRS 波和 T 波的高度，得到一定的量化信息。心电图机记录时，1 毫伏（mV）电压的标准信号表现为记录笔在垂直方向上移动 1 cm（相当于心电图垂直向上 2 大格）（图 2.8）。每次心电图记录都应包括表示标准电压的信号。

心电图记录

“导联”一词有时会引起混淆。导联有时是指连接心电图机和患者之间的导线，而更合理的解释应该是，一个导联就是一帧

图 2.8

心电图电压校准

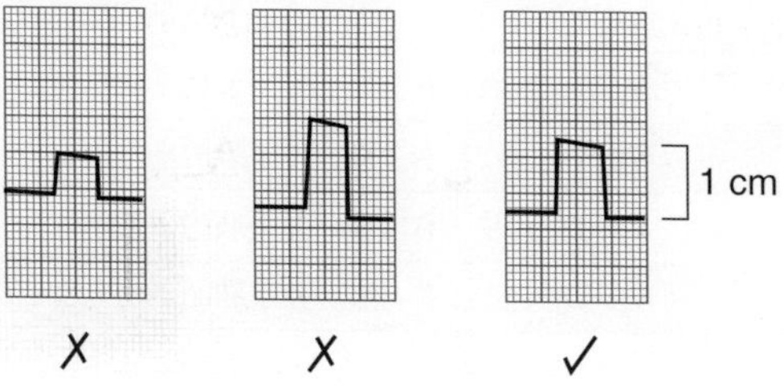

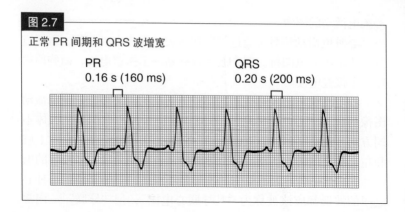

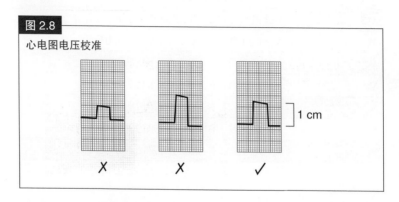

心脏电活动的图像。

心脏电活动信号可通过粘贴在体表的探查电极收集，再通过导线传输给心电图机。四个肢体各粘贴一个探查电极，而胸前粘贴6个探查电极。

心电图机可记录心脏不同部位电活动的电位差，记录电活动图像的称为“心电图导联”。不同导联记录的心电图是从人体不同方向“观察”到的心脏电活动。例如，Ⅰ导联记录的是右上肢和左上肢之间的电活动。每个导联是从各自的角度记录心脏的电活动，因此，各导联心电图的波形是不同的。严格来说，每种心电图的波形都应该被称为“某导联心电图”，但“导联”一词常被省略。

每份标准心电图都由12导联记录，其中6个肢体导联（Ⅰ、Ⅱ、Ⅲ、aVR、aVL、aVF），6个胸前导联（V_1 ～ V_6）。12个导联的连接参见表2.2。与右下肢连接的探查电极通常用作接地电极，其作用类似于电路中的地线，而与其他任何导联都没有对应关系。

表2.2 **心电图导联**

导联	比较人体不同部位电位差
Ⅰ	左上肢和右上肢
Ⅱ	左下肢和右上肢
Ⅲ	左下肢和左上肢
aVR	右上肢和左上肢、左下肢的平均电位
aVL	左上肢和右上肢、左下肢的平均电位
aVF	左下肢和左上肢、右上肢的平均电位
V_1	V_1 与左上肢、右上肢、左下肢的平均电位
V_2	V_2 与左上肢、右上肢、左下肢的平均电位
V_3	V_3 与左上肢、右上肢、左下肢的平均电位
V_4	V_4 与左上肢、右上肢、左下肢的平均电位
V_5	V_5 与左上肢、右上肢、左下肢的平均电位
V_6	V_6 与左上肢、右上肢、左下肢的平均电位

12 导联心电图

当你理解并记住各个心电图导联探查心脏电活动的不同方向时，解读心电图就容易了。6 个“标准”导联是由连接肢体的探查电极所记录的心电活动图像，它们从垂直面观察心脏的电活动（图 2.9）。

Ⅰ、Ⅱ、aVL 导联是从心脏的左侧面观察心脏的电活动，Ⅲ、aVF 导联是从心脏的下面观测心脏的电活动，aVR 导联是从右心房观测心脏的电活动。

胸前的 6 个导联（V_1 ～ V_6）是从心脏水平面的前方和左方来观测和记录心脏的电活动。V_1 和 V_2 导联面对着右心室（RV），V_3 和 V_4 导联面对的是室间隔和左心室前壁，V_5 和 V_6 导联面对着左心室（LV）的前壁和侧壁（图 2.10）。

与肢体导联相同，每个胸前导联记录的心电图图形都不相同（图 1.1 和图 2.11）。对于心脏电活动正常的人体，其胸前导联的

图 2.9

6 个标准肢体导联心电图波形

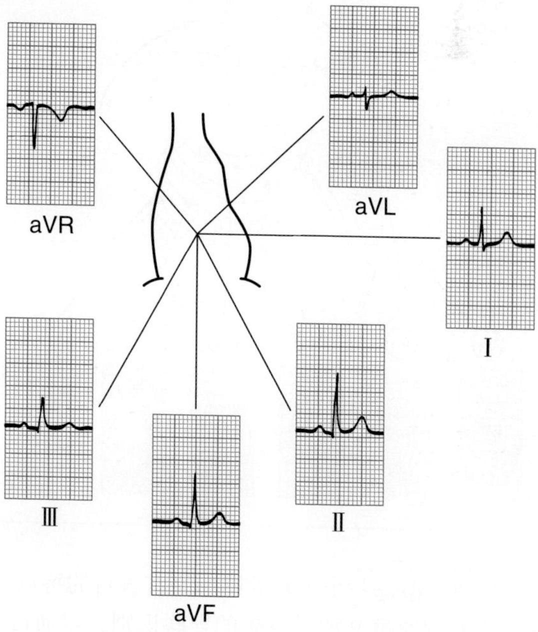

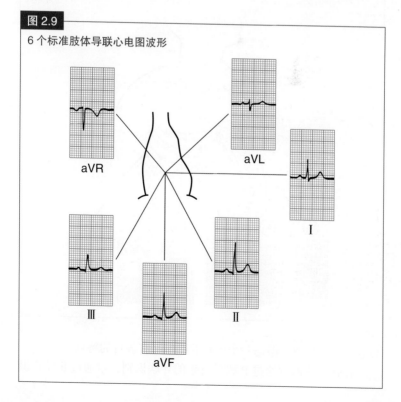

图 2.10

6 个胸前导联与心脏的关系

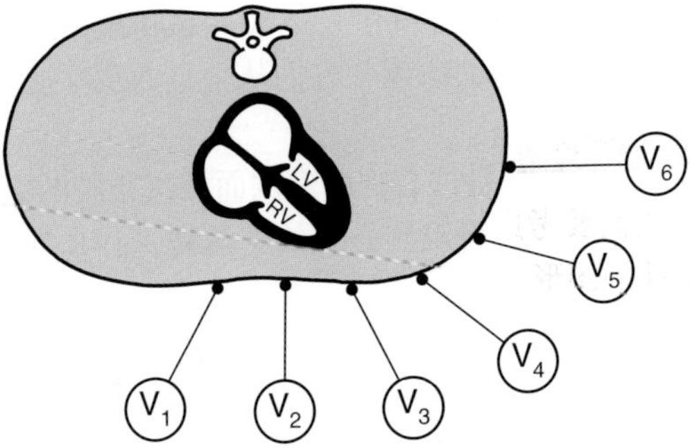

图 2.11

6 个胸前导联的心电图图形

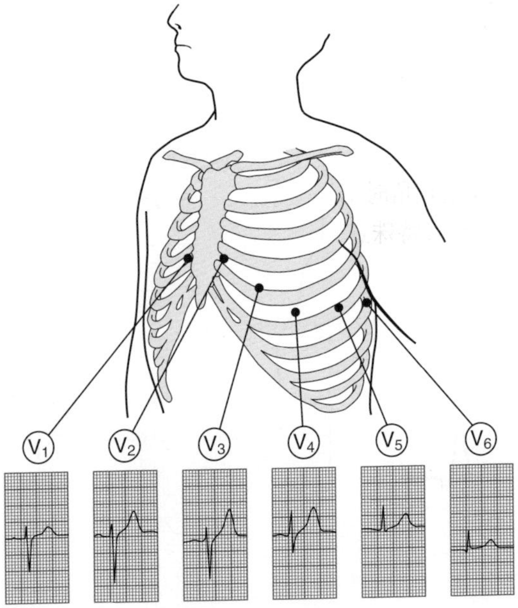

心电图图形相似，但每一个导联的图形又有各自的特点。

心脏节律通常通过 P 波最清晰的导联识别，常通过Ⅱ导联识

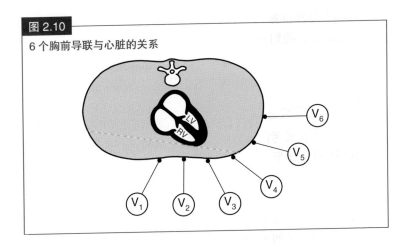

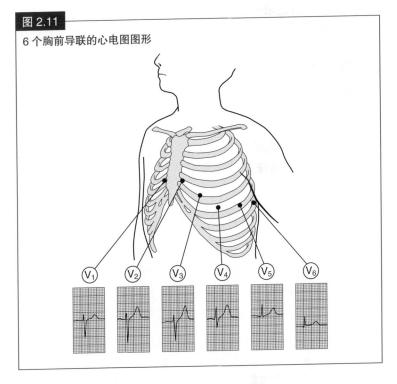

别。当一个导联单独记录心律时，我们称其为“心律条图”。但值得注意的是，我们从单一导联心电图识别心律，却不能依据单一导联心电图做出诊断。

QRS 波的形态

首先，我们要考虑这样一个问题：为什么每个导联的心电图都有其特征性的图形。

肢体导联的 QRS 波

心电图机记录心电图时，当除极电活动的方向面向探查电极时，将记录到一个向上的波形；相反，当除极电活动的方向背向探查电极时，将记录一个向下的波形。

心肌的电除极活动常同时向心脏各方向传导，而 QRS 波的形态代表心室肌除极波传导的平均方向（图 2.12）。

当 QRS 波的主波向上或正向（QRS 波中的 R 波振幅大于 S 波振幅），说明除极波方向面向探查记录电极（图 2.12a）。如果 QRS 波的主波向下或负向（R 波振幅小于 S 波振幅），说明除极波方向背向记录电极（图 2.12b）。当心室除极波的运动方向与记录电极的方向呈直角时，QRS 波中 R 波振幅和 S 波振幅相同（图 2.12c）。Q 波有其特殊意义，我们将在下文讨论。

图 2.12

除极和 QRS 波的形态

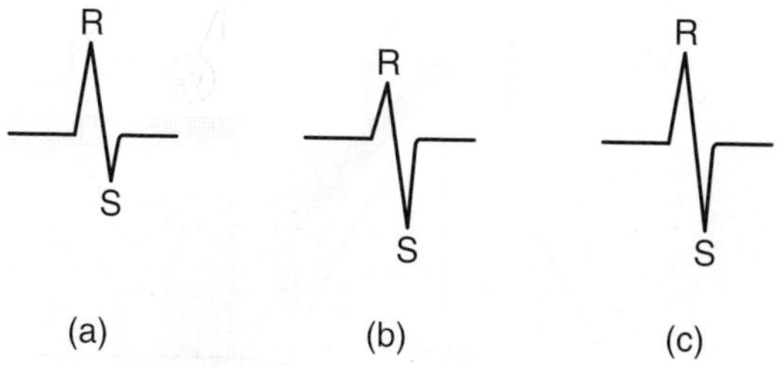

（a）除极方向面向探查电极时，引起一个主波向上的 QRS 波；（b）除极方向背向探查电极时，引起一个主波向下的 QRS 波；（c）除极方向与记录的导联轴垂直时，引起的 R 波振幅与 S 波振幅相同

心电轴

aVR 导联和Ⅱ导联恰好从相反的方向观测心脏的电活动。即从心脏额面观测时，心室的除极方向是从相当于 11 点的位置向 5 点的位置运动。因此，aVR 导联的 QRS 波的主波向下（负向），而Ⅱ导联的 QRS 波的主波则向上（正向）（图 2.13）。

从额面导联记录的心室除极波的平均方向称为心电轴，用来确定心脏的电轴方向正常与否。通过Ⅰ、Ⅱ、Ⅲ导联的 QRS 波的形态，确定心电轴方向。

正常心室除极波方向从 11 点指向 5 点，除极波传导方向正好面对Ⅰ、Ⅱ和Ⅲ导联，故三个导联的 QRS 波的主波方向都向上，Ⅱ导联的 QRS 波的主波振幅最高，大于Ⅰ或Ⅲ导联的 QRS 波的主波振幅（图 2.14）。

当某导联的 QRS 波的 R 波振幅和 S 波振幅相等时，说明心电轴与该导联轴的方向垂直。

右心室肥大对 QRS 波的影响大于左心室，可使心室平均除极波的方向（心电轴）向右旋转。心电图Ⅰ导联的 QRS 波的主波方向变为负向（主波向下），因心室除极活动背向Ⅰ导联；同

图 2.13

心电轴

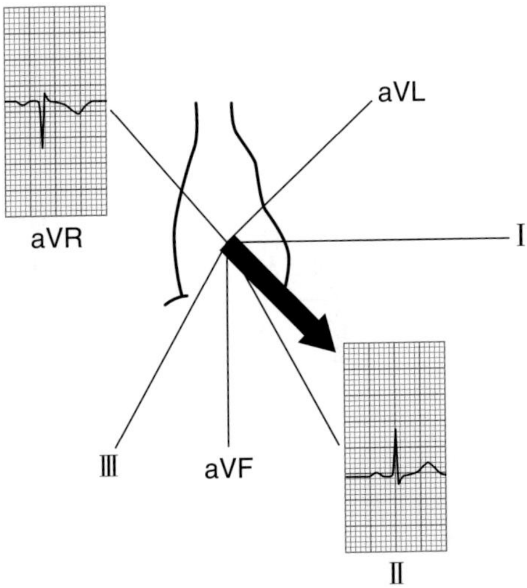

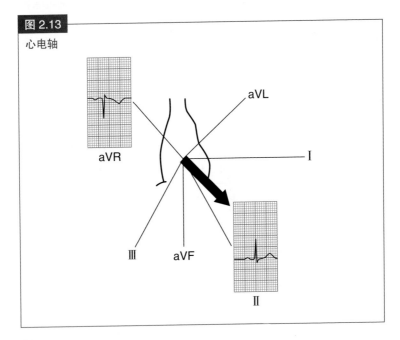

图 2.14

正常心电轴

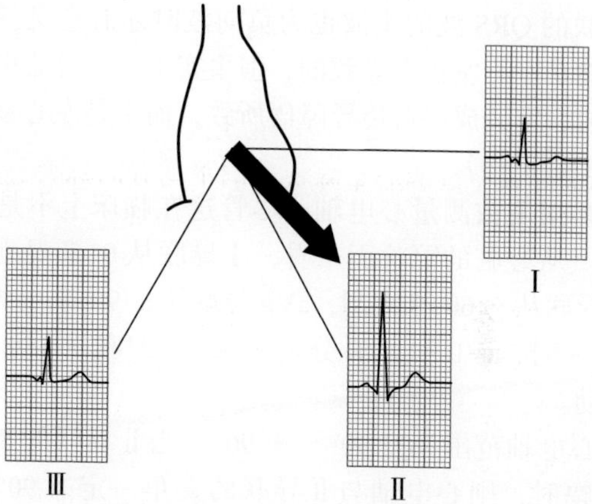

时Ⅲ导联的 QRS 波的主波为正向（主波向上），因为心室除极活动面向Ⅲ导联（图 2.15）。这种情况称为“心电轴右偏”。心电轴右偏主要与肺部疾病有关，因为肺部疾病常压迫心脏右侧面；此外，心电轴右偏常与先天性心脏病有关。

图 2.15

心电轴右偏

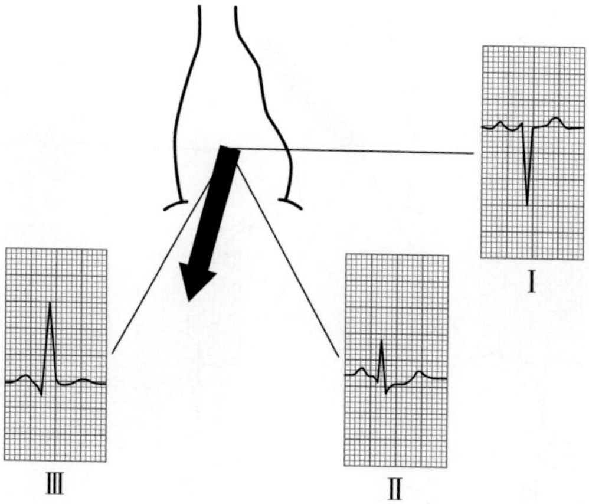

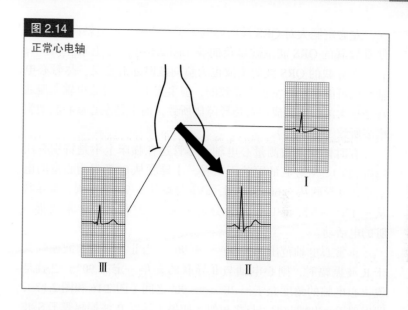

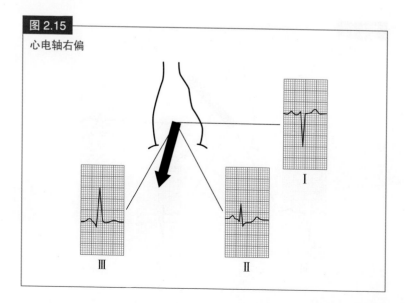

左心室肥大对 QRS 波的影响大于右心室，心电轴向左旋转，使Ⅲ导联的 QRS 波主波呈负向波（图 2.16）。“心电轴左偏”只有当Ⅱ导联的 QRS 波的主波也为负向波时才有意义。尽管心电轴左偏可能是左心室扩大导致的，但事实上，这种心电轴左偏通常是扩大的心室造成兴奋传导障碍所致，而不是左心室心肌细胞增多所致（第 3 章）。

有时候用度数测量心电轴，尽管这在临床上不是特别有用（图 2.17）。从心脏的冠状面来看，Ⅰ导联从 0°来观测心室的电活动，Ⅱ导联从＋ 60°来观测，aVF 导联从＋ 90°来观测，Ⅲ导联从＋ 120°观测。aVL 和 aVR 分别是从－ 30°和－ 150°来观测心脏的电活动。

正常心电轴范围为－ 30°～＋ 90°。当Ⅱ导联的 S 波振幅大于 R 波振幅时，则心电轴与Ⅱ导联的夹角一定＞ 90°。也就是说，心电轴的角度介于－ 30°～－ 90°之间（图 2.16 和图 2.17），即出现了心电轴左偏。与之相似，如果Ⅰ导联 R 波振幅等于 S 波振幅，则心电轴与Ⅰ导联呈直角或位于＋ 90°，需要注意，＋ 90°是我们通常理解的正常心电轴右偏的边界。如果Ⅰ导联上 S 波振幅大于 R 波振幅，则心电轴角度＞＋ 90°，成为心电轴右偏（图 2.15）。

图 2.16

心电轴左偏

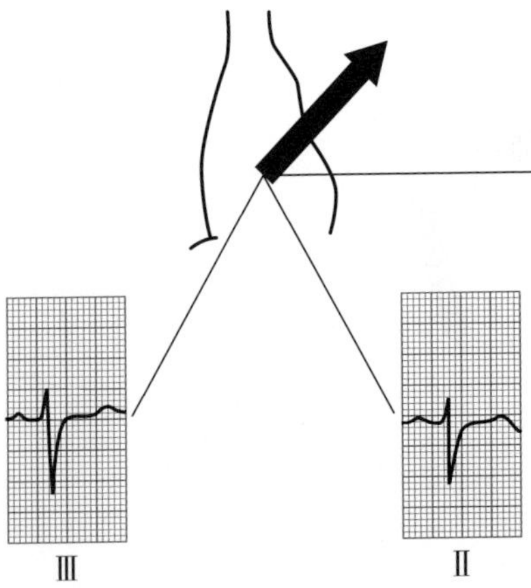

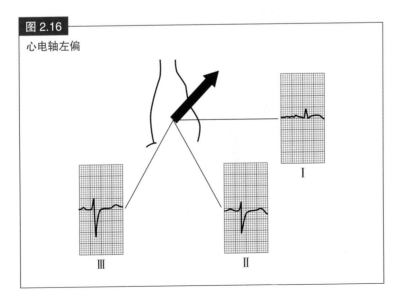

图 2.17

心电轴和导联的角度

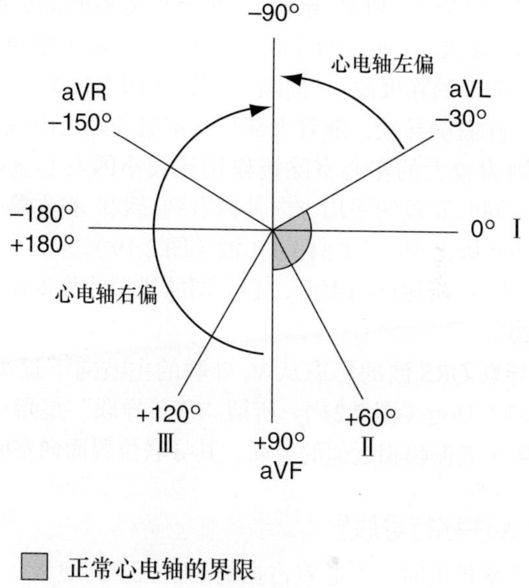

为什么要关注心电轴?

一般来说，心电轴右偏和心电轴左偏两者本身没有什么意义，并且轻度的右偏可见于体型瘦高的正常人，而轻度的左偏可见于矮胖体型的正常人。然而，当存在心电轴偏移时，应注意寻找其他右心室和左心室肥大的证据（第 5 章）。心电轴右偏提示可能发生了肺栓塞，心电轴左偏提示可能存在室内传导障碍。

胸前导联 QRS 波

胸前导联 QRS 波的形态取决于以下两点：

- 室间隔心肌早于心室游离壁除极，且除极波从左向右跨间隔传导。
- 正常心脏的左心室游离壁比右心室壁厚，所以左心室对心电图的影响比右心室对心电图的影响更为显著。

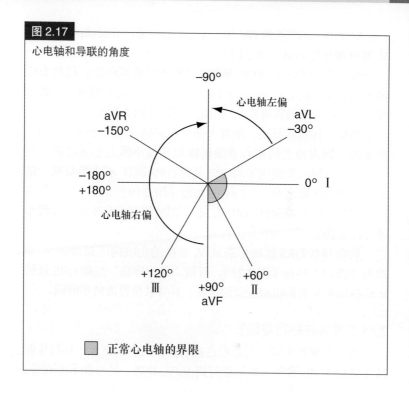

V_1 和 V_2 导联观测右心室；V_3 和 V_4 导联观测室间隔；V_5 和 V_6 导联观测左心室（图 2.10）。

在右胸导联（V_1 和 V_2 导联），除极波随室间隔的除极形成向上的 r 波（R 波）。而左胸导联（V_5 和 V_6 导联）则相反，先形成一个小的向下的除极波（“间隔” q 波）（图 2.18）。

然后，在右胸导联，随着大部分心室肌的除极出现一个向下的 S 波，因为较大的左心室除极作用比较小的右心室除极作用大，使两者同时除极的平均方向偏离右胸导联。在左胸导联，随着心室肌的除极出现一个向上的 R 波（图 2.19）。

当整个心室肌除极结束后，心电图的描记线将返回到基线水平（图 2.20）。

胸前导联 QRS 波的形态从 V_1 导联的主波向下逐级向 V_6 导联的主波向上移行（图 2.21）。所谓“移行导联”是指 QRS 波的 R 波振幅和 S 波振幅相近似的导联，其导联位置面向室间隔。

为什么要关注移行导联?

当右心室扩大时，右心室占据的心前区空间更大，移行导联从正常的 V_3/V_4 导联，甚至移行到 V_5/V_6 导联。从心脏下面观看，

图 2.18

QRS 波形态：第一阶段

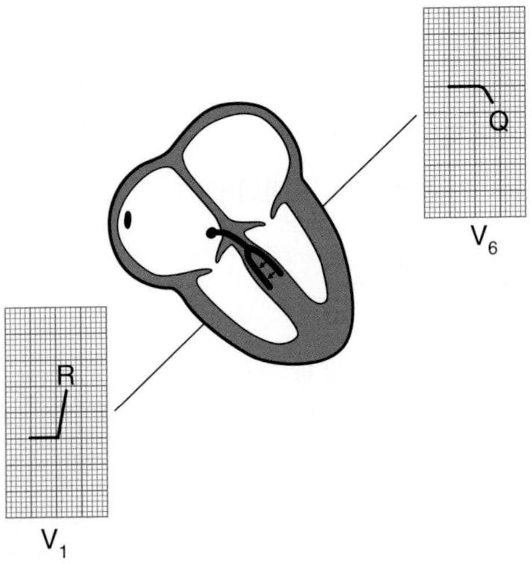

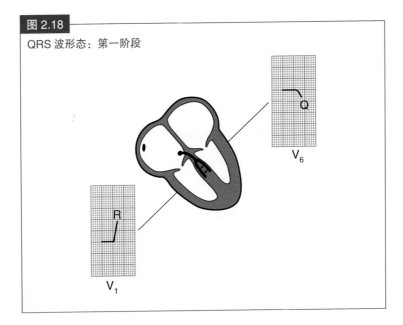

可将这种情况视为心脏发生了顺钟向转位。“顺钟向转位”常常是慢性肺部疾病患者的心电图特征。

图 2.19

QRS 波形态：第二阶段

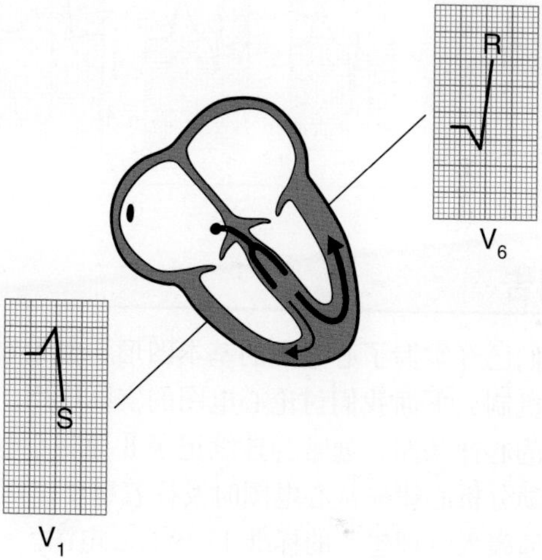

图 2.20

QRS 波形态：第三阶段

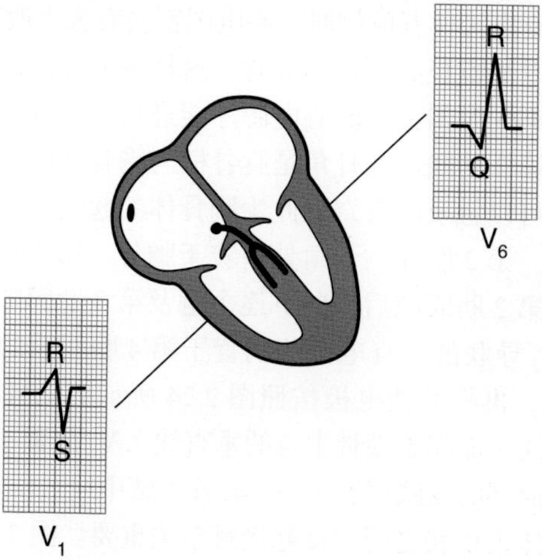

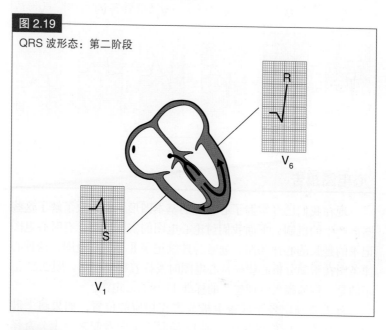

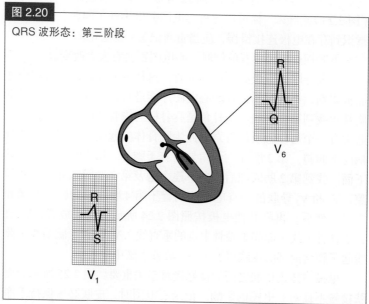

图 2.21

胸前导联的心电图形态

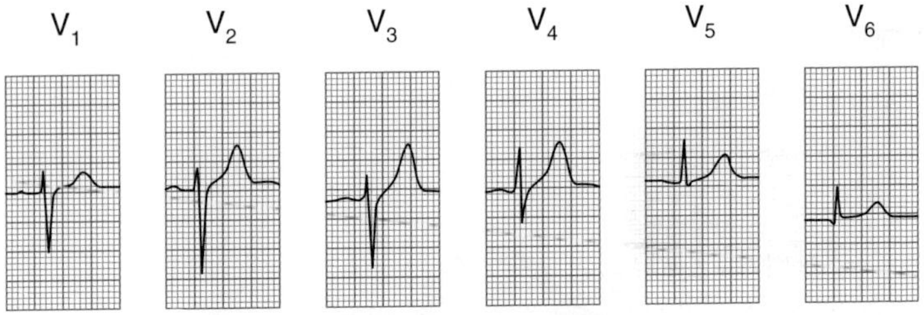

心电图报告

现在我们已经掌握了心电图的基本图形，也大致了解了这些图形产生的机制，下面我们讨论心电图的实际应用。有时心电图记录的是长的心律条图，通常为连续记录Ⅱ导联心电图，这种心律条图在帮助分析心律失常心电图时发挥着重要作用。图 2.22 记录的是一位健康人“理想”的标准 12 导联心电图。

首先要确定各个探查电极放置在相应的位置，如果将上肢导联的探查电极放置颠倒，则 12 导联心电图看起来会十分奇怪（图 2.23）。当然，你可以分析心电图哪里出现了问题，但首先应意识到存在电极连接错误，应当重新记录一份心电图。

下肢探查电极放置颠倒时，心电图不会有太大改变。

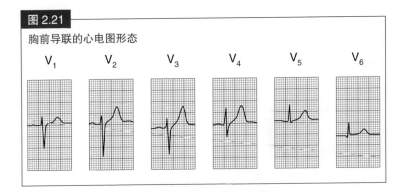

胸前导联的电极必须精确放置，这样胸前导联的异常图形才能被识别，不同时间记录的心电图才能进行比较。我们可以借助胸骨角找到第 2 肋间。胸骨角是胸骨柄与胸骨体的交界处，这里通常有一个可以触及的骨脊，此为胸骨体的起始处，相对于胸骨柄向下倾斜。第 2 肋在胸骨角处附着于胸骨，第 2 肋间隙就在其下面。找到第 2 肋间隙后，向下逐个触及第 3 肋间隙和第 4 肋间隙，V_1 和 V_2 导联的探查电极分别置于第 4 肋间隙的胸骨右缘和左缘。然后，再将其他电极按照图 2.24 所示的位置放置，V_4 放置于锁骨中线（即起于锁骨中点的垂直线），V_5 放置于腋前线（此线起于腋窝前部的皮肤褶皱），V_6 放置于腋中线。

电极与体表皮肤之间的良好接触至关重要。图 2.25 所示为皮肤接触不良对心电图的影响。记录心电图时，皮肤必须保持干净

图 2.22

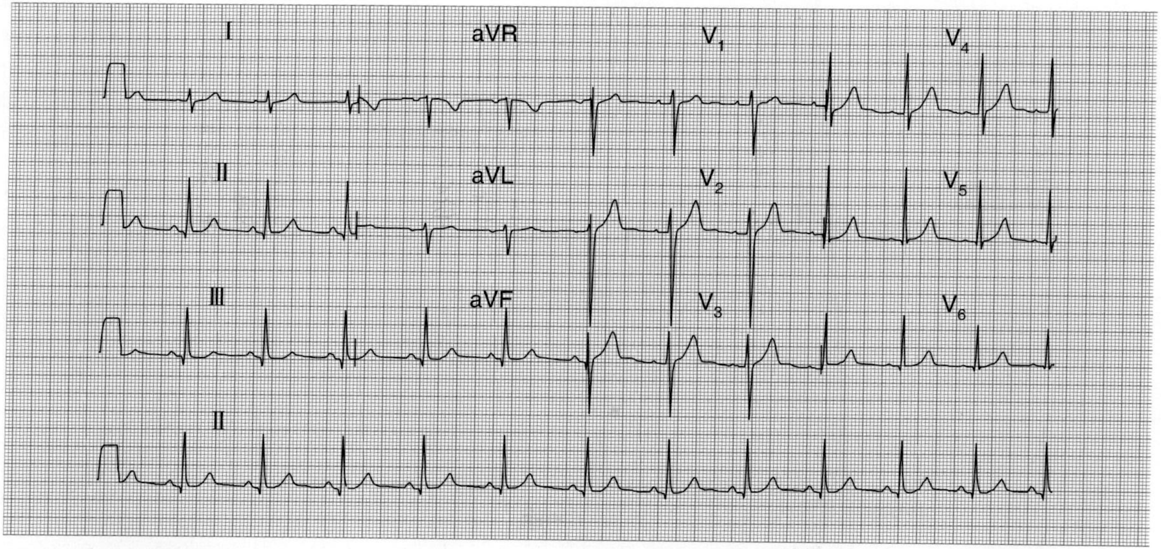

一份正常的标准 12 导联心电图

标注

- 上三条心电图为 6 个肢体导联（Ⅰ、Ⅱ、Ⅲ、aVR、aVL、aVF）和 6 个胸前导联心电图
- 下面心律条图为Ⅱ导联心电图
- 所有心电图记录清晰

图 2.23

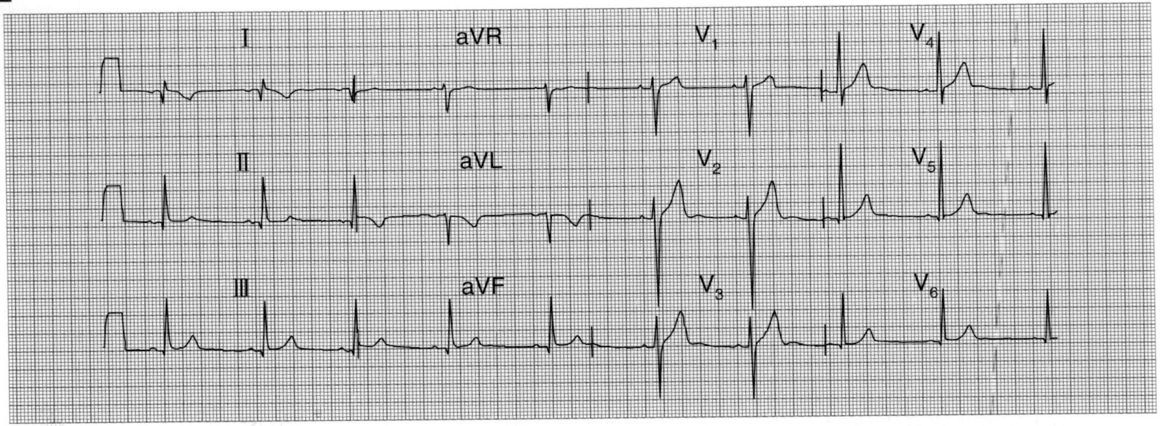

左、右上肢电极放置颠倒对心电图的影响

标注

- 本图与图 2.22 电极位置放置正确时记录的心电图来自同一患者
- Ⅰ导联 P 波倒置
- Ⅰ导联 QRS 波和 T 波异常
- aVR 导联异常直立 T 波

图 2.24

胸前心电图导联的位置：注意第 4 和第 5 肋间隙

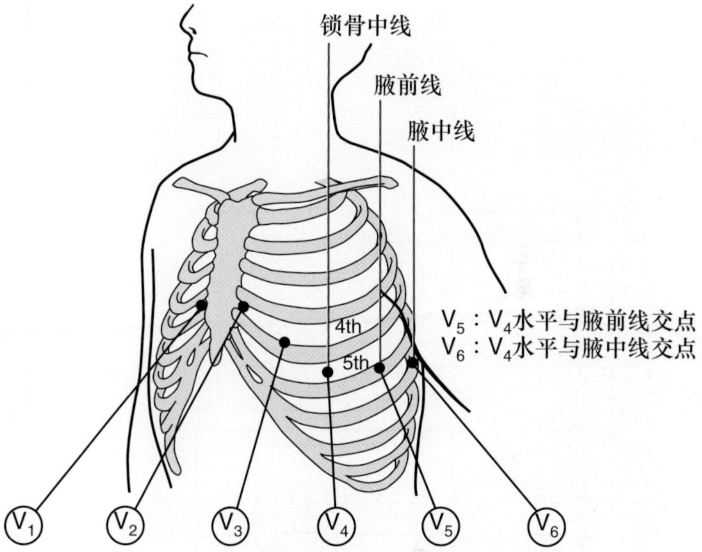

和干燥——任何患者（如皮肤病患者）当使用了润肤膏或其他润肤产品时，都要先用酒精将其擦拭干净。擦净皮肤有时很重要，对于大多数患者，用一张纸巾擦拭足矣。运动试验时，若患者大量出汗，擦拭垫则可以派上用场——这些试验值得花费一定时间来确保电极和皮肤之间的良好接触，因为有不少病例在运动试验结束时，其心电图图形几乎无法识别。体表毛发是电信号的不良导体，有碍电极牢固附着于体表。因此，对于这些人，可以剔除体毛，有时患者不喜欢这样，最理想的做法是将体毛分开，同时将电极牢固固定。剔除体毛后，皮肤需要用酒精或肥皂水清洗干净。

即使是最好的心电图机，电干扰也能引起心电图的记录出现规律性振动，让人感到基线增粗（图 2.26）。电干扰的来源通常很难找到，但可以简单排除周围的电子表和病床周围电子设备造成的干扰。

心电图机通常需要校准，以确保心电图每 1 mV 的心电信号对应 1 cm 的振幅。习惯上我们将校准信号放在心电图的最前面（也

图 2.25

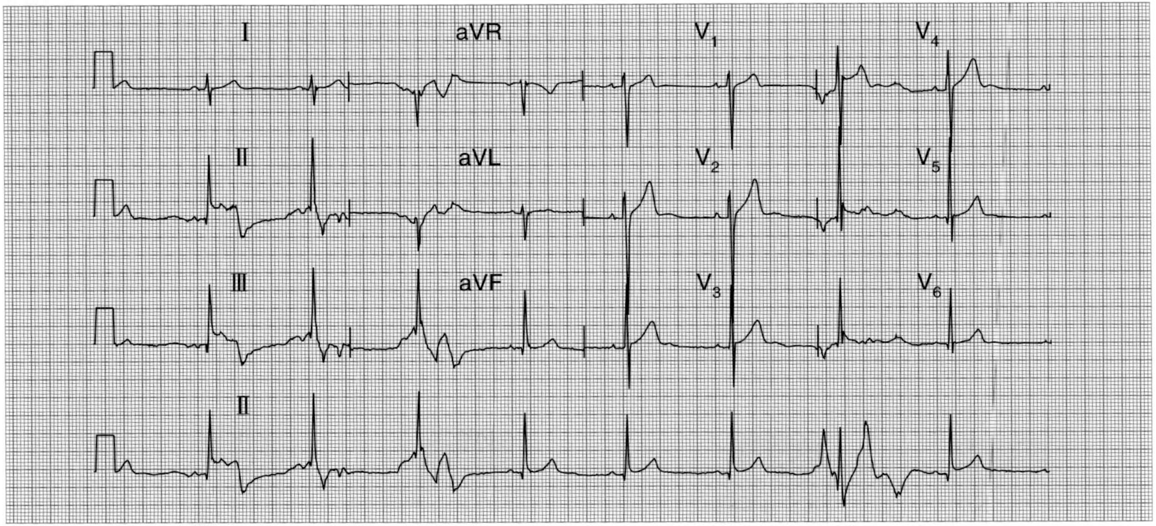

电极与皮肤接触不良对心电图的影响

标注

- 十分奇怪的心电图图形
- Ⅱ导联的心律条图图形变化明显

图 2.26

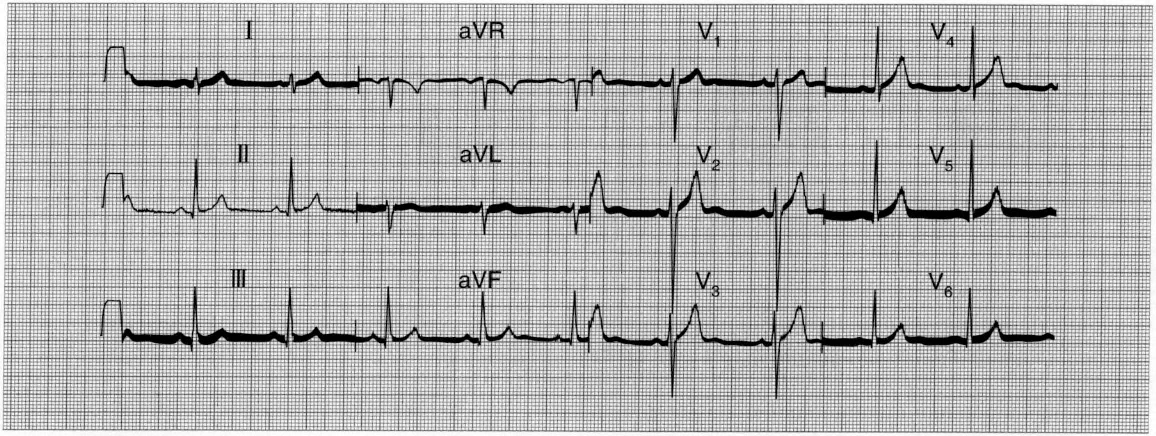

电干扰对心电图的影响

标注

- 心电图基线增粗，伴有规律出现的尖锐高频图形

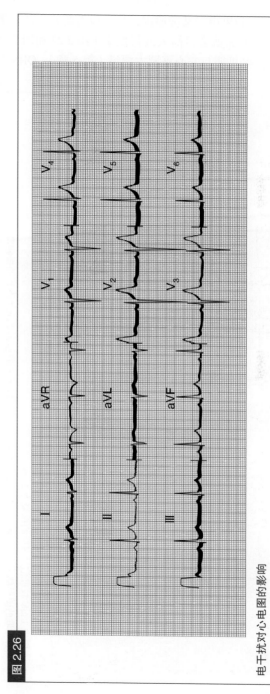

可以在最后面）。如果由于某种原因，校准设置是错误的，那么 QRS 波的形态看上去就会很高大或很低小（图 2.27 和图 2.28）。QRS 波图形高大时可能与左心室肥大混淆（第 5 章），QRS 波振

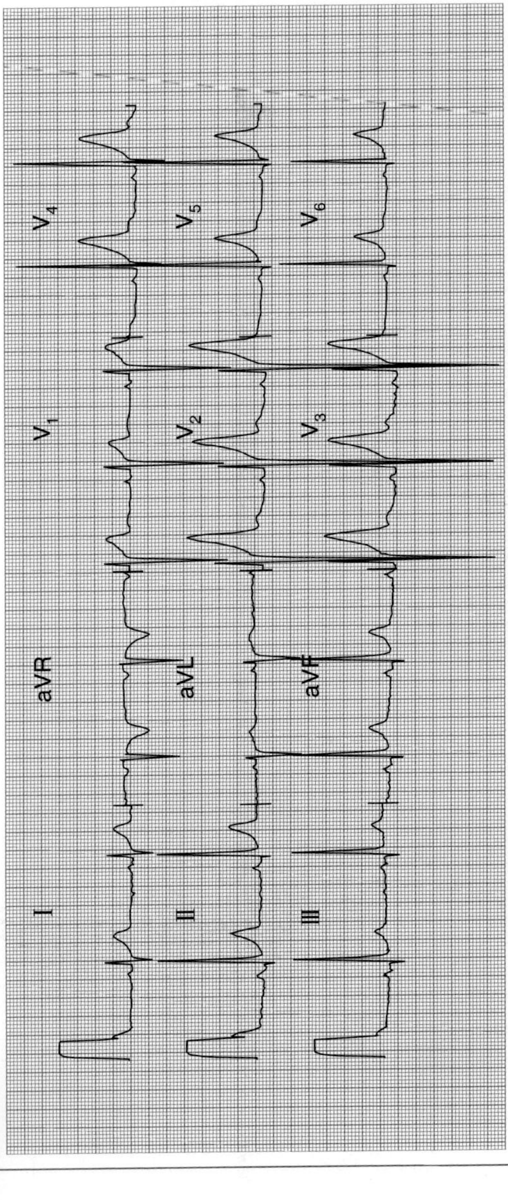

图 2.27

电压过高校准对心电图的影响

标注

- 本图中 1 mV 校准信号对应的振幅为 2 cm
- 所有导联的图形都比正常校准（如图 2.22，1 mV 校准信号对应的振幅为 1 cm）图形的振幅高

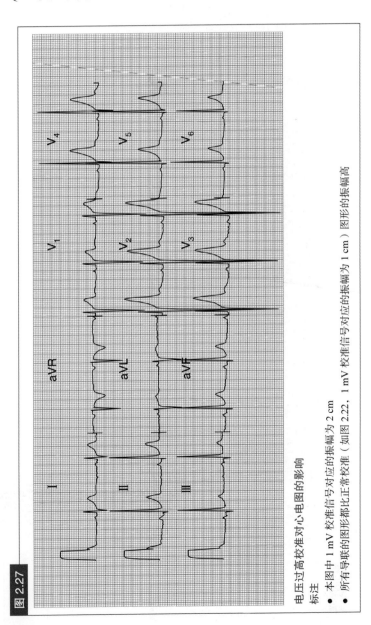

幅很低时则可能被误认为存在诸如心包积液之类的情况。

心电图机设置的走纸速度通常为 25 mm/s，但必要时可将走纸速度调慢（这样可以使 QRS 波看起来高尖，并聚集在一起）

图 2.28

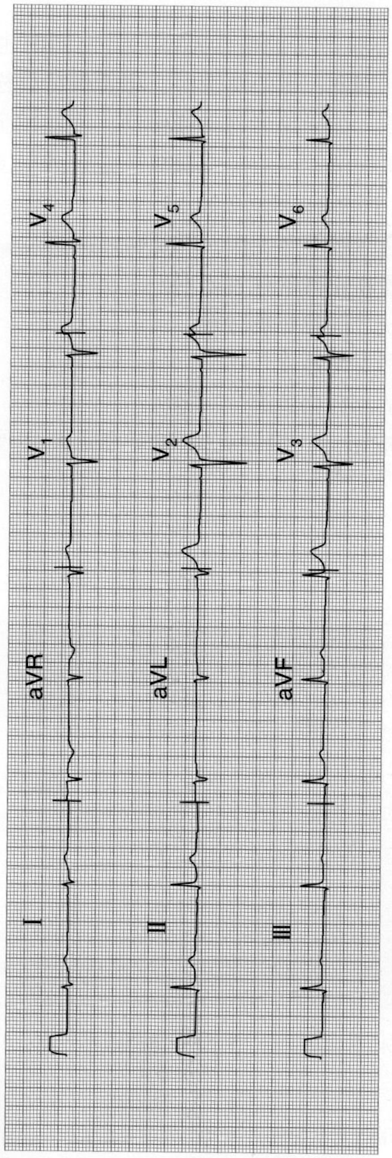

电压过低校准对心电图的影响

标注

- 本图中 1 mV 校准信号对应的振幅为 0.5 cm
- 所有导联的图形都比正常校准的图形要低

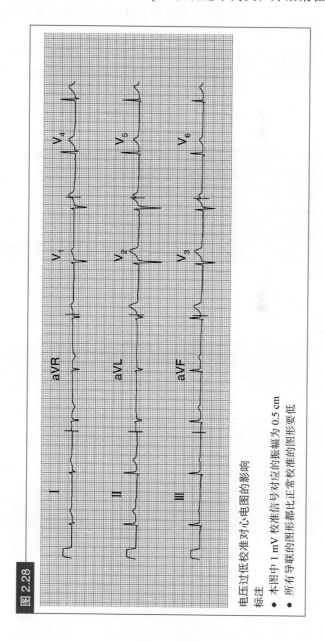

或调快至 50 mm/s（图 2.29 和图 2.30）。一些欧洲国家习惯使用快速的走纸速度，这样的心电图看起来“要传到纸外”。理论上讲，这样的心电图更容易看到 P 波，但事实上，走纸速度加快会使得 P 波拉长而显得更低平，反而使 P 波不明显，因此这种快速走纸方法很少应用。

心电图记录的是心肌产生的电活动图形，但同时也能探查到骨骼肌的肌电信号。因此，做心电图时，患者保持放松、身体温暖和舒适等都很重要。如果患者移动或颤动，或如帕金森病患者那样有不由自主的肌肉活动，心电图机则会记录到很多肌电干扰，影响心电图质量（图 2.31 和图 2.32）。

所以心电图机能为你做很多工作，但要牢记：

- 记录电极要放置在正确的位置。
- 确定电极与皮肤之间良好的接触。
- 确定电压标准和走纸速度。
- 患者应处于舒适和放松状态。

然后，按下记录按钮，一份漂亮的 12 导联心电图便呈现在我们面前。

图 2.29

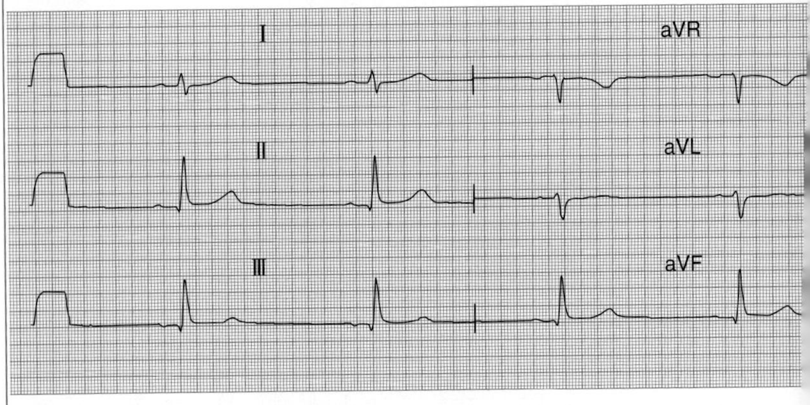

走纸速度为 50 mm/s 时记录的正常心电图

标注

- 走纸速度为 50 mm/s，快于常规速度
- QRS 波的间距增大，给人以心率慢的感觉
- QRS 波增宽
- QT 间期显著延长

心电图如何报告

许多心电图机已有心电图的自动报告功能，在这些自动报告中，心率和传导间期能被精确地测量。但对于节律以及 QRS 波和 T 波图形的描述值得进一步商榷。因为心电图机倾向于“过度报告”，去描述一些并不存在的异常状况；所以要更加坚信自己对心电图的判断。

现在你已具有足够的心电图知识，完全可以判读一份心电图报告的主要内容。

心电图的描述应按照以下顺序进行：

1. 主导心率
2. 各传导间期
3. 心电轴
4. QRS 波的描述
5. ST 段和 T 波的描述

描述和报告一份正常心电图也许很枯燥，在临床实践中通常未按所有步骤去完成。但是，每次解读一份心电图时，你必须认真思考心电图中的所有表现。

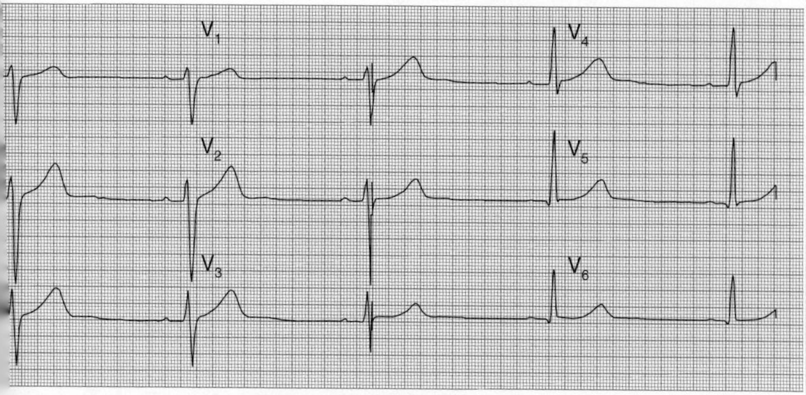

图 2.30

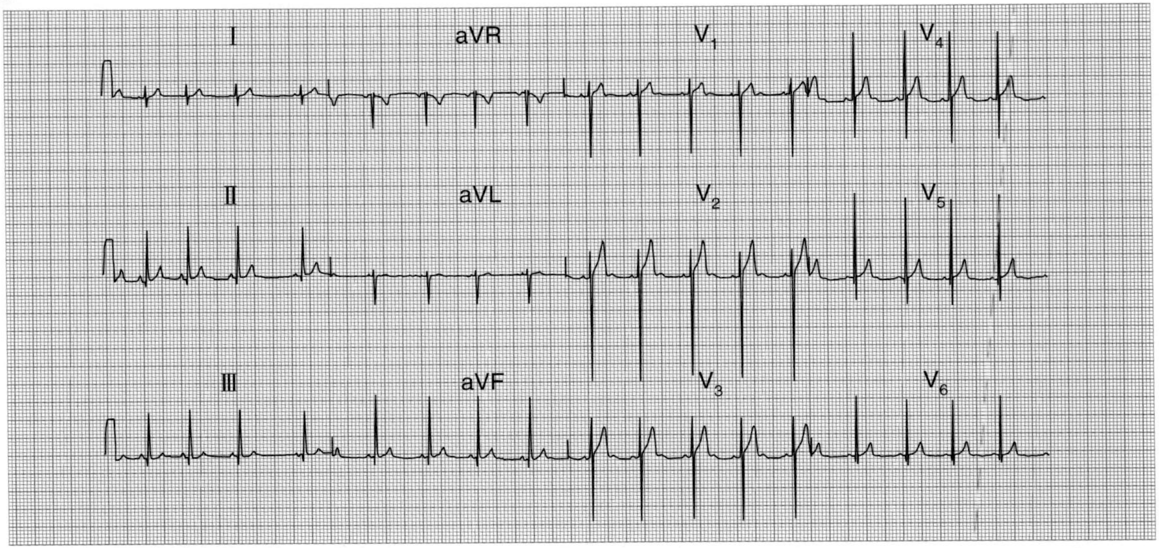

走纸速度为 12.5 mm/s 时记录的正常心电图

标注

- 走纸速度为 12.5 mm/s，低于常规速度
- QRS 波的间距缩短，给人以心率快的感觉
- P 波、QRS 波和 T 波都窄而快

图 2.31

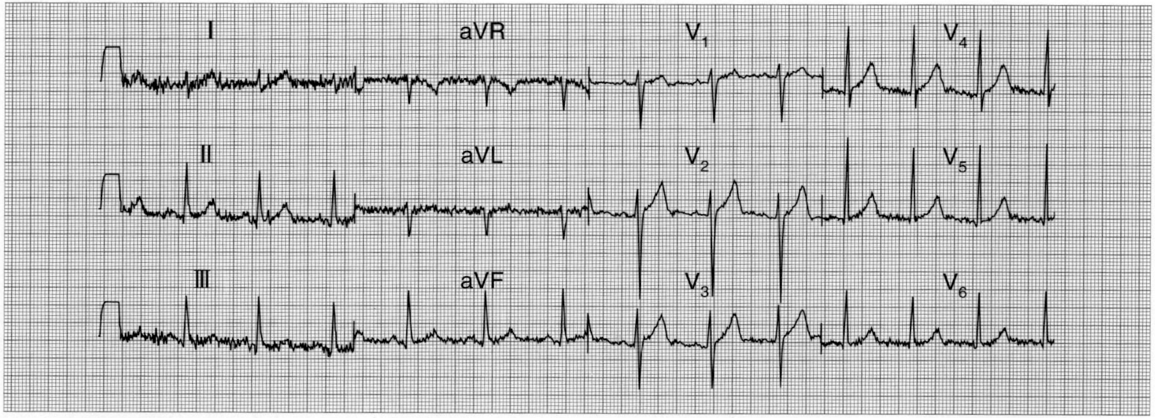

患者肢体紧张时记录的心电图

标注

- 与图 2.22 至图 2.30 为同一患者的心电图
- 基线不清晰，被一系列边缘锐利而不规则的小尖波取代，肢体导联更明显

心电图报告的目的是指出这份心电图正常还是异常，如果存在异常，则需要判定其发生的病理基础。心电图报告的一个重要

图 2.32

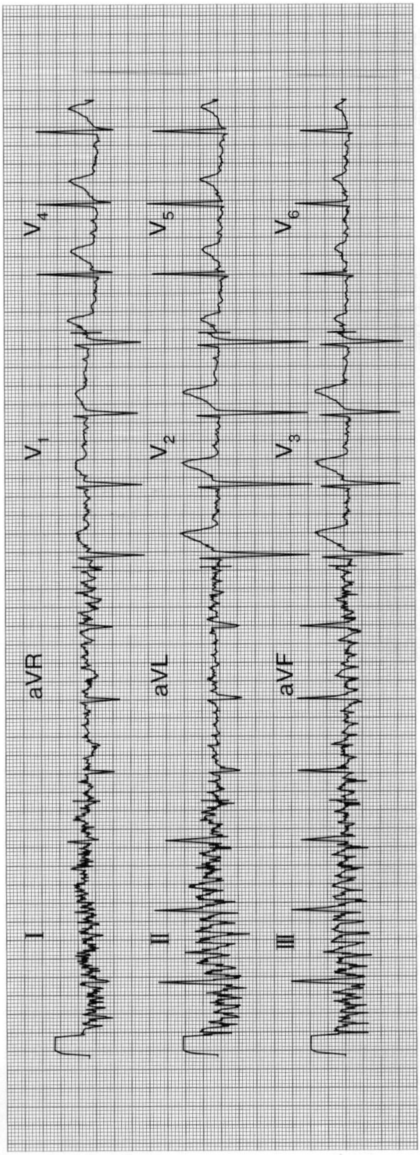

患者肢体颤动对心电图的影响

标注

- 与图 2.31 的患者肢体紧张时相比，本图基线被一系列形状更加尖锐而高的小尖波取代
- 这些小尖波更加同步化，因为颤动时骨骼肌肌群同时收缩
- 在Ⅰ、Ⅱ和Ⅲ导联，骨骼肌收缩的影响几乎掩盖了正常心电图图形

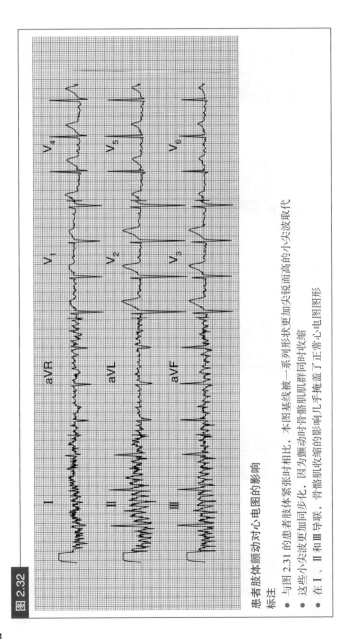

问题是：正常心电图中会有很多变异情况。图 2.33 和图 2.34 中 12 导联心电图显示的就是正常变异的例子。

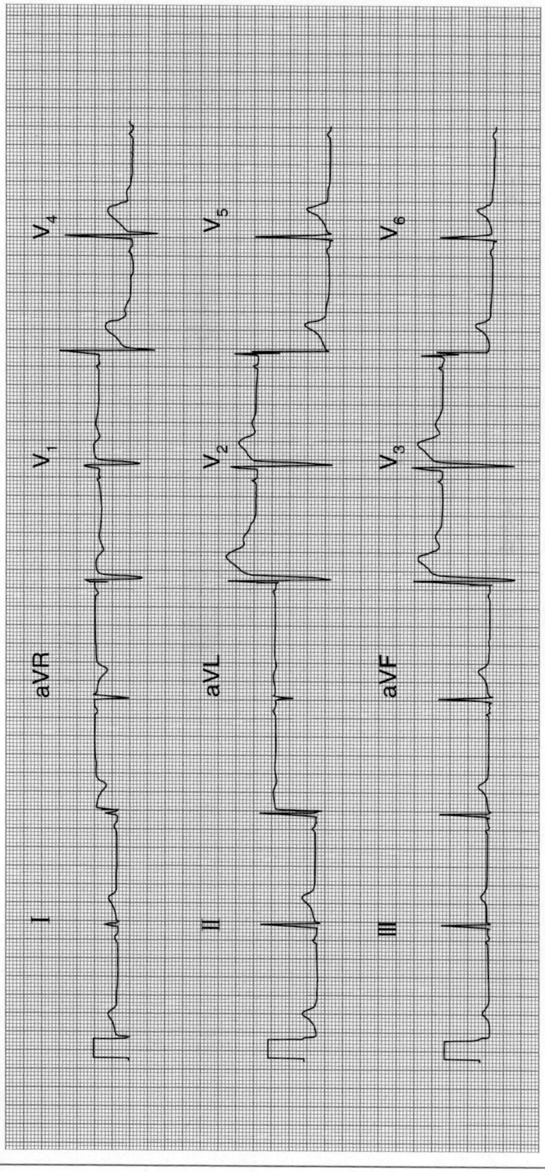

图 2.33

正常心电图的变异

标注

- 窦性心律，心率 50 次 / 分
- PR 间期正常（100 ms）
- QRS 波时限正常（120 ms）
- 心电轴正常
- QRS 波正常
- T 波正常（aVR 导联 T 波倒置正常）
- V_2 ～ V_4 导联出现隆凸的 U 波（正常）

结论

- 正常心电图

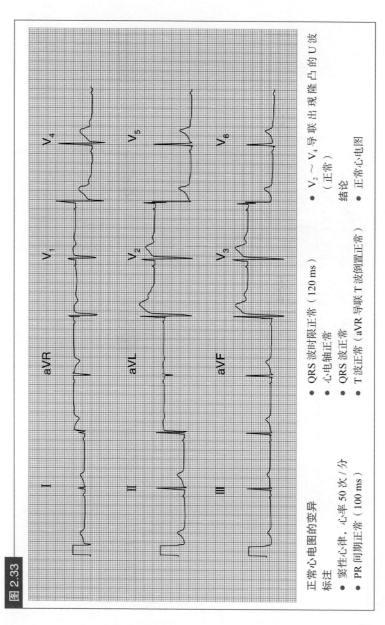

图 2.34

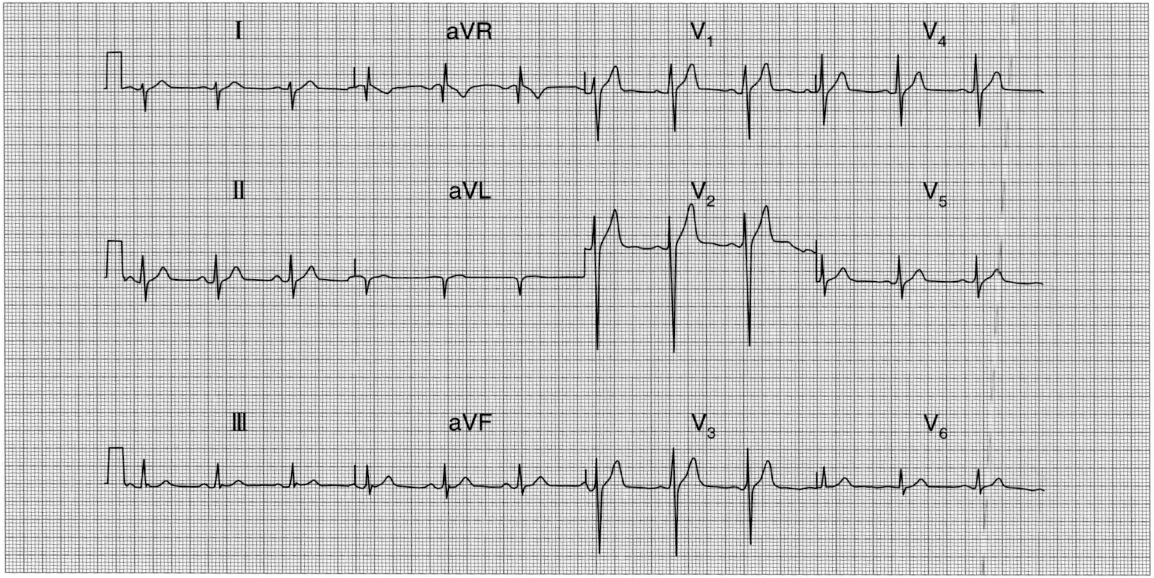

正常心电图的变异

标注

- 窦性心律，心率 75 次 / 分
- PR 间期正常（200 ms）
- QRS 波时限正常（120 ms）
- 心电轴右偏（I 导联出现显著的 S 波）
- QRS 波正常
- ST 段和 T 波正常

结论

- 正常心电图，尽管心电轴右偏，但在体型瘦高的人群中属于正常现象

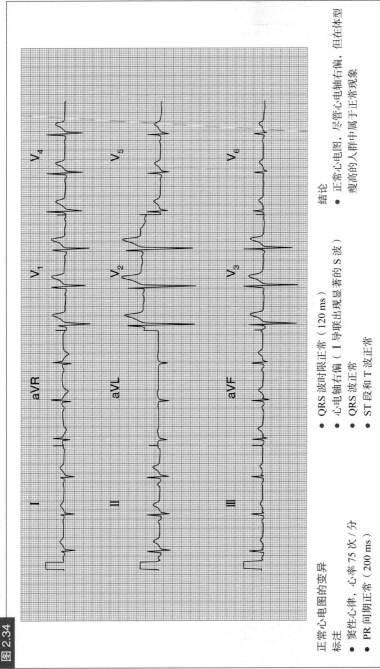

牢记

- 心脏电活动中，心房除极在先，心室除极在后，该过程中的电位变化就形成了心电图。
- 心房除极形成了 P 波。
- 心室除极形成了 QRS 波。如果 QRS 波的第一个波向下，我们称之为 Q 波。任何向上的波都称之为 R 波，紧随 R 波后出现的向下的波为 S 波。

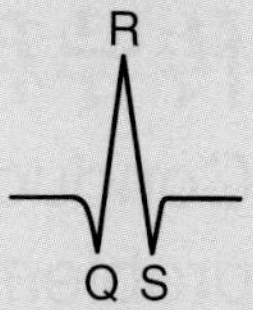

- 当除极波向某一探查电极方向扩布时，则该导联记录的波主波向上。当除极波背向某一导联方向扩布时，则该导联记录的主波向下。
- 6 个肢体导联（Ⅰ、Ⅱ、Ⅲ、aVR、aVL 和 aVF）是从心脏垂直面的侧面和底面观察心脏电活动。
- 心电轴指从额面所记录的心室除极波的平均方向。通常根据Ⅰ、Ⅱ、Ⅲ导联的 QRS 波进行评估。
- 胸前导联是在心脏的水平面，从心脏的前侧和左侧来观察心脏的除极活动。V_1 导联面对的是右心室，V_6 导联面对的是左心室。
- 室间隔的除极方向是从左向右。
- 对于正常心脏，左心室对心电图的影响要大于右心室。
- 临床实践中，完全正常的心电图可有很多小的变异，而识别正常变异是心电图解读中的一大难题。

了解更多关于 QT 间期异常的内容，请见《轻松应用心电图》第 7 版第 2 章

了解更多关于健康人群心电图表现，请见《轻松应用心电图》第 7 版第 1 章

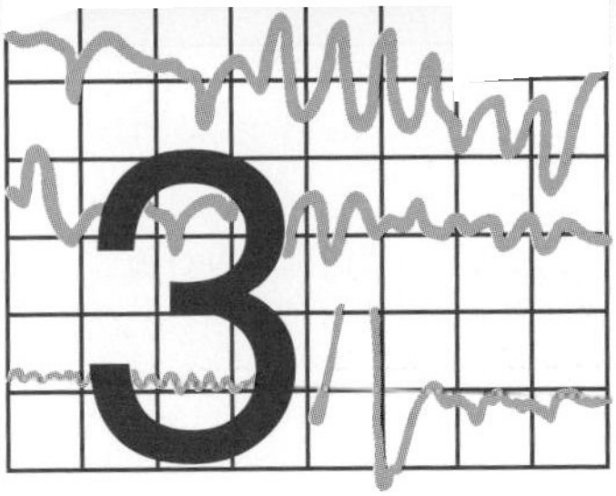

传导和传导障碍

Conduction and its problems

我们已经了解，正常情况下心脏的电活动起源于窦房结，且其产生的电活动通过心房肌的扩布下传至房室结，并继续依次通过希氏束和其分支下传除极心室。前向传导的除极波在心脏的任何部位均可能发生延迟或阻滞。然而，若头脑中有一幅清晰的心脏电活动传导路线图，则传导问题很容易被识别（图 3.1）。

对于传导障碍，我们通常按照除极波的正常顺序分析：窦房结—房室结—希氏束—束支。需要注意，按照此顺序分析的前提是心脏的电活动起源于窦房结。

心脏的节律最好通过显示 P 波最清楚的导联进行观察，我们通常选用Ⅱ导联或 V_1 导联，但偶尔也有例外。您可以假设本书中所有“心律条图”都选自Ⅱ导联或 V_1 导联。

窦房结和希氏束传导障碍

PR 间期代表心脏电活动从窦房结传至心室肌的传导扩布时间（第 2 章），正常时不超过 200 ms（5 小格）。

传导过程中受到干扰而引起的心电图改变称为“传导阻滞”。

一度房室传导阻滞

假设每个起源于窦房结的电活动均能下传至心室，但在向心室传导的通路上出现某种延迟，那么 PR 间期将会延长，被称为“一度房室传导阻滞”（图 3.2）。

一度房室传导阻滞本身并不重要，重要的是其可能是某些疾病的一个表现，如冠状动脉疾病、急性风湿性心脏病、地高辛中毒或电解质紊乱等。

二度房室传导阻滞

有时电活动完全不能通过房室结或希氏束下传，当这种情况间歇发生时，即可诊断为二度房室传导阻滞。二度房室传导阻滞

图 3.1

心脏传导系统示意图

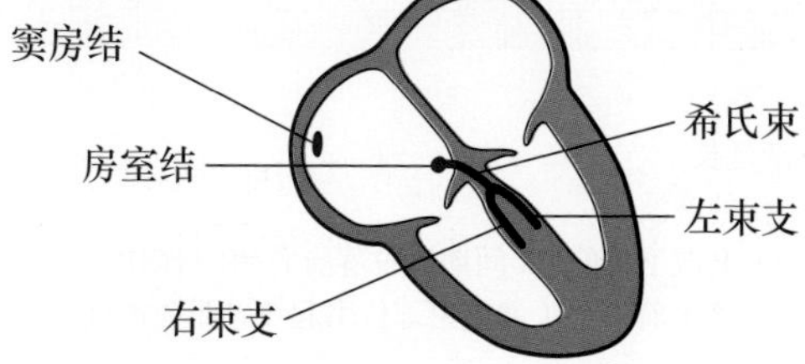

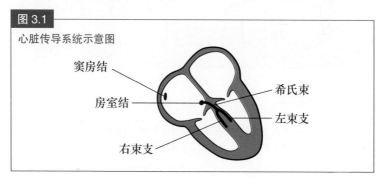

图 3.2

一度房室传导阻滞

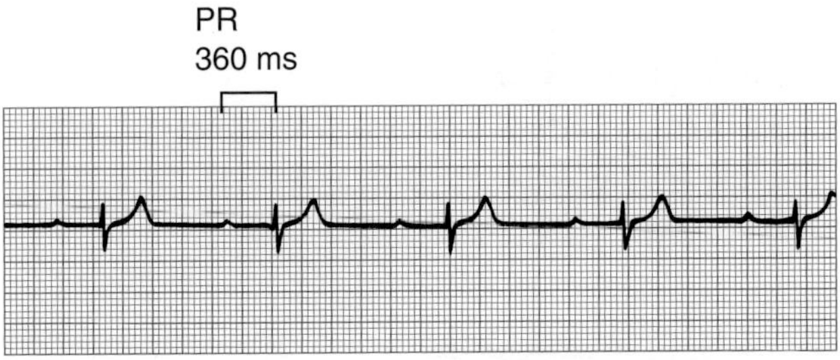

标注

- 每个 QRS 波前 1 个 P 波
- PR 间期 360 ms

有三种类型：

1. 心电图的 PR 间期进行性延长直至出现一次心房 P 波不能下传，随后激动又以较短的 PR 间期下传，然后 PR 间期再进行性延长，这种现象循环往复，称为“文氏”现象或“莫氏Ⅰ型”现象（图 3.3）。

2. 大多数心房 P 波以固定的 PR 间期传导，但偶尔有一次心房 P 波后无心室除极的现象，称为“莫氏Ⅱ型”现象（图 3.4）。

图 3.3

二度房室传导阻滞［文氏（莫氏Ⅰ型）］

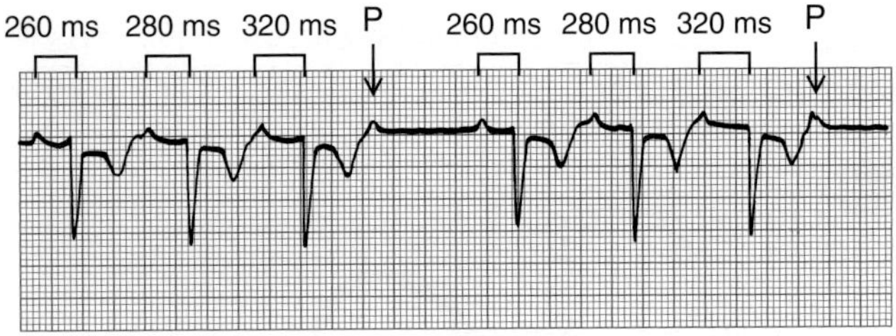

标注

- PR 间期逐渐延长
- 有一个未下传的 P 波
- 脱落后下一个 P 波下传的 PR 间期比脱落前的 PR 间期短
- 图中所示 P 波落于前一个 T 波结束部位引起 T 波形态改变

图 3.4

二度房室传导阻滞（莫氏Ⅱ型）

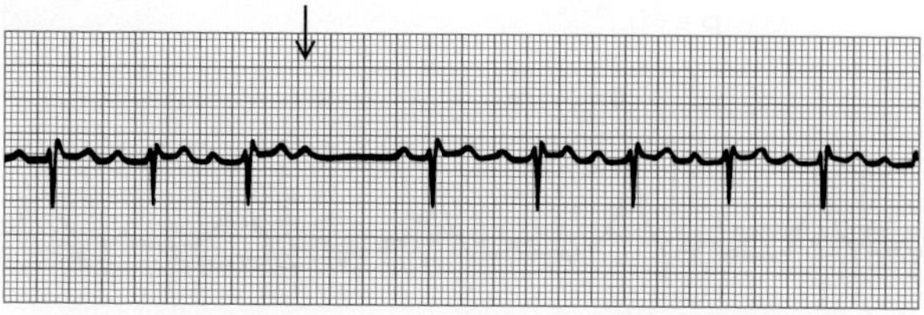

标注

- P 波下传的 PR 间期固定
- 一次 P 波后脱落了一个 QRS 波

3. 心房 P 波下传和不下传交替发生（或 1 个下传后 2 个或 3 个不下传），P 波与 QRS 波呈 2 倍或 3 倍或 4 倍的比例。这被称为“2∶1”或“3∶1”或“4∶1”传导（图 3.5）。

有一个现象需要特别关注，在某些情况下，P 波会融合在 T 波中，使 T 波变形（图 3.6）。

发生二度房室传导阻滞的原因与发生一度房室传导阻滞的原因相同。文氏现象通常是良性的，但莫氏Ⅱ型传导阻滞和 2∶1、3∶1 或 4∶1 传导阻滞可能预示未来将发生“完全性”或“三度”房室传导阻滞。

三度房室传导阻滞

当心房 P 波均不能下传至心室时即发生了完全性房室传导阻滞

图 3.5

二度房室传导阻滞（2∶1 型）

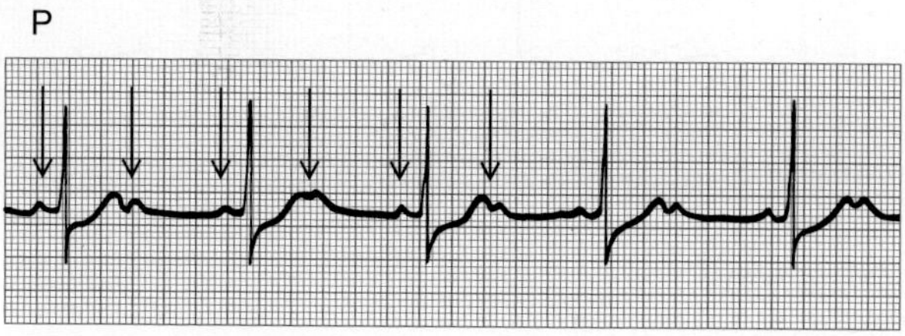

标注

- 2 个 P 波对应 1 个 QRS 波
- 下传心搏的 PR 间期正常、间期固定

图 3.6

二度房室传导阻滞（2：1 型）

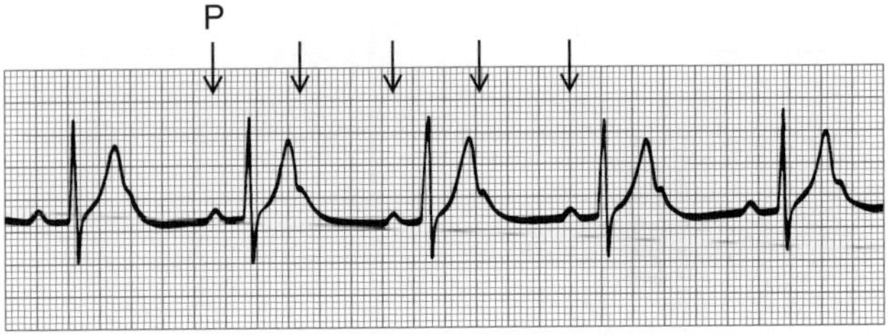

标注

- 通过识别出隐藏在 T 波中的 P 波可知 2 个 P 波下传 1 个 QRS 波

（三度房室传导阻滞）（图 3.7）。当发生三度房室传导阻滞时，心室的激动则由心室肌起源的较慢的“逸搏机制”控制（第 4 章）。

由于一份 12 导联心电图的每一个导联仅有几个 QRS 波，使得完全性房室传导阻滞图形不能明显地显示出来（图 3.8）。所以你必须仔细观察所有导联的 PR 间期是否一致。

完全性房室传导阻滞可以是心肌梗死（通常是急性的）患者的一种表现，也可以是一种慢性疾病，通常因希氏束周围组织的纤维化导致。完全性房室传导阻滞也可以由双束支传导阻滞引起。

图 3.7

三度房室传导阻滞

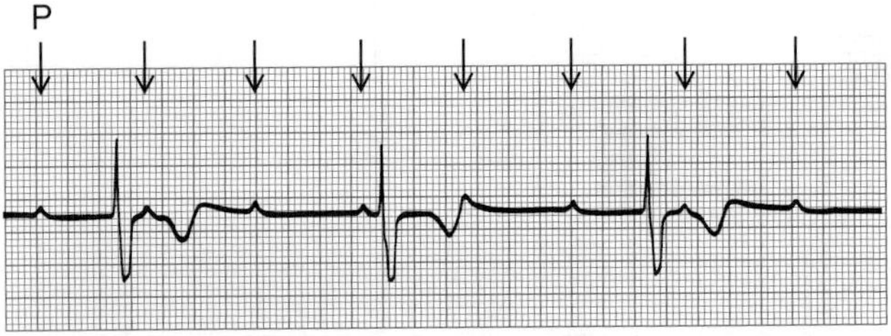

标注

- P 波的频率为 90 次 / 分
- P 波和 QRS 波之间没有关系
- QRS 波的频率为 36 次 / 分
- QRS 波形态异常，因为心室除极波起源于心室肌内的异位起搏点

图 3.8

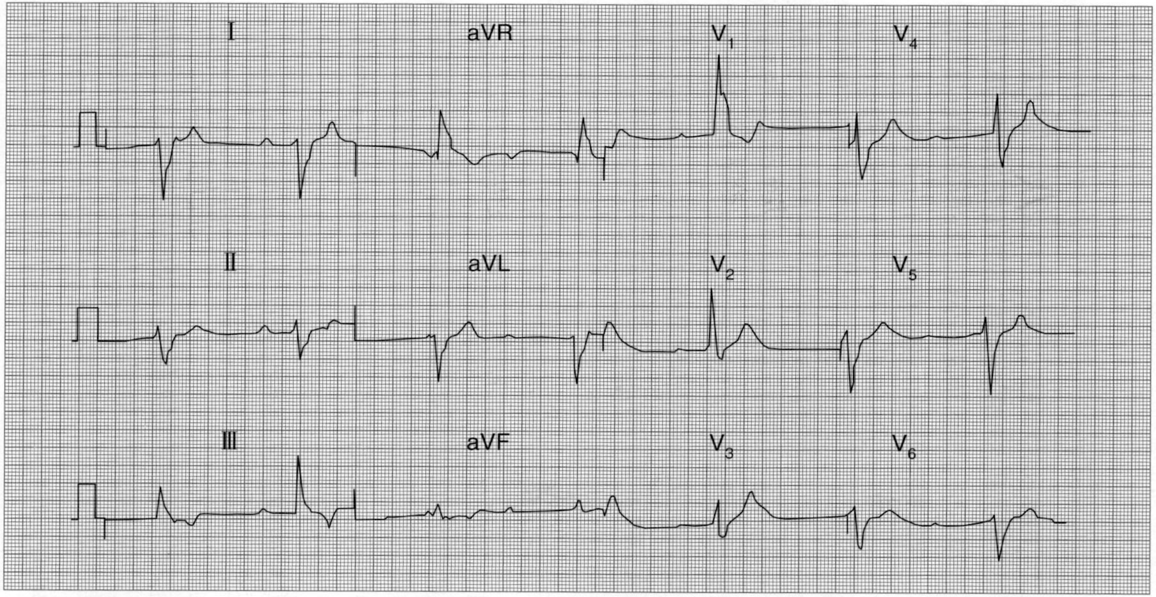

完全性房室传导阻滞

标注

- 窦性心律，P 波均未下传
- 心电轴右偏
- 宽 QRS 波（时限为 160 ms）
- 右束支传导阻滞图形
- 尽管对于大多数慢性病患者，完全性房室传导阻滞由希氏束纤维化导致，但仅从心电图中并不能确定其原因

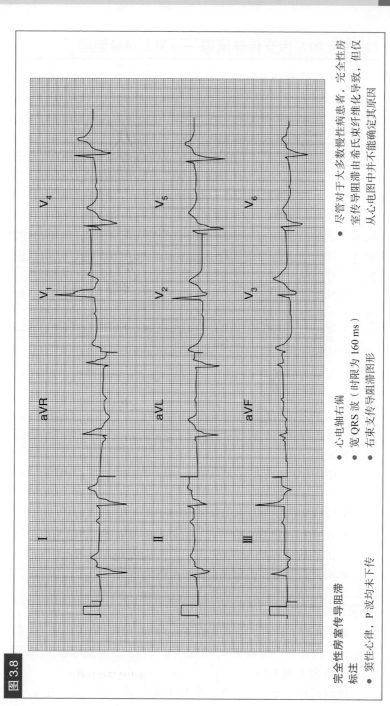

右束支和左束支传导阻滞——束支传导阻滞

如果窦性激动正常到达室间隔，那么从 P 波起点到 QRS 波起点的间期（PR 间期）则正常。然而，当右束支或左束支存在传导异常（束支传导阻滞）时，则部分心室肌的除极就会延迟，使整个心室肌的除极时间延长，QRS 波增宽。

正常心脏中，从室间隔激动到心室肌完全激动所需时间不超过 120 ms，相当于心电图纸的 3 小格。如果 QRS 波持续时间超过 120 ms，则说明除极波在心室内的传导存在异常。

一个时限增宽的 QRS 波提示束支传导阻滞，但起源于心室肌本身的异位激动也会引起 QRS 波增宽（第 4 章）。需要记住，窦性心律伴束支传导阻滞时 P 波正常，PR 间期固定。还应认识到，此时出现的 QRS 波增宽并不是起源于心室的异位节律所致。

双侧束支传导阻滞和希氏束传导阻滞可产生相同的结果，均能引起完全性（三度）房室传导阻滞。

右束支传导阻滞（RBBB）常提示右心存在异常，但伴有正常时限的 RBBB 图形在健康人中也十分常见。

左束支传导阻滞（LBBB）常提示患者存在器质性心脏疾病，病变通常位于左心室。

及时识别已存在的束支传导阻滞十分重要，因 LBBB 和 RBBB 都能影响和干扰心电图的进一步解读，并给心电图诊断造成一定困难。

RBBB 和 LBBB 的心电图形成机制可从前面讲述中获得，但需要记住（第 2 章）：

- 室间隔的正常除极是从左向右。
- 左心室包含的心肌比右心室包含的心肌多，因而对心电图的影响更大。
- 面向探查电极扩布兴奋在心电图上形成一个向上的图形。

右束支传导阻滞

RBBB 时，没有兴奋沿着右束支下传，但室间隔仍然从左向右除极，因此在右胸导联 V_1 形成一个 R 波，在左胸导联 V_6 形成一个小 Q 波（图 3.9）。

然后兴奋传导至左心室，在 V_1 导联形成一个 S 波，在 V_6 导

图 3.9

右束支传导阻滞时心脏激动的传导：第一阶段

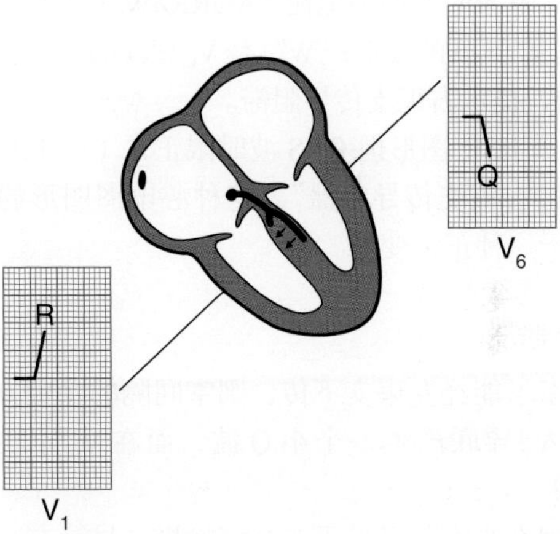

联形成一个 R 波（图 3.10）。

RBBB 时由于正常传导路径阻滞，激动传导到右心室需要更长时间。因此，右心室的除极落后于左心室的除极。在 V_1 导联

图 3.10

右束支传导阻滞时心脏激动的传导：第二阶段

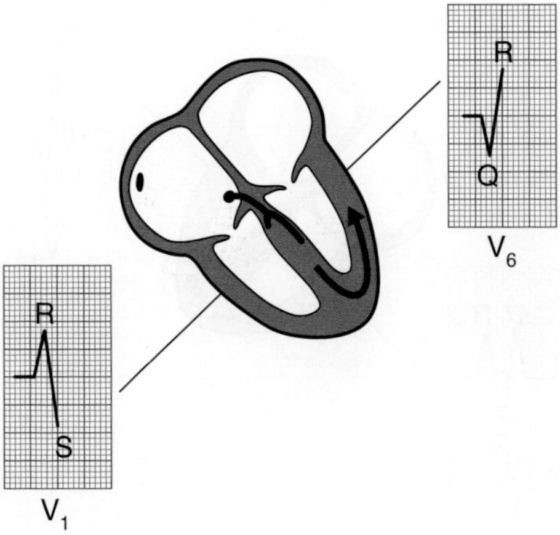

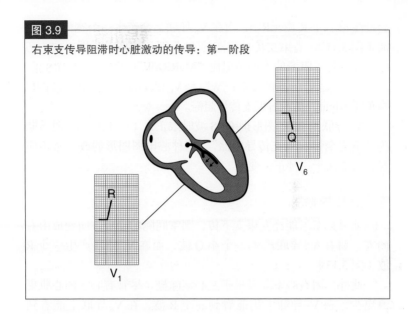

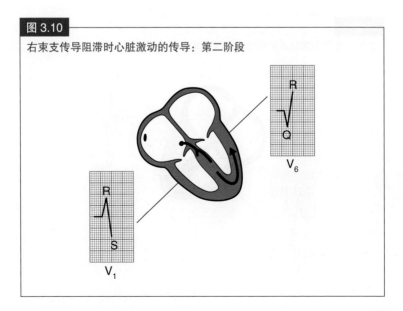

会产生第二个 R 波（R′），而在 V_6 导联上会产生一个宽而深的 S 波（图 3.11）。右束支传导阻滞的 12 导联心电图，见图 3.12。巧记右束支传导阻滞的方法是记住“MaRRoW”。

“M”是 V_1 导联的波形；“W”是 V_6 导联的波形，中间的“R”指英文 Right，提示右束支传导阻滞。

V_1 导联呈 RSR′图形但 QRS 波时限正常（＜ 120 ms）时诊断为“不完全性右束支传导阻滞”。这种心电图图形的改变常不明显，可能属于一种正常变异。

左束支传导阻滞

如果兴奋不能经左束支下传，则室间隔的除极方向变成由右向左，将在 V_1 导联产生一个小 Q 波，而在 V_6 导联产生一个 R 波（图 3.13）。

此外，因右心室除极早于左心室除极，尽管右心室的心肌更薄更少，在 V_1 导联上仍能看到一个 R 波，在 V_6 导联上能看到一个 S 波（图 3.14）。需要记住：任何向上的波，即使振幅很低，也被称作 R 波，而任何 R 波后出现的向下的波，即使振幅很低，也被称作 S 波。

图 3.11

右束支传导阻滞时心脏激动的传导：第三阶段

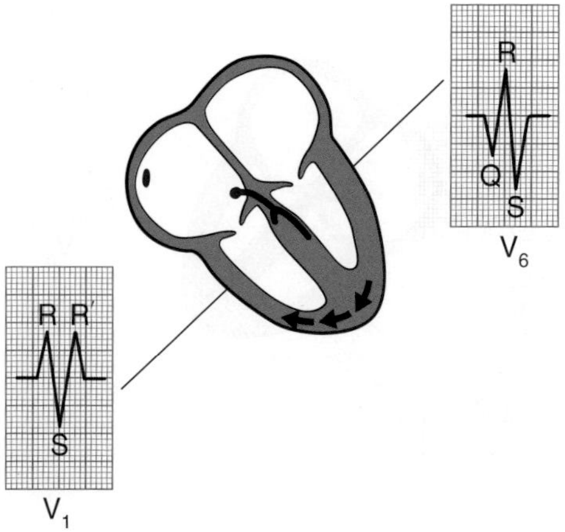

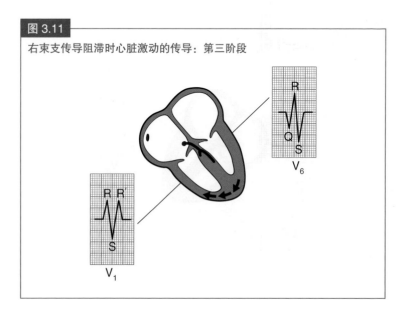

图 3.12

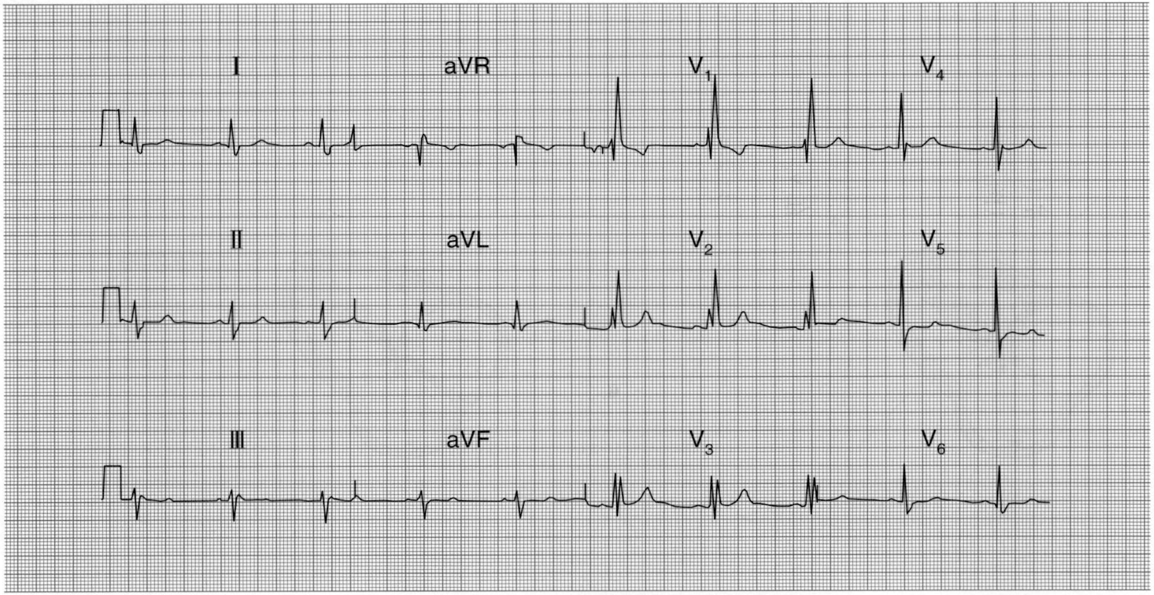

窦性心律伴右束支传导阻滞

标注

- 窦性心律，心率 60 次 / 分
- PR 间期正常
- 心电轴正常
- 宽 QRS 波（160 ms）
- V_1 导联呈 RSR′ 及 V_6 导联呈深宽的 S 波
- ST 段和 T 波正常

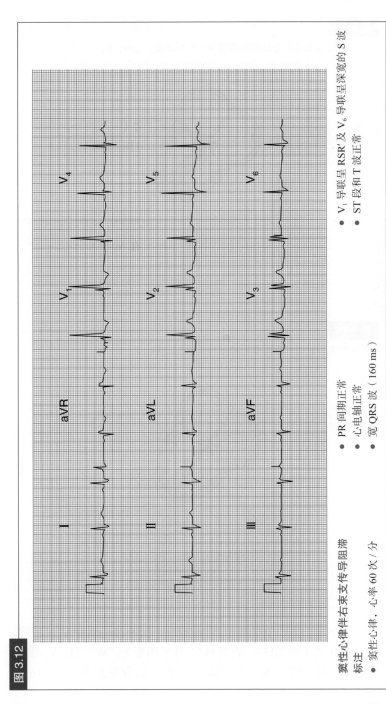

图 3.13

左束支传导阻滞时心脏激动的传导：第一阶段

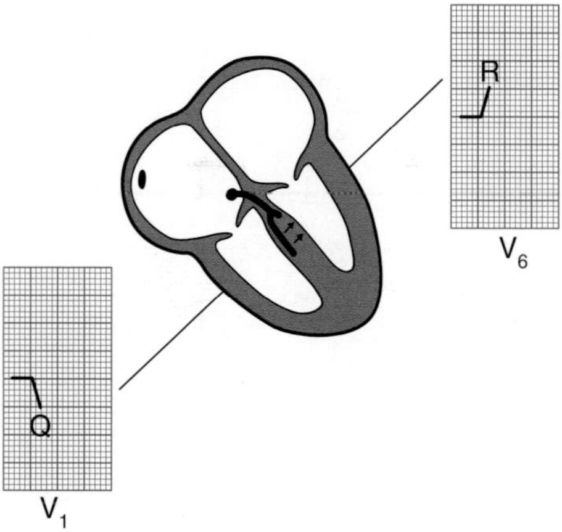

图 3.14

左束支传导阻滞时心脏激动的传导：第二阶段

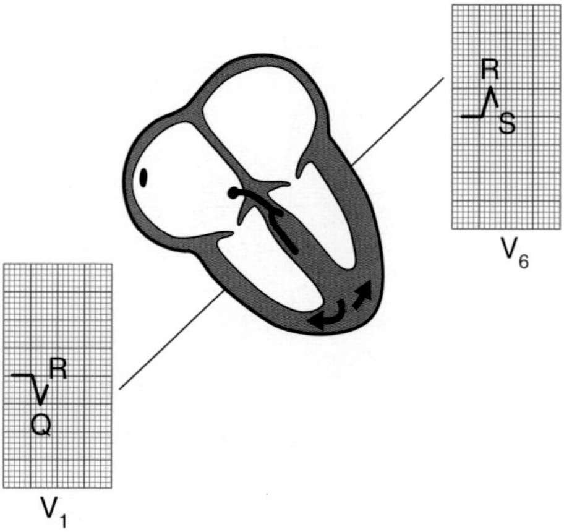

接下来，左心室的除极在 V_1 导联产生 S 波，而在 V_6 导联产生一个 R 波（图 3.15）。有时称 V_1 导联图形为“W”型，V_6 导联图形为“M”型。“W”型可能不总是在 V_1 导联出现（图 3.16）。

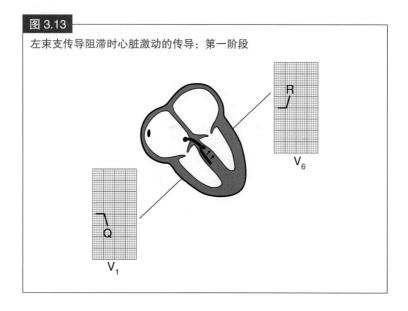

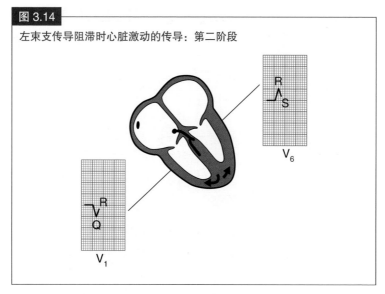

图 3.15

左束支传导阻滞时心脏激动的传导：第三阶段

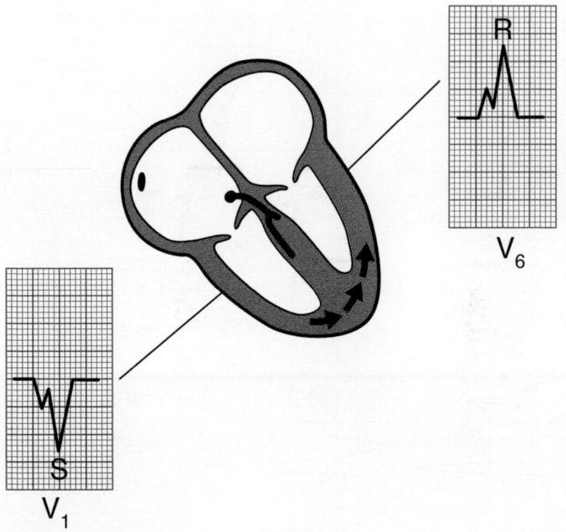

简单记住 LBBB 心电图特点的口诀是“WiLLiaM”。“W”指 V_1 导联图形，“M”指 V_6 导联的图形，而中间的“L”指英文 Left，提示左束支传导阻滞。

LBBB 时，在有些侧壁导联（Ⅰ、aVL、V_5 和 V_6）上可出现 T 波倒置，但不是一定出现。

左束支分支传导障碍

在此需要详细认识希氏束分支的解剖结构。右束支没有重要分支，而左束支有左前分支和左后分支。因此，除极沿这三条路径传导至心室（图 3.17）。

心电轴（第 2 章）由心室肌各个方向除极向量的平均向量决定。由于左心室心肌数量比右心室心肌数量多，左心室对心电轴的形成影响更大（图 3.18）。

如果存在左前分支阻滞，左心室除极必须通过左后分支传导，就会导致心电轴向上偏倚（图 3.19）。

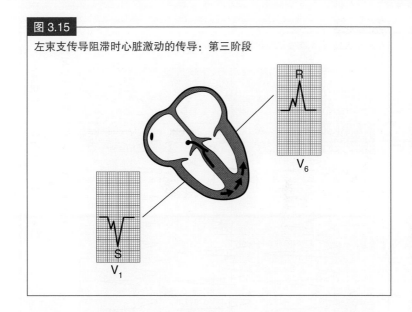

因此，心电轴左偏是由于左前分支传导阻滞所致（图 3.20）。

左束支的后束常被选择性地阻滞，即左后分支阻滞，如果发

图 3.16

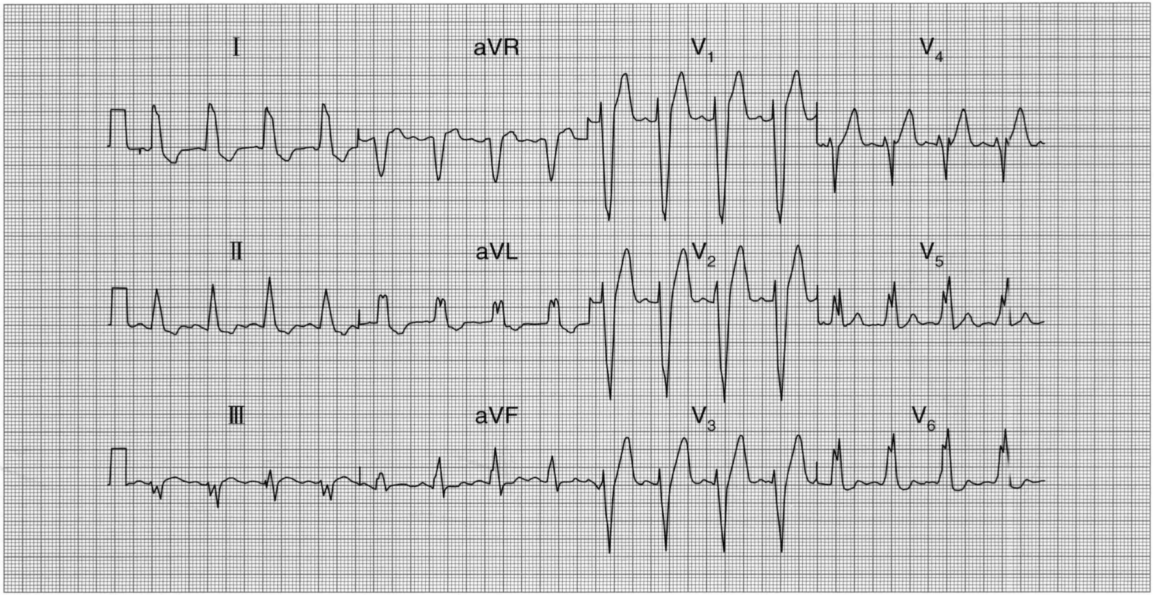

窦性心律伴左束支传导阻滞

标注

- 窦性心律，心率 100 次 / 分
- 正常 PR 间期
- 正常心电轴
- 宽 QRS 波（160 ms）
- 在 I 、aVL、V_5 和 V_6 导联可见 M 型的 QRS 波
- I 、II 、aVL 导联可见 T 波倒置

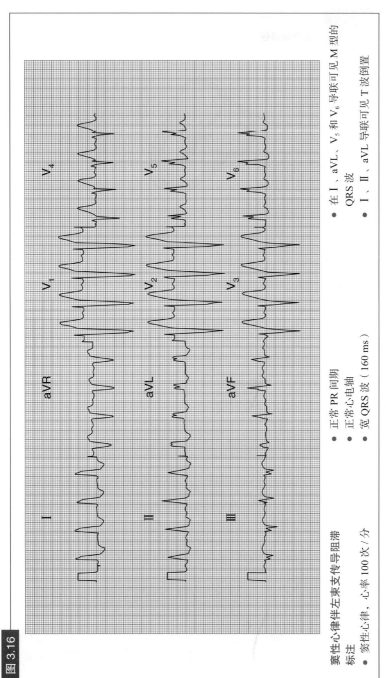

图 3.17

除极波的三条传导路径

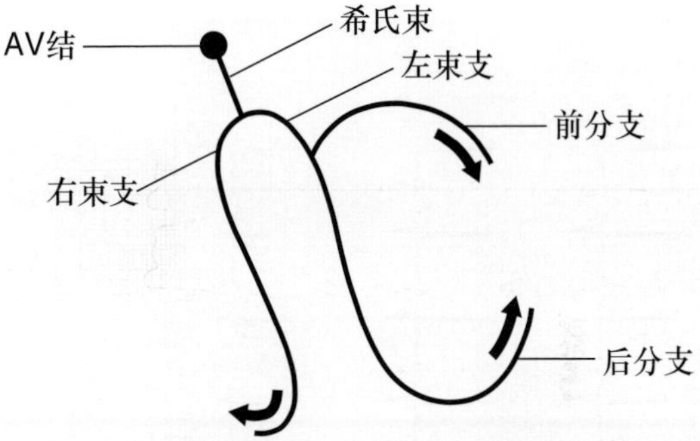

图 3.18

正常传导对心电轴的影响

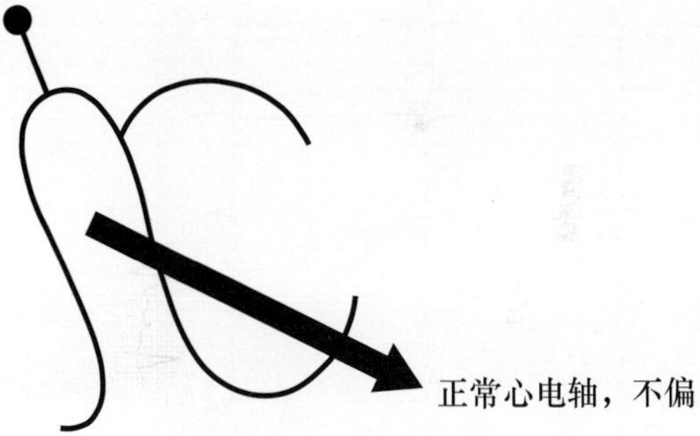

图 3.19

左前分支阻滞对心电轴的影响

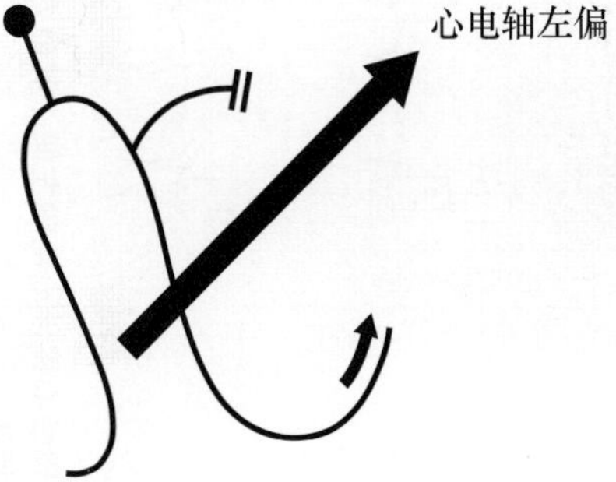

图 3.20

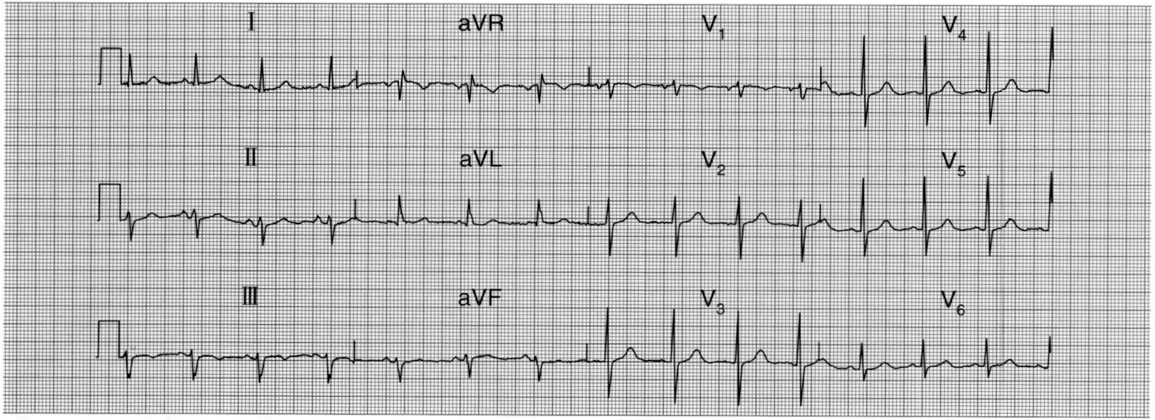

窦性心律伴心电轴左偏（其他方面正常）

标注

- 窦性心律，心率 80 次 / 分
- 心电轴左偏：QRS 波在 I 导联直立，在 II 、III 导联向下（主波为 S 波）
- QRS 波、ST 段和 T 波正常

生，心电图将显示心电轴右偏。

当右束支传导阻滞时，因含有大量心肌的左心室除极是正常的，心电轴通常仍然正常（图 3.21）。

然而，当右束支和左前分支同时存在传导阻滞时，则心电图显示 RBBB 和心电轴左偏（图 3.22），这被称为“双分支阻滞”，这种特殊的心电图图形提示传导系统的广泛损害（图 3.23）。

如果右束支传导阻滞和左束支的两个分支同时出现传导阻滞，则如同希氏束的主支阻滞一样，出现完全性房室传导阻滞。

图 3.21

右束支传导阻滞对心电轴的影响

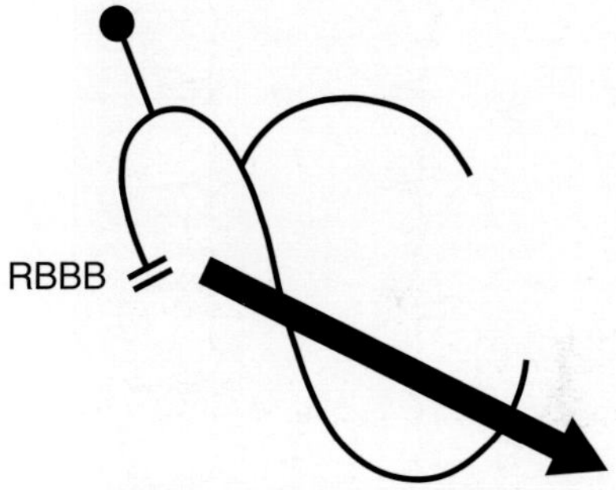

图 3.22

右束支传导阻滞和左前分支阻滞对心电轴的影响

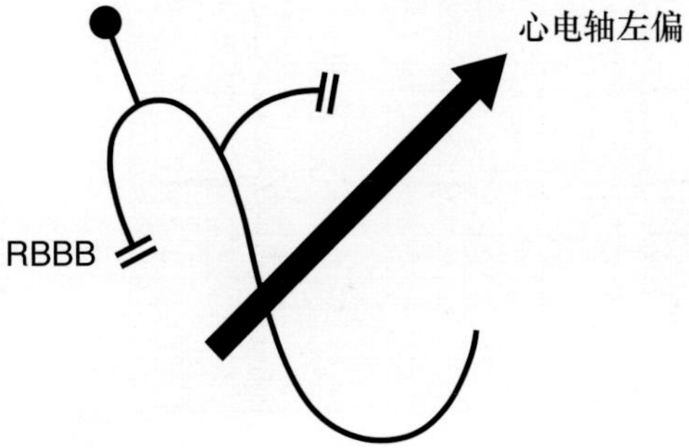

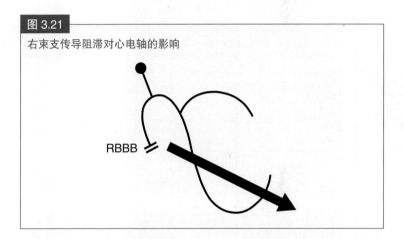

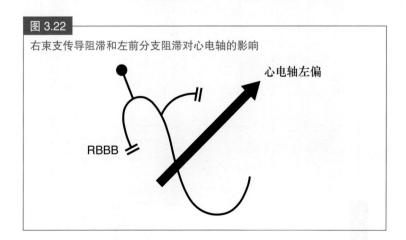

图 3.23

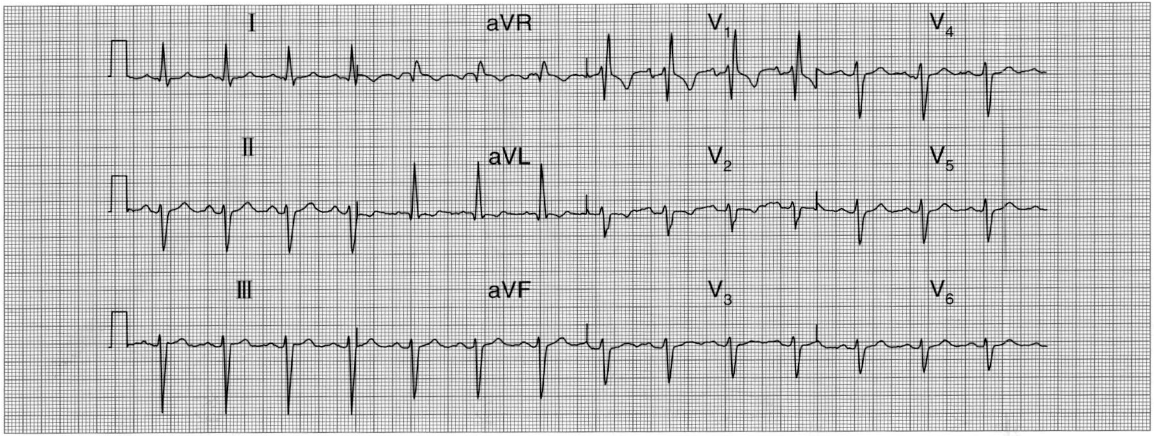

双分支阻滞

标注

- 窦性心律，心率 90 次 / 分
- 心电轴左偏（Ⅱ和Ⅲ导联主波为 S 波）
- 右束支传导阻滞（V_1 导联呈 RSR′图形，V_6 导联呈宽而深的 S 波）

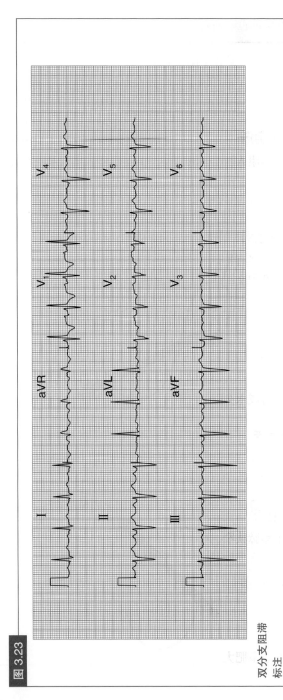

如何处理

作为医务人员，应时刻提醒自己：你要治疗的是患者而不是心电图。首先要缓解症状。然而，当心电图显示传导异常时，一般处理原则如下。

一度房室传导阻滞

- 常见于健康人群。
- 需要考虑是否由急性心肌梗死和急性风湿热引起。
- 无须特殊处理。

二度房室传导阻滞

- 通常提示伴有器质性心脏病：常见于急性心肌梗死。
- 莫氏Ⅱ型和文氏现象不需要特殊处理。
- 2∶1、3∶1 或 4∶1 传导阻滞时可能需要临时或永久性心脏起搏治疗，尤其是心室率十分缓慢的患者

三度房室传导阻滞

- 提示存在传导系统疾病——纤维化比缺血更多见。
- 考虑临时或永久性心脏起搏器治疗。

右束支传导阻滞

- 考虑房间隔缺损。
- 不需要特殊处理。

左束支传导阻滞

- 考虑主动脉狭窄或缺血性心脏病。
- 如果患者无症状，不需要处理。
- 如果患者最近发生过严重胸痛，新出现的 LBBB 提示急性心肌梗死，同时需要考虑是否要进行冠状动脉介入治疗。

心电轴左偏

- 考虑左心室肥大及原因。

- 不需要处理。

心电轴左偏和右束支传导阻滞

- 提示伴有严重的传导系统疾病。
- 无须特殊处理。
- 如果患者出现间歇性完全性房室传导阻滞并伴有症状，需要行心脏起搏治疗。

牢记

传导对心电图的影响

- 正常情况下，心脏电活动起源于窦房结，并经心房、房室结、希氏束、左右束支及左束支的左前分支和左后分支传导至心室。
- 以上任何一个部位均可出现传导异常。
- 房室结和希氏束的传导异常可以是不完全性的（一度和二度房室传导阻滞），也可以是完全性的（三度房室传导阻滞）。
- 如果电活动能正常通过房室结、希氏束及其一个束支，但不能正常通过另一个束支时，则出现束支传导阻滞的图形，并出现宽 QRS 波。
- 牢记以下几点，则 RBBB 和 LBBB 的心电图图形就容易识别了。
- 室间隔的除极从左向右。
- V_1 导联面向右心室，V_6 导联面向左心室。
- 当除极波面向探查电极方向传导时，心电图形成向上的图形。
- 分别用“MaRRoW”和“WiLLiaM”命名法巧记 RBBB 和 LBBB 的心电图。“MaRRoW”示意：V_1 导联呈 M 型，V_6 导联呈 W 型，R 字母代表 RBBB。“WiLLiaM”示意：V_1 导联呈 W 型，V_6 导联呈 M 型，L 字母代表 LBBB。
- 左束支的左前分支阻滞将导致心电轴左偏。

MP 了解更多关于传导障碍和起搏器的内容，请见《轻松应用心电图》第 7 版第 5 章

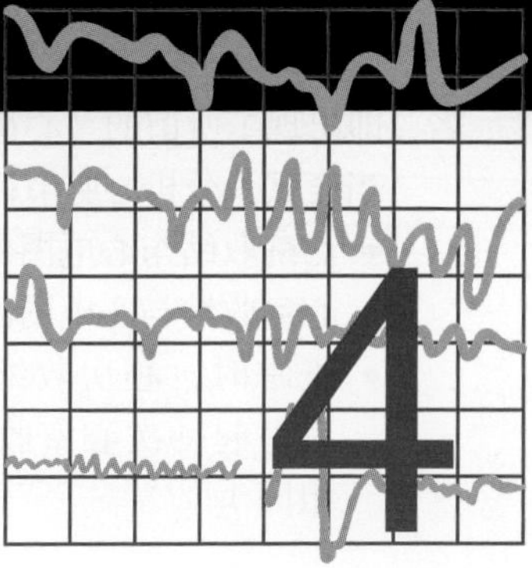

心脏的节律
The rhythm of the heart

至此，本书已经讲述了正常窦房结发放的电活动及其传导顺序。起源于窦房结的心律称为窦性心律。然而，电活动也能起源于心脏的其他部位。由此形成的心律根据电活动起源部位而命名，即出现了所谓的“心律失常”。

当尝试去分析心脏节律时请记住：

- 心房收缩与心电图的 P 波相关。
- 心室收缩与心电图的 QRS 波相关。
- 正常时，心房收缩在心室收缩之前，每一次心房收缩只引起一次心室收缩（即 P 波数目应与 QRS 波的数目相同）。

分析心律失常的要点：

- P 波——你是否能找到它们？找出其最明显的导联。
- P 波和 QRS 波之间的关系——应该是一个 P 波对应一个 QRS 波。
- QRS 波的时限——应该是≤ 120 ms。
- 心律失常应该是在 P 波最明显的导联中识别，所以 12 导联心电图比心律条图更有价值。

心脏的固有节律

心脏的大部分细胞有自律性，可自动发放电活动，但心室激动频率是由自动除极频率最快的心肌细胞控制的。

正常情况下，窦房结发放的电活动频率最高。因此，心室激动频率等于窦房结发放的电活动频率。窦房结发放的电活动频率受交感神经影响，也受呼吸影响。对于年轻人，与呼吸相关的心率变化被称为“时相性窦性心律不齐”（图 4.1）。

缓慢的窦性心律（窦性心动过缓）可见于受过训练的运动员或晕厥、低体温或有黏液性水肿的患者，也常见于心脏病发作后即刻。快速的窦性心律（窦性心动过速）常与运动、恐惧、疼痛、出血或甲状腺功能亢进等相关。然而通常所说的“窦性心动过缓”或“窦性心动过速”并没有特定的频率范围——这些仅仅是心电图的描述性术语。**本章图中的星指的是心脏电活动的起源部位。**

图 4.1

窦性心律

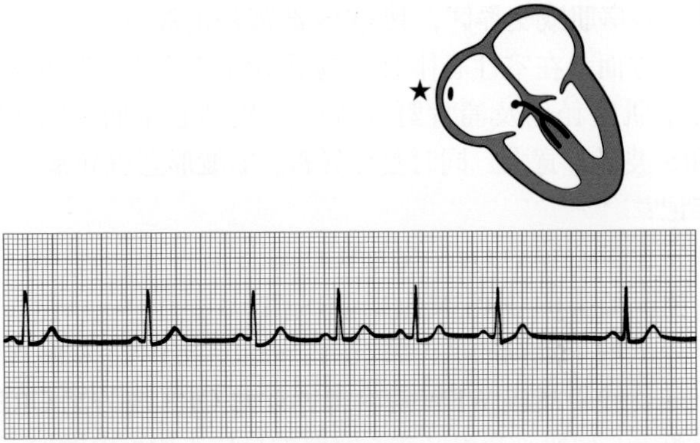

标注

- 每个 QRS 波前 1 个 P 波
- PR 间期恒定
- R-R 间期逐搏进行性改变

异位心律

异位心律可起源于三个部位（图 4.2）：心房肌、房室结周围区域（又称“结区”或更恰当的称为“交界区”）或心室肌。虽然图 4.2 显示心脏电活动可能起源于心房肌或心室肌内的特殊部位，但实际上异常心律可以起源于心房肌和心室肌的任何部位。

窦性心律、房性心律和交界区心律统称为“室上性”心律

图 4.2

心律起源部位示意图

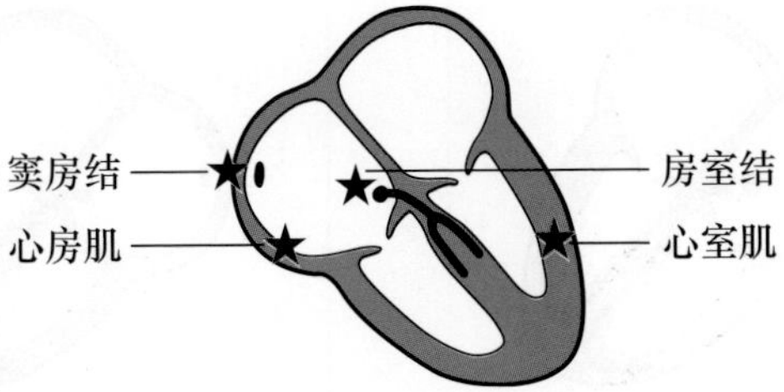

（图 4.3）。室上性心律时，电活动通过希氏束及其束支和分支的正常路径下传激动心室（图 4.4）。因此，无论心脏电活动起源于窦房结、心房肌或交界区，其 QRS 波都是正常的。

另一方面，在室性心律时，电活动将经过异常和传导速度较慢的心室肌路径以及浦肯野纤维下传激动心室肌（图 4.5）。因此，QRS 波异常宽大，同时复极异常，T 波形态也异常。

牢记：

- 室上性心律的 QRS 波为窄 QRS 波。
- 室性心律的 QRS 波为宽 QRS 波。
- 以上两个规则的例外情况有：室上性心律伴左束支或右束支传导阻滞或 WPW 综合征，此时 QRS 波为宽 QRS 波。

起源于心房肌、交界区或心室肌的异位心律可以做如下分类：

- 心动过缓——持续性心率减慢

图 4.3

心律失常可分为室上性和室性

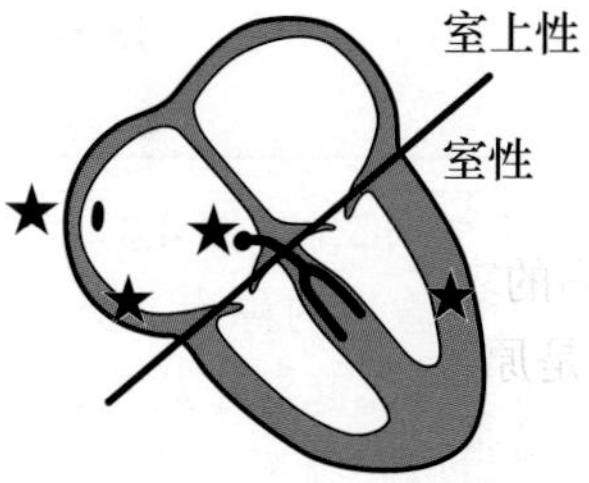

图 4.4

室上性心律的电激动传导路径示意图

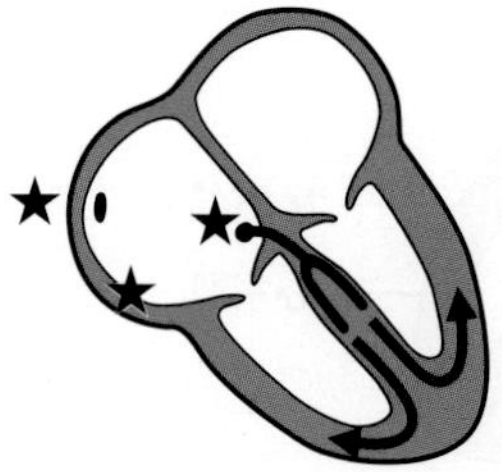

图 4.5

室性心律时电激动传导路径示意图

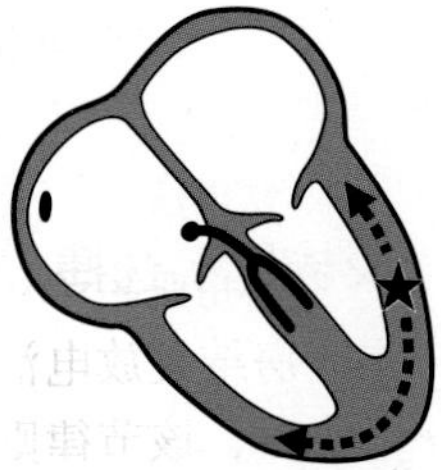

- 期前收缩——单次过早的搏动
- 心动过速——持续性心率加快
- 颤动——心房或心室的电活动完全紊乱

心动过缓——缓慢性心律失常

心脏具有自律性高低不同的能发放电活动的起搏点，这对心脏而言十分重要，为心脏提供了一系列安全保护机制，因为当窦房结不能正常发放电活动或电活动传导受到阻滞时，心脏仍然可以继续工作。然而，为避免正常起搏点和异常起搏点之间的竞争，这些保护机制在正常情况下必须被抑制。其抑制的机制在于：这些次级起搏点固有心律的频率低于窦房结的频率。

心脏电活动是由自动除极频率最快的起搏点控制的：正常为窦房结，心率约 70 次 / 分。如果窦房结不能正常除极，心脏节律将由心房肌或房室结周围的区域（交界区）控制，它们自动除极的频率大约为 50 次 / 分。如果这些次级起搏点也未能及时发放电活动，或经过希氏束的传导发生阻滞，则心室肌的起搏点将发放电活动，心室率大约为 30 次 / 分。

这些慢的、保护性心律被称为“逸搏心律”，因为这些次级起搏点从自律性最高的窦房结抑制中逃脱后才会发出电活动。

逸搏心律并不是原发性疾病，而是对高位电传导路径阻滞后的反应。其常见于心脏病发生的急性期，可能存在窦性心动过缓。重要的是，我们不要试图去抑制逸搏心律，因为没有逸搏心律，心脏可能停搏。

心房逸搏

如果窦房结发放电活动的频率下降则心房的异位起搏点可控制心脏节律，该节律被称为“心房逸搏心律”（图 4.6）。心房逸搏心律可以单独发生。

结性（交界区）逸搏

如果窦房结发放电活动的频率下降且房室结区的异位起搏点控制了心脏时，该节律则被称为“结性”逸搏，或更恰当地称为“交界区”逸搏（图 4.7）。

图 4.6

房性逸搏

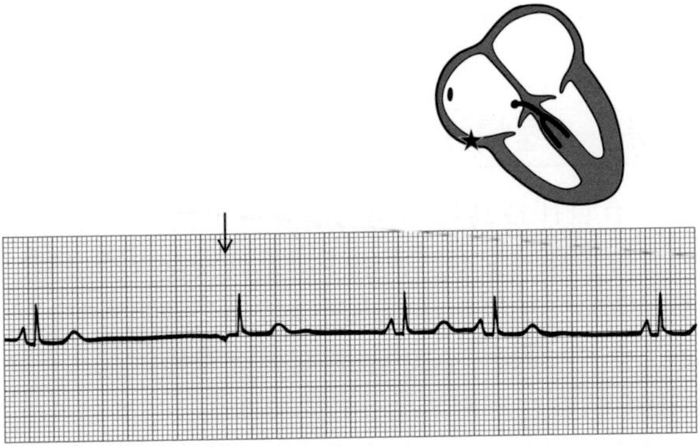

标注
- 在一次窦性搏动后，窦房结未发放新的电活动
- 一段延迟后，可见一个异常 P 波，这是窦房结之外的某一心房异位起搏点发放的电活动
- 异常 P 波后出现一个正常的 QRS 波，因为该电活动通过希氏束的正常传导路径下传
- 其余恢复为窦性心律失常

图 4.7

结性（交界区）逸搏

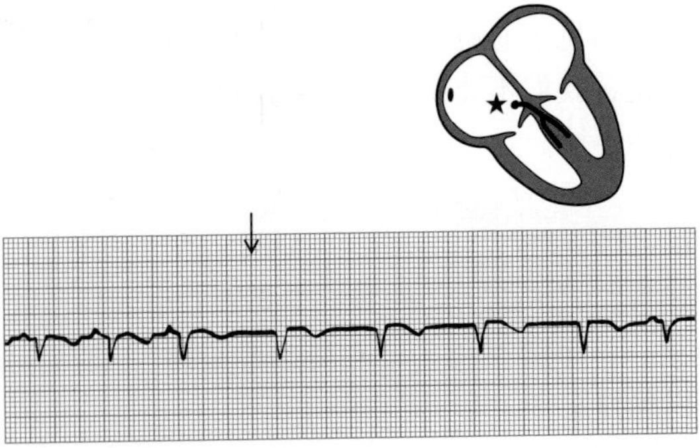

标注
- 窦性心律，心率 100 次 / 分
- 加速性交界区逸搏心律（箭头后），心率 75 次 / 分
- 交界区搏动时没有 P 波（提示没有心房的电活动或 P 波隐藏在 QRS 波之中）
- QRS 波形态、时限正常

室性逸搏

“室性逸搏”最常见于完全性房室传导阻滞（图 4.8）。

室性逸搏心律也可能发生在没有完全性房室传导阻滞时，并且室性逸搏可以单独发生（图 4.9）。

心脏节律有时也能被一个比完全性房室传导阻滞时频率更快的室性异位起搏点控制。该节律被称为“加速性室性自主心律”（图 4.10），这种情况常与急性心肌梗死相关。尽管其心电图表现与室性心动过速（下文）相似，但加速性室性自主心律是良性的，不需要治疗。室性心动过速除非心室率超过 120 次 / 分，否则也无须治疗。

期前收缩

应当指出，心脏任何一个部位都可能在其正常除极之前提前除极，被称为期前收缩。“异位电活动”表明除极起源于某一异常部位，而“期前收缩”是其同义词。

心电图中显示的期前收缩既可由心房肌、交界区（或称为房

图 4.8

完全性房室传导阻滞

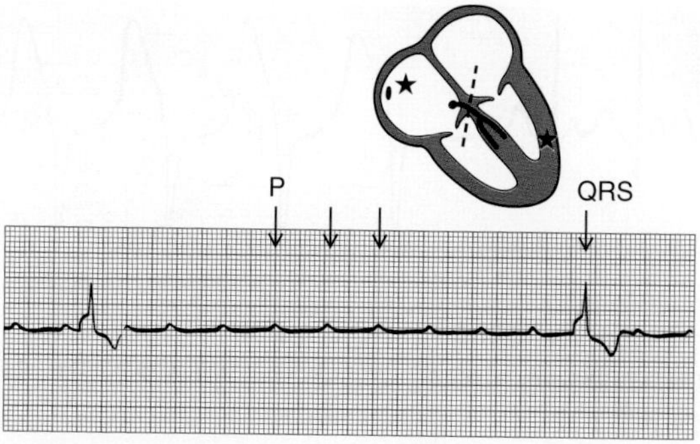

标注

- P 波规则（心房除极正常）
- P 波频率 145 次 / 分
- QRS 波形态异常，因为心室肌内的激动传导异常
- QRS 波（室性逸搏）频率 15 次 / 分
- P 波和 QRS 波之间没有关系

图 4.9

室性逸搏

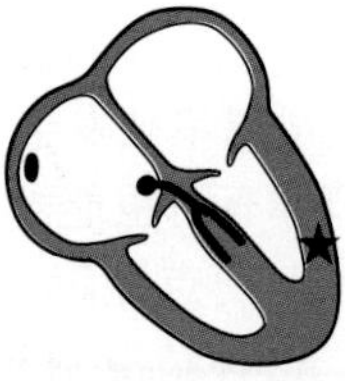

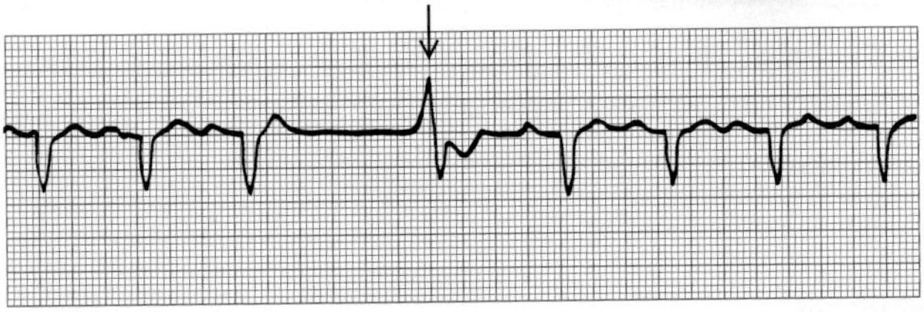

标注

- 在 3 个窦性搏动后，窦房结未发放新的电活动
- 没有出现房性或结性逸搏
- 一段长间歇后出现了单个的宽大畸形的 QRS 波（箭头指示）和一个异常的 P 波
- 室性起搏点控制了一次心脏搏动，随后恢复窦性心律

图 4.10

加速性室性自主心律

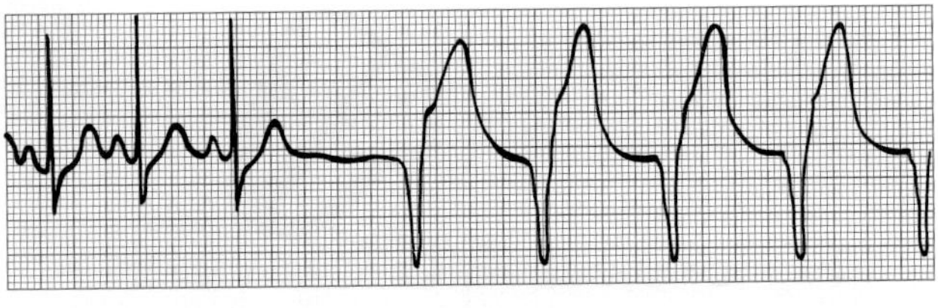

标注

- 在 3 个窦性搏动后，窦房结未发放新的电活动
- 心室逸搏点控制心律，引起了一种心率 75 次 / 分的规整心律，同时伴有宽 QRS 波和异常 T 波

室结区）引起，也可由心室肌引起，其表现与相应的逸搏一样。所不同的是，期前收缩是除极提前发生，而逸搏是延迟后的激动所致。

房性期前收缩有异常的 P 波（图 4.11）。交界区（交界性）期

图 4.11

房性和交界性期前收缩

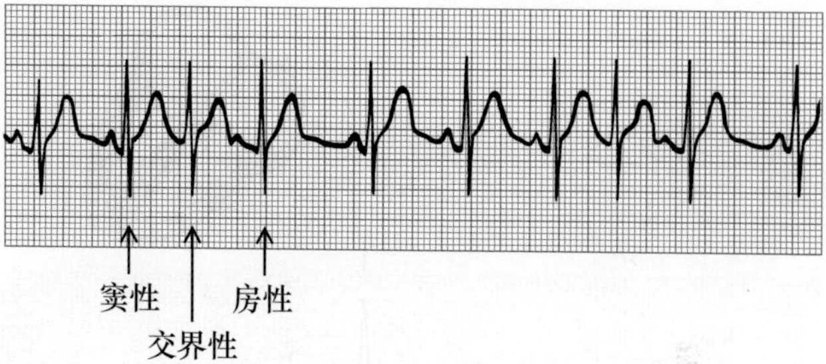

标注

- 这份心电图是窦性心律伴交界性和房性期前收缩
- 交界性期前收缩无 P 波
- 房性期前收缩有异常的 P 波
- 窦性、交界性和房性心搏具有相同的 QRS 波，希氏束及希氏束后的传导正常

前收缩既可以始终没有 P 波，也可以见到紧邻于 QRS 波前面或后面的 P 波（图 4.11）。房性和交界性期前收缩的 QRS 波的形态与窦性 QRS 波的形态相同。

然而，室性期前收缩常伴有异常宽大的 QRS 波，可以表现为各种形态（图 4.12）。室性期前收缩常见，多无临床意义。但当它们提前发生在前一个心动周期的 T 波波峰上时，可以引起心室颤动，这种情况很危险。

有时候并不这么简单，特别是室上性激动伴异常传导兴奋心室时（束支传导阻滞，第 2 章）。因此，每次分析心电图时我们都应该注意下列五个问题：

1. 一个提前出现的 QRS 波是否跟在一个提前出现的 P 波之后？如果是，它肯定是房性期前收缩。

2. P 波是否可见以及其出现在什么位置？一个交界性期前收缩所引起的 P 波可以非常靠近 QRS 波，甚至在其之后，因为这个兴奋可同时传导至心房和心室。

3. QRS 波的形态是否始终相同（即其是否与正常心搏的起始方向相同，以及其时限是否正常）？室上性激动时 QRS 波与正常时形态相同；室性激动时 QRS 波形态明显不同。

图 4.12

室性期前收缩

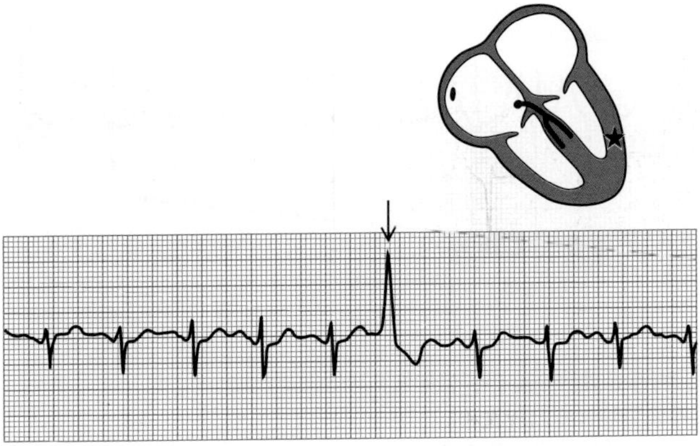

R on T 现象

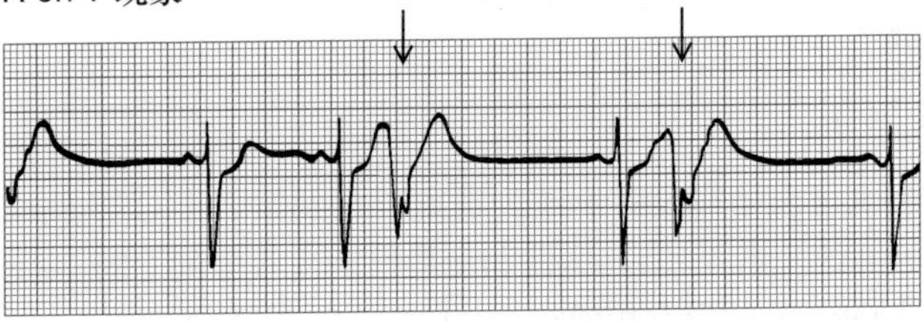

标注

- 上图，5 个窦性心搏后出现了 1 个宽 QRS 波的早搏伴异常的 T 波：这是室性期前收缩（箭头）
- 下图，室性期前收缩（箭头）发生在前 1 次窦性心搏的 T 波顶峰：这是“R on T”现象

4. T 波方向是否与正常搏动时相同？室上性激动时 T 波方向与正常搏动时相同；室性激动时 T 波方向相反。

5. 期前收缩后的下一个 P 波是否在预期时间出现？在室上性和室性期前收缩后，在下一个心搏之前，通常会有一个（“代偿”）间歇，但室上性期前收缩通常会打乱窦房结的正常周期，导致窦房结发放下一个 P 波的时间延迟。

室上性和室性期前收缩对随后出现的 P 波的影响如下：

- 室上性期前收缩将重整 P 波周期（图 4.13）。
- 室性期前收缩对窦房结没有影响，因此，下一个 P 波按时出现（图 4.14）。

图 4.13

室上性期前收缩

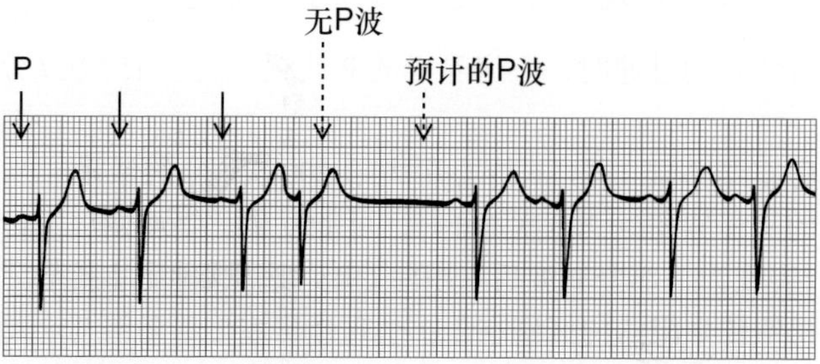

标注

- 3 个窦性心搏后出现 1 个交界性期前收缩
- 预计的 P 波没有出现在相应的时间，并且下一个 P 波延迟

图 4.14

室性期前收缩

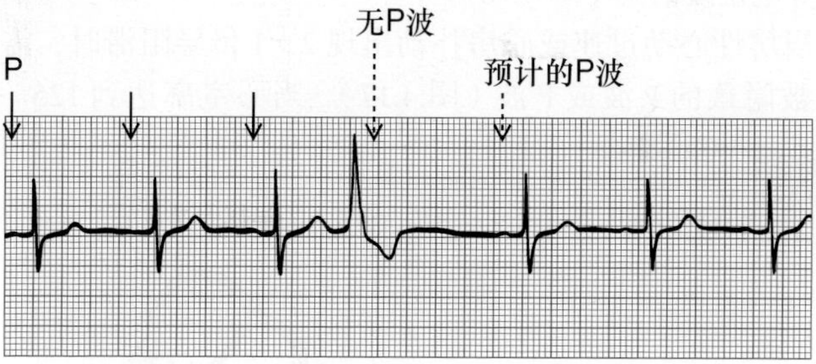

标注

- 3 个窦性心搏后出现 1 个室性期前收缩
- 室性期前收缩后无 P 波，但是下一个 P 波准时出现

心动过速——快速性心律失常

心房、交界区（房室结区）和心室的异位起搏点可以反复发放激动，引起持续性心动过速。已经阐述过的标准可用于确定心律失常的起搏点，与前面介绍的方法相同，最重要的是辨认 P 波。心动过速间歇性发生时被称为“阵发性”心动过速：这是临床称谓，并不是特定的心电图波形。

室上性心动过速

房性心动过速（异位起搏点位于心房）

房性心动过速时，心房除极的 P 波频率大于 150 次 / 分（图 4.15）。

房室结不能 1∶1 下传心房大于 200 次 / 分的激动。当心房发放的除极频率＞ 200 次 / 分时，可能发生“生理性房室传导阻滞”，表现为一部分 P 波后未跟随 QRS 波。这种房室传导阻滞与二度房室传导阻滞的区别在于：生理性房室传导阻滞与心动过速有关，这时房室结功能正常——它阻止了快速心房波激动心室。而窦性心律下出现的一度、二度或三度房室传导阻滞时，房室结和（或）希氏束的传导功能是异常的。

心房扑动

当心房率＞ 250 次 / 分时称为心房扑动，其 P 波（F 波）之间的等电位线消失（图 4.16）。

当房性心动过速或心房扑动出现 2∶1 传导阻滞时，需仔细识别被隐藏的 P 波或 F 波（图 4.17）。当心室率达到 125 ～ 150

图 4.15

房性心动过速

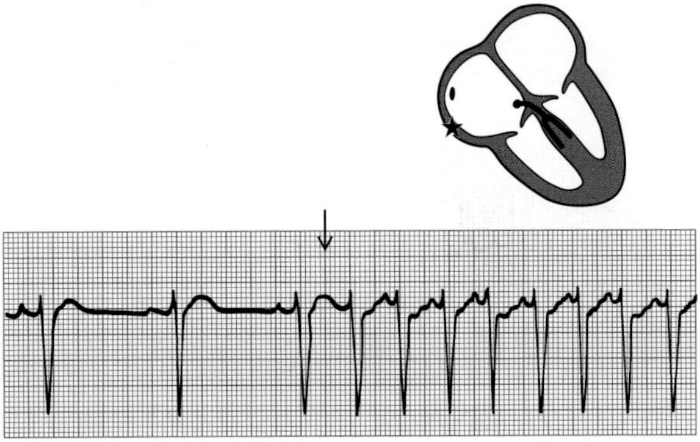

标注

- 3 个窦性心搏后，出现房性心动过速，心率 150 次 / 分
- P 波叠加在前一个心搏的 T 波中
- 房性心动过速的 QRS 波形与窦性心搏一样

图 4.16

心房扑动

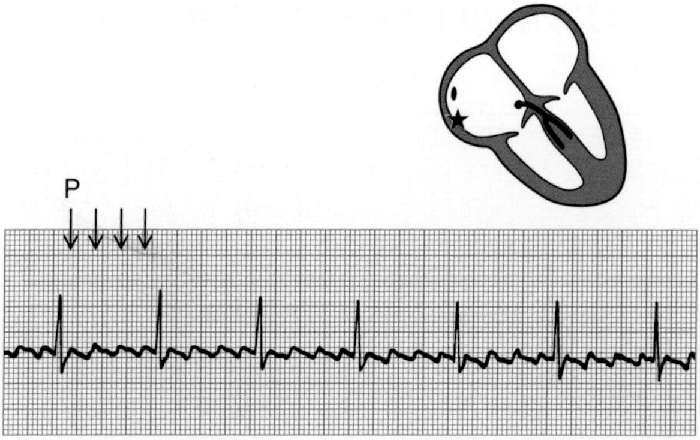

标注

- P 波（F 波）以锯齿形出现，频率 300 次 / 分
- 每个 QRS 波前有 4 个 P 波（F 波）（箭头指示）
- 心室规律激动，频率 75 次 / 分

图 4.17

心房扑动伴 2∶1 传导

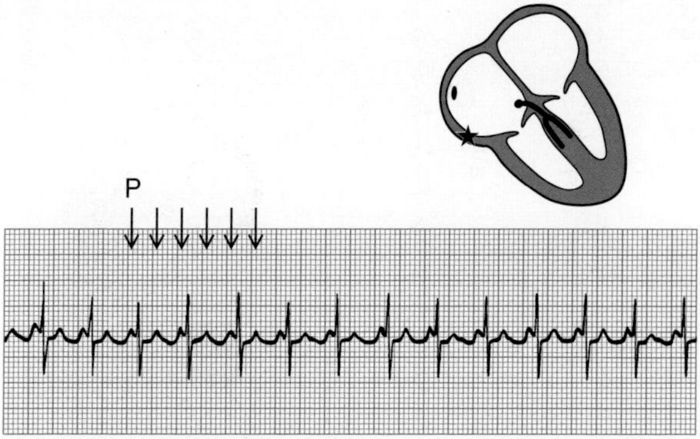

标注

- 心房扑动，心房率 250 次 / 分，存在 2∶1 传导阻滞，心室率为 125 次 / 分
- 相邻的两个 P 波（F 波）中的第一个 P 波（F 波）后跟随一个 QRS 波，第 2 个 P 波（F 波）有可能被误认为是前一个心搏的 T 波，但 P 波（F 波）可以根据其规律性识别
- 该心电图中 T 波很难分辨

次 / 分并伴窄 QRS 波心动过速时，一定要想到是否为心房扑动伴 2∶1 传导阻滞的可能。

任何心律失常都应从 P 波最易识别的导联进行分析。在图 4.18

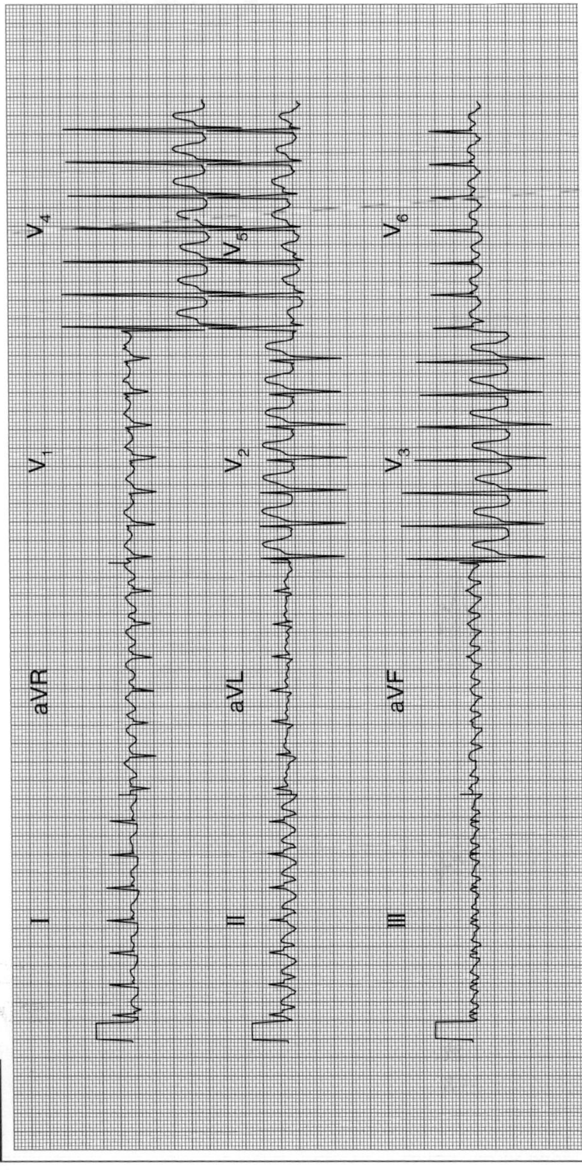

图 4.18

心房扑动

标注

- P 波（F 波）频率 > 300 次 / 分（在 II 和 aVR 导联最易识别）
- QRS 波规律，频率为 160 次 / 分
- 形态正常的窄 QRS 波
- T 波正常（在胸前导联最易识别，在肢体导联 T 波和 F 波很难辨别）

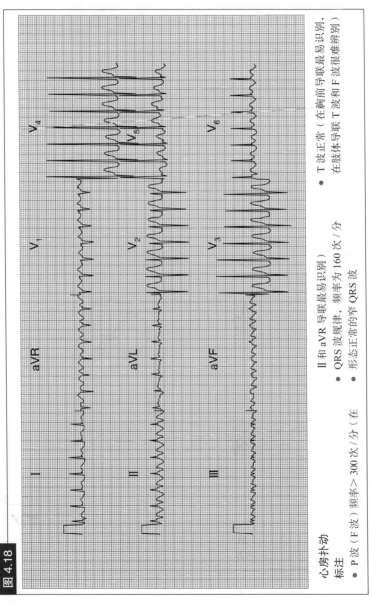

中，心房扑动的 P 波（F 波）在Ⅱ导联最易识别，在 aVR 和 aVF 导联也很明显。

交界区（结性）心动过速

如果房室结周围区快速发放电活动，那么 P 波可能紧靠 QRS 波，甚至根本看不到（图 4.19）。此时，QRS 波的形态正常，与其他室上性心律失常一样，电活动是经希氏束的正常路径下传而激动心室的。

图 4.20 中的 12 导联心电图显示了交界区心动过速不伴有 P 波的情况。

图 4.19

交界区（结性）心动过速

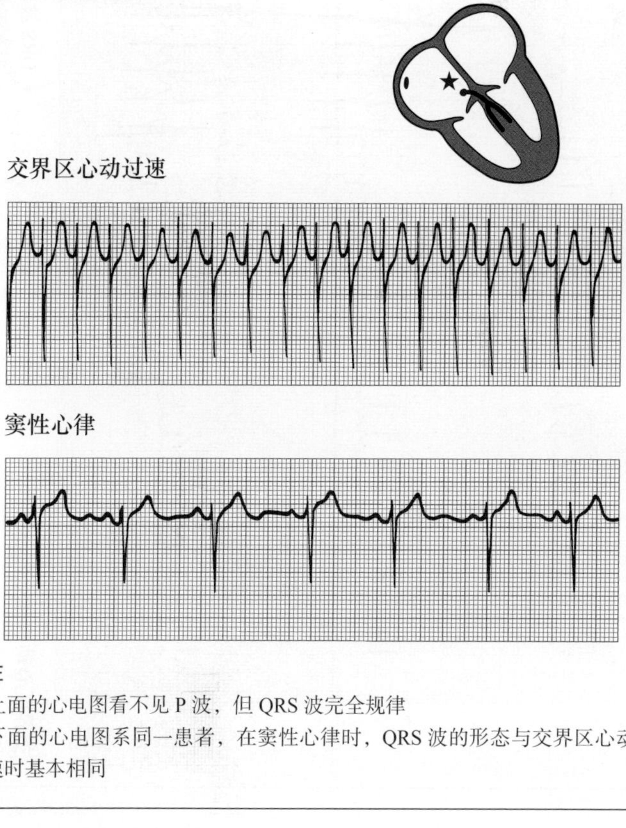

标注

- 上面的心电图看不见 P 波，但 QRS 波完全规律
- 下面的心电图系同一患者，在窦性心律时，QRS 波的形态与交界区心动过速时基本相同

图 4.20

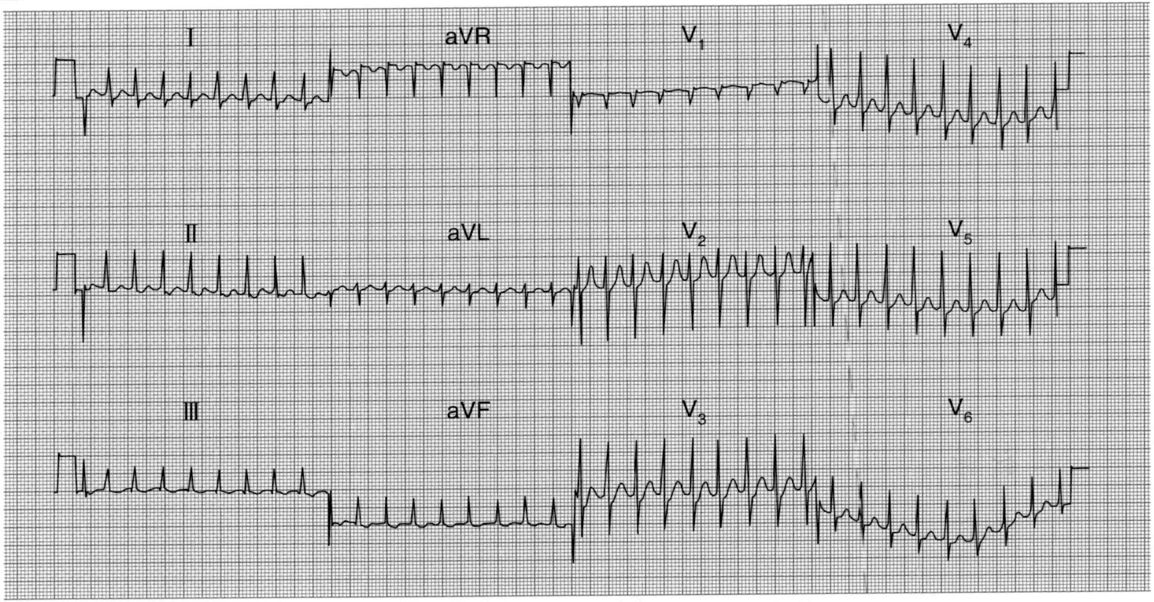

交界区心动过速

标注

- 无 P 波
- QRS 波规律，频率为 200 次 / 分
- 形态正常的窄 QRS 波
- T 波正常

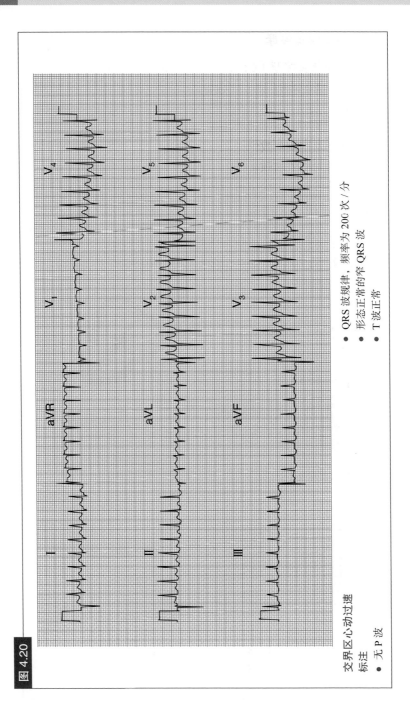

颈动脉窦按摩

颈动脉窦按摩（CSM）是在一侧颈动脉的最强搏动点进行的，每次在颈部施加 5 ～ 10 s 的压力。CSM 通常值得一试，因为这样可使心律失常的本质显示得更清楚（图 4.21）。颈动脉窦按摩（CSM）对室上性心动过速也有一定的治疗作用。颈动脉窦按摩能反射性地刺激位于窦房结和房室结的迷走神经兴奋，使窦房结发放的电活动频率下降，并使房室结传导速度减慢。这在心律失常的诊断和治疗中相当重要。在一些室上性心律失常中，颈动脉窦按摩能使心室率下降，甚至完全终止快速性心律失常。但颈动脉窦按摩对室性心律失常常无作用。CSM 不能在诊断颈动脉狭窄或短暂性脑缺血发作（TIA）以及卒中的患者中进行尝试，因为存在血栓脱落的风险。

室性心动过速

如果心室肌中的异位起搏点发放高频率电活动（引起快速反复的室性期前收缩），这种心律被称为室性心动过速（图 4.22）。

这种电活动必然通过心室肌的异常传导路径扩布，因此形成宽而异常的 QRS 波。在标准 12 导联心电图中可以看到宽大畸形的 QRS 波（图 4.23）。

图 4.21

心房扑动时行颈动脉窦按摩（CSM）

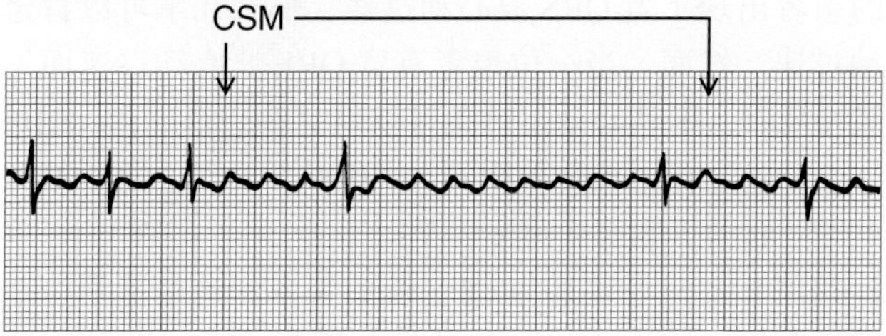

标注

- 在此病例的心电图中，颈动脉窦按摩（箭头指示）增强了心房和心室间的阻滞，使其心律失常的本质更明显，即为心房扑动

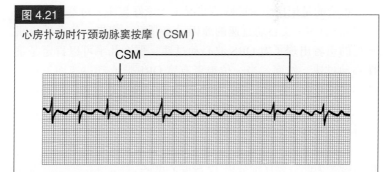

图 4.22

室性心动过速

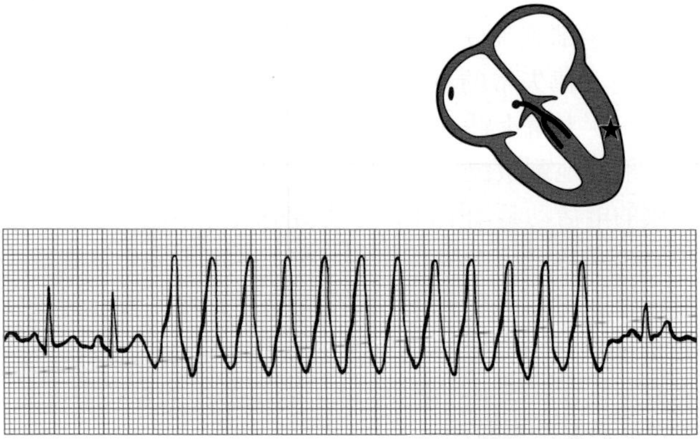

标注

- 在两个窦性心搏后，心率增加至 200 次 / 分
- QRS 波变宽，T 波很难识别
- 图中最后一个心搏恢复窦性心律

需要注意，宽大畸形的 QRS 波也可见于束支传导阻滞（图 4.24）。

如何鉴别室性心动过速与室上性心动过速伴束支传导阻滞

重要的是记住患者的临床状况（无论好与坏）对鉴别这两种可引起宽 QRS 波心动过速的原因没有帮助。如果一位急性心肌梗死的患者出现了宽 QRS 波心动过速，那么几乎可以肯定是室性心动过速。然而，当一位患者有宽 QRS 波心动过速而不伴急性心肌梗死时，则其心动过速既可以是室性心动过速，也可以是室上性心动过速伴束支传导阻滞或 WPW 综合征。这种情况，以下各点可能有助于鉴别这两种情况：

1. 找到 P 波并观察其与 QRS 波的关系，这是鉴别心律失常的关键。为此需要仔细分析 12 导联心电图。

2. 如果可能，比较心动过速时的 QRS 波和窦性 QRS 波。如果患者窦性心律时就有束支传导阻滞，则心动过速时的 QRS 波形态与窦性心律时相同。

图 4.23

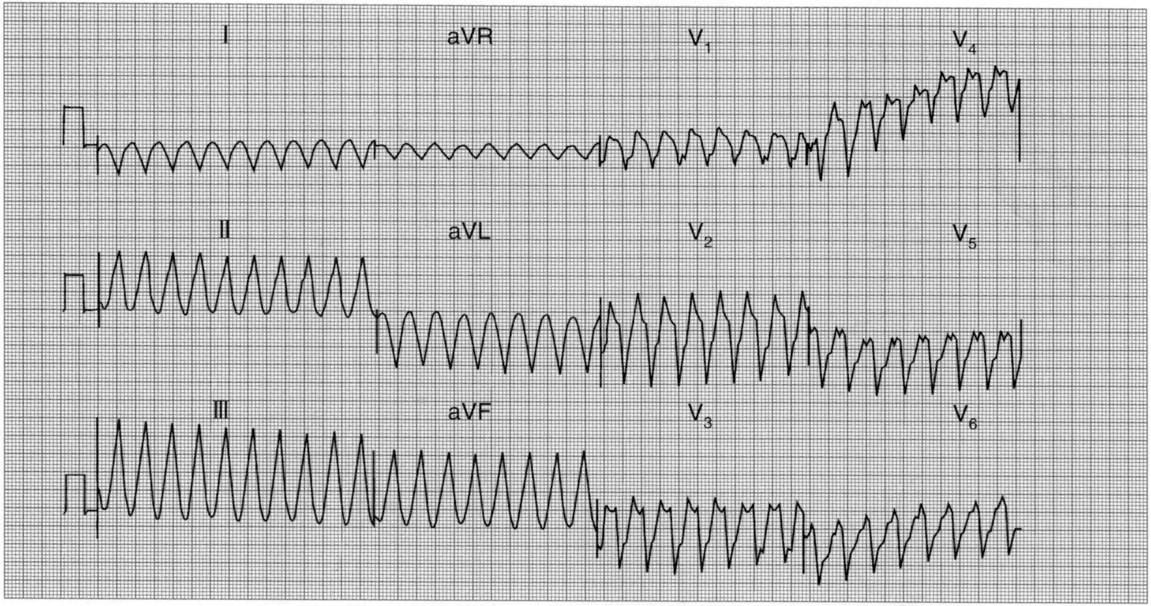

室性心动过速

标注

- 未见 P 波
- QRS 波规律，频率 200 次 / 分
- QRS 波增宽，时限为 280 ms，形态异常
- 无可识别的 T 波

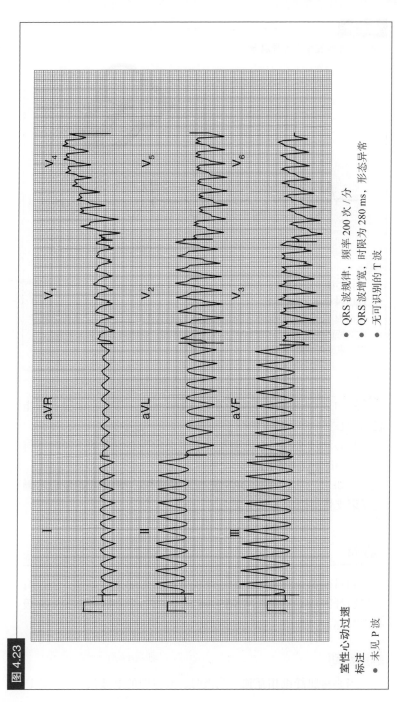

图 4.24

窦性心律伴左束支传导阻滞

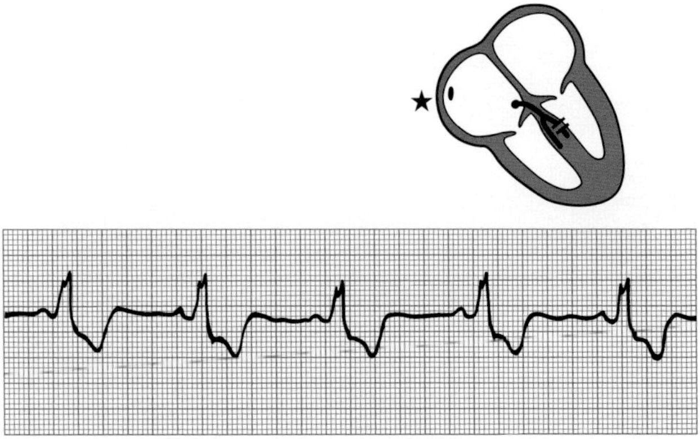

标注

- 窦性心律：每个 P 波后都有一个 QRS 波，且 PR 间期固定
- QRS 波增宽，T 波倒置
- 本图为 V_6 导联的心电图，“M”型 QRS 波和倒置的 T 波是左束支传导阻滞时的特征性改变（“WiLLiaM”：V_6 导联 M 型，中间的 L 为英文字母 Left，即左束支传导阻滞）

3. 如果 QRS 波宽于 4 个小格（160 ms），那么心律很有可能起源于心室。

4. 心动过速时，心电轴左偏通常提示为心室起源，同时要与窦性心律时的心电轴比较。

5. 如果心动过速时 QRS 波非常不规律，则很可能是心房颤动伴束支传导阻滞（见下文）。

颤动

到目前为止我们讨论的心律失常尽管传导速度异常，但所有心房肌纤维或心室肌纤维均同步除极。当各个心肌纤维独立除极时则被称为“颤动”。颤动可以发生在心房或心室。

心房颤动

当心房肌纤维相互独立除极时，心电图的 P 波消失，代之以不规则的基线（图 4.25）。有时可见持续 2 ～ 3 s 的扑动样图形。房室结接收到连续不断的大量的不同强度的除极波，并以不规则的间期下传希氏束。由于经房室结传导呈现“全或无”的形式（落在不应期的除极波被阻断），使得恒定强度的除极波经过希氏束下传。因为这些除极波的节律不规则，心室的激动节律也不规则。但每个 QRS 波的形态都正常，因为心房颤动时兴奋的传导是通过正常路径激动心室的。

在 12 导联心电图中，颤动波在某些导联上往往更容易观察到（图 4.26）。

图 4.25

心房颤动

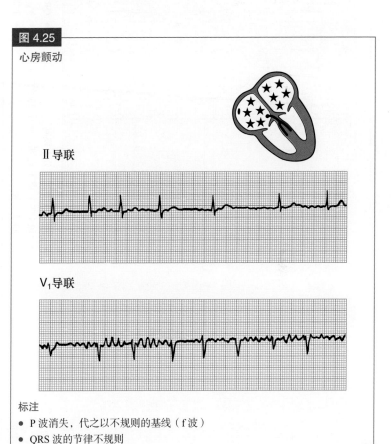

Ⅱ导联

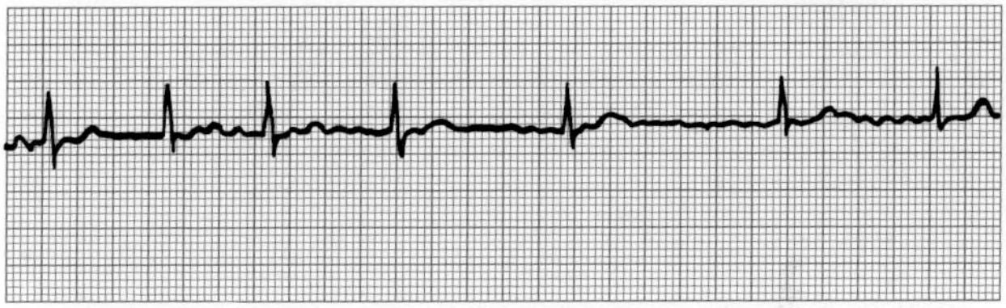

V_1导联

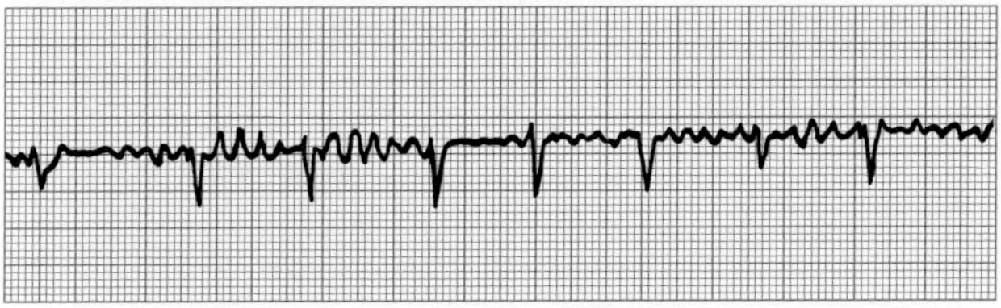

标注

- P 波消失，代之以不规则的基线（f 波）
- QRS 波的节律不规则
- QRS 波的形态正常
- V_1 导联可见到类似心房扑动的波形——这在心房颤动中很常见

图 4.26

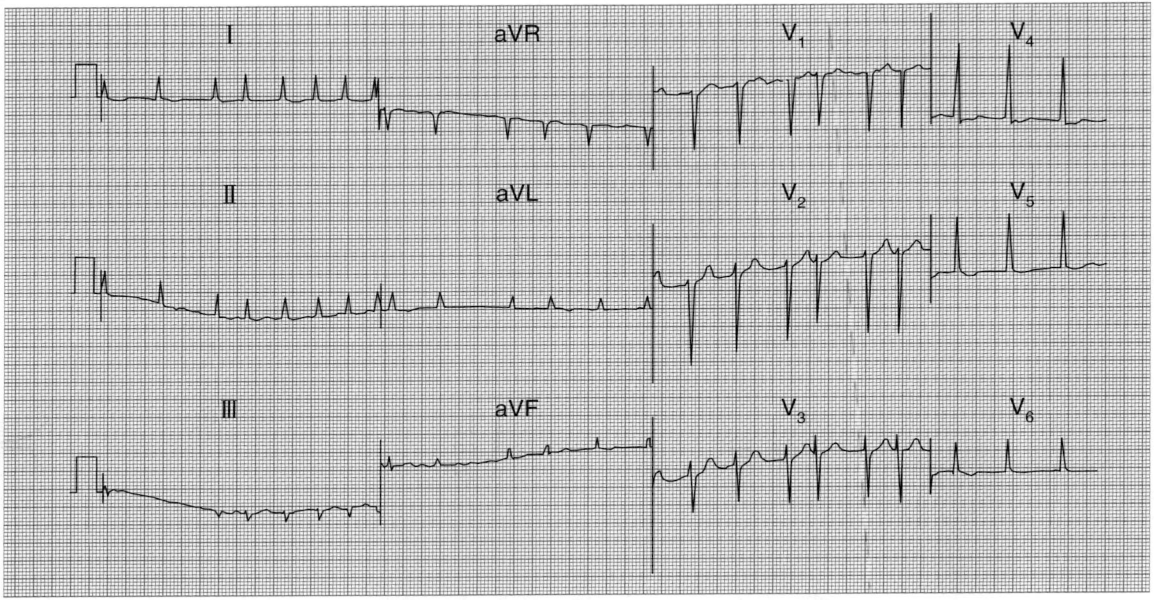

心房颤动

标注

- 未见 P 波
- 基线（f 波）十分不规则
- QRS 波节律不规则，频率 75 次 / 分至 190 次 / 分
- QRS 波正常
- V_5 ～ V_6 导联 ST 段压低（地高辛的影响）
- T 波正常

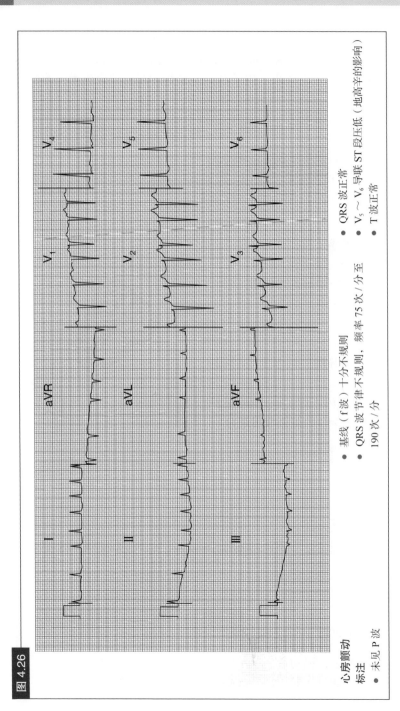

心室颤动

当心室肌纤维彼此独立除极时，QRS 波将不能辨认，心电图表现完全紊乱（图 4.27）。

当确认心电图的改变不是电极松弛导致，同时患者伴随意识障碍，很容易做出心室颤动的诊断。

WPW 综合征

心房和心室之间唯一正常的传导路径是希氏束。但有些人却有一条额外的或“附加的”传导束，这种情况被称为 WPW 综合征。这条附加的传导束在心房和心室之间可以形成另一条直接传导通路，通常位于心脏的左侧。激动经过该附加的传导束传导时没有房室结的延迟作用。因此，经这条通路传导的除极波可提前到达心室并形成部分心室肌“预激”，使心电图表现为 PR 间期缩短，QRS 波的起始部出现一个向上的顿挫波，称为“δ”波（图 4.28）。QRS 波的后半部分形态正常，因为通过希氏束正常下传的激动紧随预激波之后。WPW 综合征心电图表现更多细节见第 8 章。

这个异常结构的临床重要性是其能引发阵发性室上性心动过速。因为心房除极波可通过希氏束向下传导后返回附加的传导束

图 4.27

心室颤动

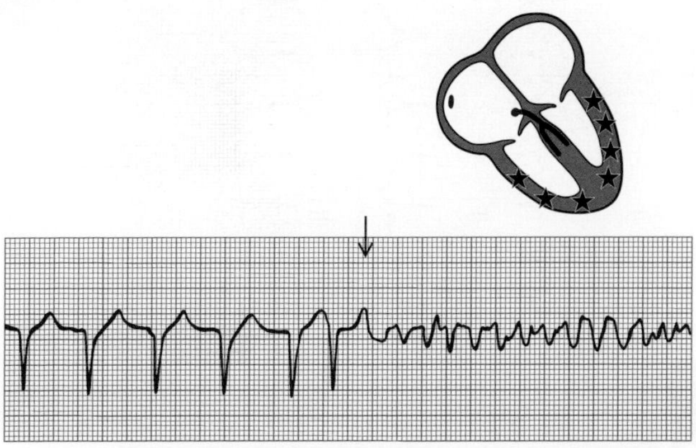

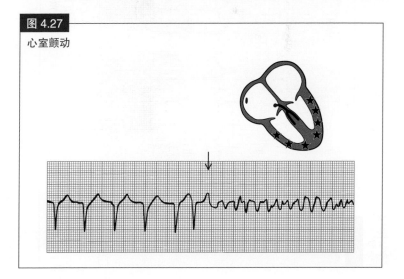

图 4.28

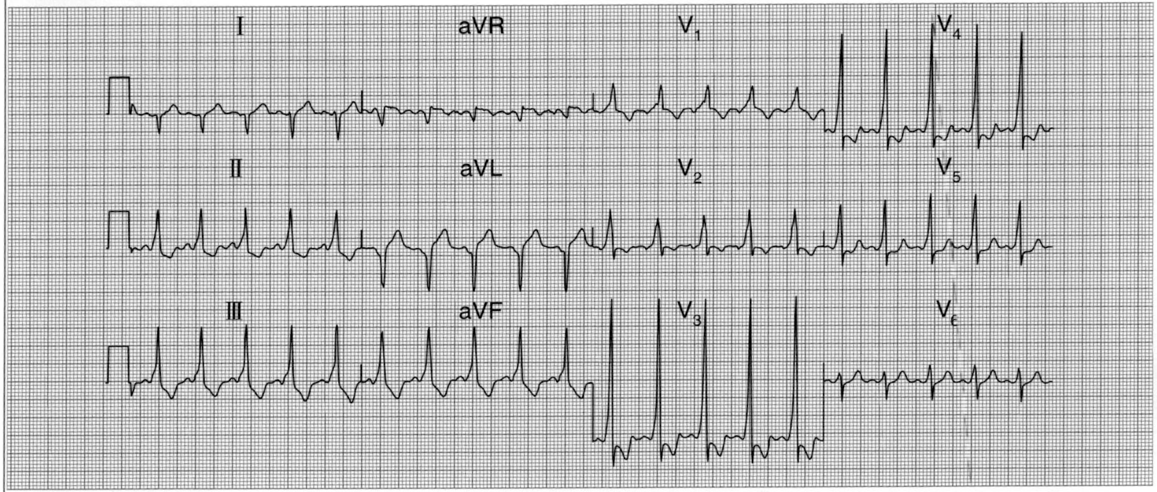

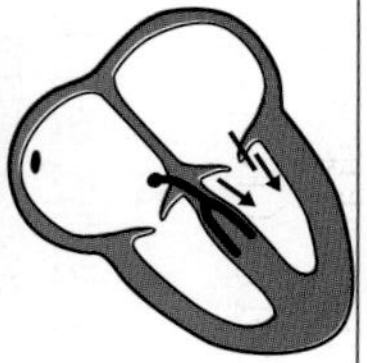

WPW 综合征

标注

- 窦性心律，心率 125 次 / 分
- 心电轴右偏
- 短 PR 间期
- QRS 波的前半部出现了一个向上的顿挫图形，在 V_3 和 V_4 导联最易识别。QRS 波由于这个“δ”波而增宽
- V_1 导联主波为 R 波

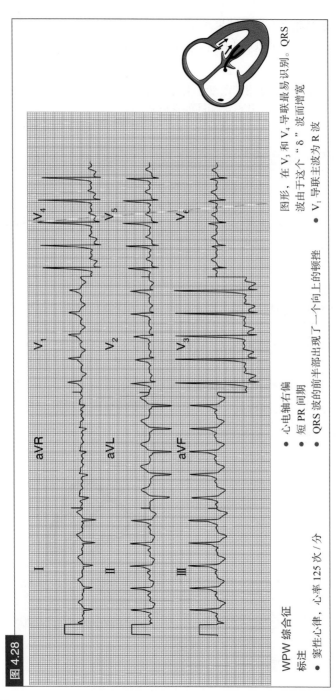

并重新激动心房，结果形成一个完整的“折返”环，并导致持续性折返性心动过速（图 4.29）。

心动过速的起源

直到现在还有人认为，全部心动过速都是由于心脏某一部位的自动化除极频率增快所致，确实一部分心动过速的原因是心肌自律性增高，但另外一部分是由于心肌内形成的折返环所致。此前，我们所说的“交界区”心动过速通常是房室结周围区内形成了折返环导致。因此更恰当的称谓应该是“房室结折返性心动过速（AVNRT）”。在标准 12 导联心电图上，自律性增强所致的心动过速和折返性心动过速不太可能区分，好在这种区分也无实际临床意义。

如何处理

准确无误地解读心电图是心律失常治疗的重要环节。尽管本书不想详细讨论心律失常的治疗，但仍有必要通过解读心电图进

图 4.29

WPW 综合征伴持续性心动过速

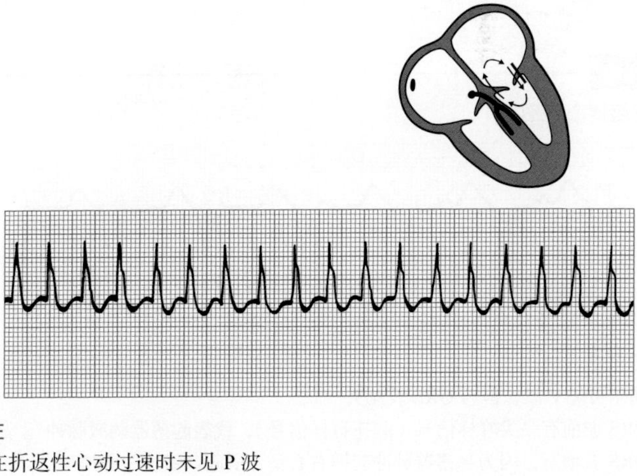

标注

- 在折返性心动过速时未见 P 波

而概述一些患者治疗的简单方法。

1. 对快速性或缓慢性窦性心律失常，应该进行病因治疗，而不是治疗心律失常本身。

2. 期前收缩很少需要治疗。

3. 对于有急性心力衰竭或因心动过速导致低血压的患者，应尽早考虑直流电复律。

4. 对于影响血流动力学的心动过缓，可用阿托品治疗；无效时，可安装临时或永久性心脏起搏器（图 4.30）。

5. 对于任何类型的心动过速，首选治疗是颈动脉窦按摩。该治疗应当与心电图检查同时进行，也许还有协助诊断的作用：

- 窦性心动过速：颈动脉窦按摩会引起心率暂时减慢。
- 房性和交界区心动过速：颈动脉窦按摩有时可终止心律失常，有时可能无任何作用。
- 心房扑动：颈动脉窦按摩常引起传导阻滞暂时性增强（如 2：1 传导阻滞变为 3：1 传导阻滞）。
- 心房颤动和室性心动过速：颈动脉窦按摩无任何作用。

6. 窄 QRS 波心动过速应该首选腺苷治疗。

7. 宽 QRS 波心动过速应该首选利多卡因治疗。

想了解不断更新的关于如何处理急性心律失常的更多信息，可登录 http://www.resus.org.vk. 网站查看《复苏委员会指南》（resuscitation council guidelines）。

图 4.30

心脏起搏心电图

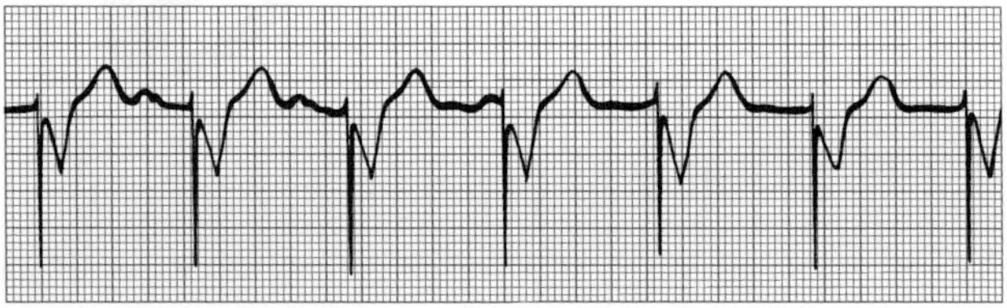

标注

- 偶尔可见 P 波，但与 QRS 波无关
- QRS 波前有一尖峰样信号（起搏钉样信号），代表起搏器刺激脉冲
- QRS 波增宽，因为起搏器脉冲起搏右心室，引起“室性”心搏

牢记
异常心脏节律

- 心脏大多数组织具有自动除极功能。
- 异常心律可起源于心房肌、房室结周围区（交界区）和心室肌。
- 逸搏心律的频率较慢，对心脏具有保护作用。
- 心脏任何部位偶尔发放的提前除极均可产生期前收缩。
- 心脏任何部位的高频除极均可导致心动过速。
- 心房或心室肌纤维的不同步除极称为颤动。
- 除心率不同外，心脏同一部位产生的逸搏心律、期前收缩和心动过速的心电图图形相同。
- 如果没有束支传导阻滞或预激（WPW）综合征，所有室上性心律失常 QRS 波图形均正常。
- 室性心律失常引起宽而异常的 QRS 波和异常的 T 波。

异常心律的识别

很大程度上，认识异常心电图就像认识大象一样，要先形成一个整体概念，才不会轻易忘记。当遇到困难情况时，思考以下问题可能有助于对心电图的理解（参考表 4.1）。

1. 这个异常心律是偶发还是持续？
2. 有 P 波吗？
3. QRS 波和 P 波数量是否相等？
4. 心室的节律规整还是不规整？
5. QRS 波的形态正常吗？
6. 心室率如何？

表 4.1 认识异常心电图

异常性	P 波	P 波：QRS 波	QRS 波规律性	QRS 波形态	QRS 波频率	心律
偶发（早搏）				正常		室上性
				异常		室性
持续	存在	1：1	规律	正常	正常	窦性心律
					≥ 150 次 / 分	房性心动过速
			轻度不规律	正常	正常	窦性心律失常
					减慢	房性逸搏
		P 波比 QRS 波数量多	规律	正常	增快	房性心动过速伴传导阻滞
					减慢	二度房室传导阻滞
				异常	减慢	完全性房室传导阻滞
	消失		规律	正常	增快	交界区心动过速
					减慢	交界区逸搏
				异常	增快	交界区心动过速伴束支传导阻滞或室性心动过速
			不规律	正常	不同频率	心房颤动
				异常	不同频率	心房颤动伴束支传导阻滞
		QRS 波消失				心室颤动或停搏

5

P 波、QRS 波和 T 波异常

Abnormalities of P waves，QRS complexes and T waves

当做心电图诊断时，首先要确定其主导心律，然后再考虑下列问题（牢记“R R P W Q S T”见第 1 章）——通常按照相同顺序：

1. P 波有无异常改变?

2. 心电轴有无偏移?（根据Ⅰ、Ⅱ、Ⅲ导联的 QRS 波预判，

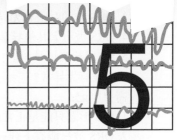

见第 2 章）。

3. QRS 波的时限有无异常？

4. QRS 波有无其他异常表现——尤其要注意有无异常 Q 波？

5. ST 段抬高还是压低？

6. T 波有无异常？

需要牢记：

1. P 波形态只能是正常或倒置、异常增高或异常增宽。

2. QRS 波只能有下列三种异常——异常增宽、异常增高、异常 Q 波。

3. ST 段只能正常、抬高或压低。

4. T 波只能是直立或倒置，或 T 波形态异常。

P 波的异常表现

P 波除了受节律改变而引起形态改变外，尚存在下列两种主要异常变化：

1. 各种能引起右心房肥大（如三尖瓣狭窄、肺动脉高压）的原因，均能引起 P 波高尖（图 5.1）。

2. 左心房肥大（通常因二尖瓣狭窄）能引起 P 波增宽或 P 波双峰（图 5.2）。

QRS 波的异常表现

正常 QRS 波具有 4 个特征：

1. QRS 波的时限≤ 120 ms（3 小格）。

图 5.1

右心房肥大

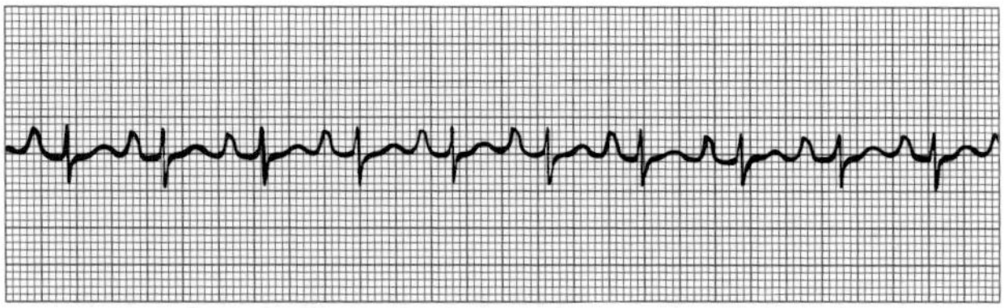

图 5.2

左心房肥大

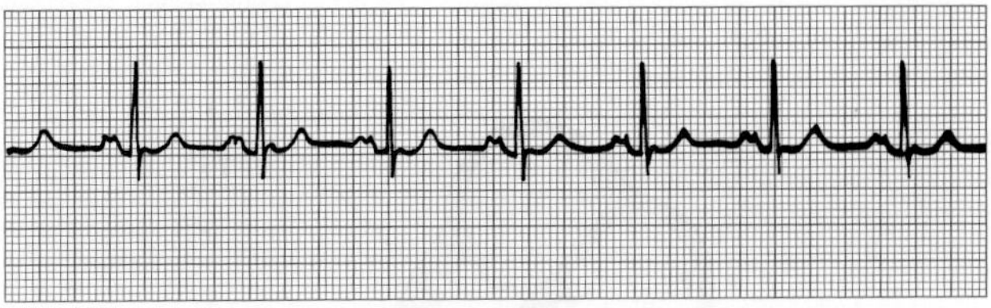

2. 右胸 V_1 导联 S 波大于 R 波。

3. 左胸 V_5 或 V_6 导联 R 波幅度＜ 25 mm。

4. 左胸导联可出现 Q 波，代表室间隔除极，但其宽度应小于 1 mm，深度应小于 2 mm。

QRS 波时限异常

当束支传导阻滞（第 3 章）或除极起源于心室肌异位节律点引发室性逸搏、期前收缩或心动过速（第 4 章）时，QRS 波时限异常增宽。这些情况下，QRS 波时限延长均提示除极在心室内扩布异常而缓慢。WPW 综合征（第 4 章）QRS 波时限也增宽。

QRS 波振幅增加

左、右心室肌质量增加能使心室除极电活动增强，导致 QRS 波振幅增高。

右心室肥大

右心室肥大在右胸导联（尤其是 V_1 导联）表现最明显。其对左心室 QRS 波的作用较正常时减弱，所以 V_1 导联 QRS 波主波向上（即 R 波高度超过 S 波的深度）——这均为异常心电图表现（图 5.3）。在 V_6 导联可见深 S 波。

右心室肥大时常伴有心电轴右偏（第 2 章），其心电图特征是 P 波高尖（右心房肥大），严重时，V_1 和 V_2 导联可见 T 波倒置，有时亦可出现于 V_3 导联，甚至 V_4 导联也能见到 T 波倒置（图 5.4）。

图 5.3

右心室肥大时 QRS 波

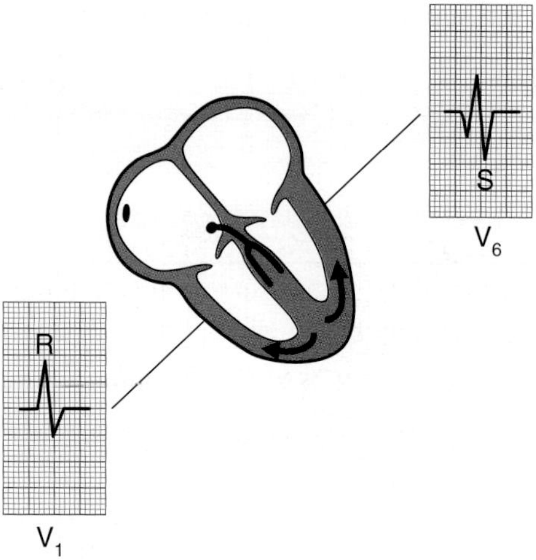

肺栓塞

肺栓塞时，心电图可能出现右心室肥大的图形（图 5.5），但大多数情况时，心电图仅出现窦性心动过速而无其他异常表现。如果怀疑有肺栓塞，应寻找下列征象：

1. P 波高尖。

2. 心电轴右偏（Ⅰ导联深 S 波）。

3. V_1 导联 R 波增高。

4. 右束支传导阻滞。

5. V_1 导联 T 波倒置（属于正常），但 V_2 或 V_3 导联的 T 波也出现倒置。

6. 移行导联向左侧移动，以致 R 波与 S 波振幅相等出现在 V_5 或 V_6 导联，而不是正常情况下的 V_3 或 V_4 导联（顺钟向转位）。此外，V_6 导联仍可见 S 波加深。

7. 更需要注意的是，Ⅲ导联有“Q 波”，很像下壁心肌梗死（见下文）。

然而，当遇到临床症状提示肺栓塞而心电图无典型右心室肥大图形表现而仅有窦性心动过速的患者时，不要因此有任何犹豫做进一步检查（D- 二聚体和肺动脉 CT）。

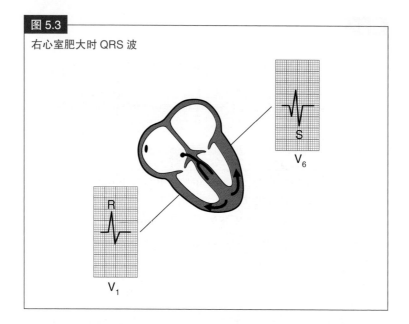

图 5.4

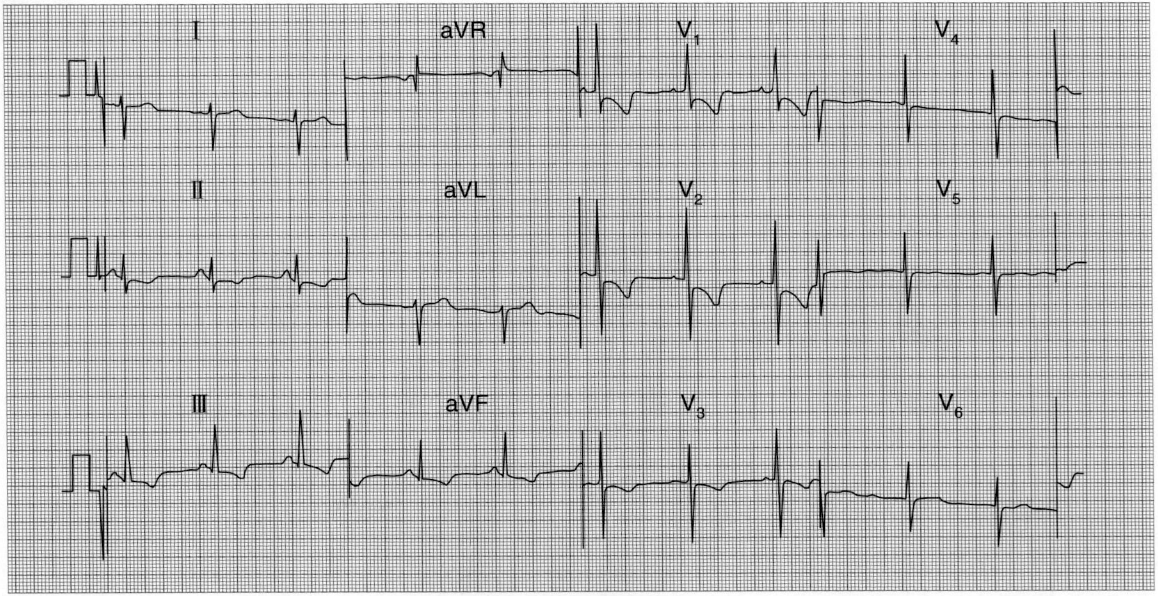

重度右心室肥大

标注

- 窦性心律，心率 63 次 / 分
- 心电轴右偏（Ⅰ导联深 S 波）
- V_1 导联的主波为 R 波
- V_6 导联深 S 波（顺钟向转位）
- Ⅱ、Ⅲ、aVF、V_1 ～ V_3 导联 T 波倒置
- V_4、V_5 导联 T 波低平

图 5.5

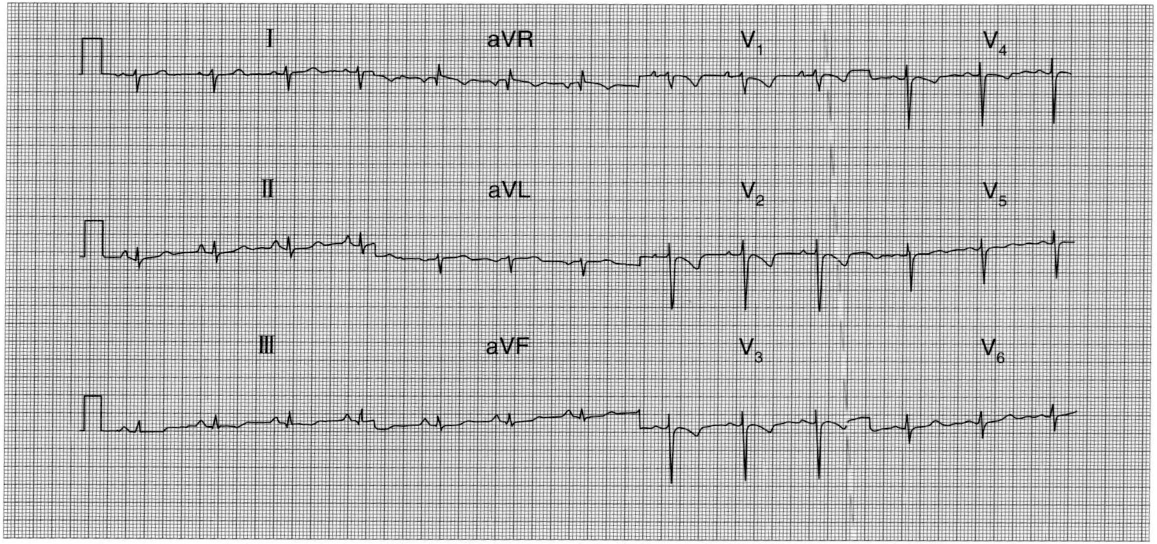

肺栓塞

标注

- 窦性心律，心率 75 次 / 分
- 心电轴右偏
- P 波高尖，尤其在 II 导联
- V_6 导联 S 波持续加深
- $V_1 \sim V_4$ 导联 T 波倒置

左心室肥大

左心室肥大时常在 V_5 或 V_6 导联出现高大的 R 波（振幅＞25 mm），在 V_1 或 V_2 导联出现深的 S 波（图 5.6）。而仅有这种

图 5.6

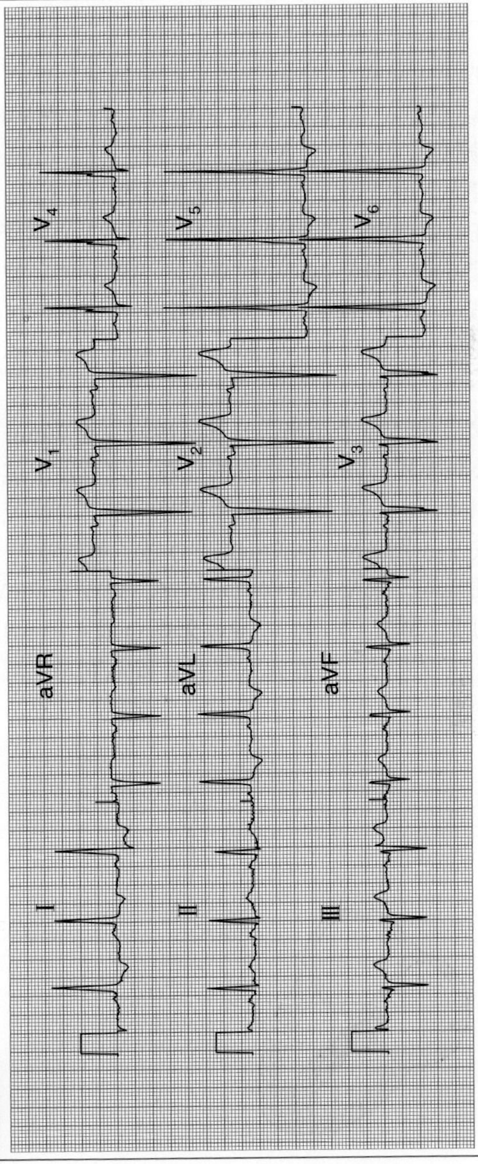

左心室肥大

标注

- 窦性心律，心率 83 次 / 分
- 心电轴正常
- V_5 和 V_6 导联 R 波升高（V_5 导联 R 波振幅为 40 mm），V_1 和 V_2 导联深 S 波
- Ⅰ、aVL、V_5 和 V_6 导联 T 波倒置

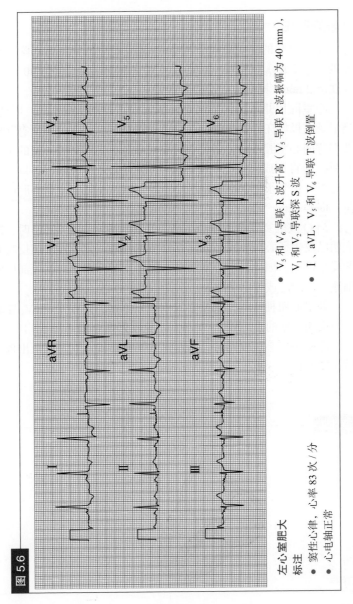

“电压”改变对诊断左心室肥大无临床意义。随着左心室肥大的加重，Ⅰ、aVL、V_5 和 V_6 导联上还会出现 T 波倒置，有时 V_4 导联 T 波也出现倒置；此外，还可出现心电轴左偏。但仅根据心电图诊断左心室轻度肥大仍有困难。

Q 波的形成

左胸导联的小（间隔）“Q 波”是因室间隔从左向右除极形成的（第 2 章）。然而，如果 Q 波宽度超过 1 个小格（40 ms）、深度＞ 2 mm，则具有明确临床意义。

心室除极是从心内膜向心外膜方向进行的（图 5.7）。因此，当记录电极放在心室腔时，只能记录到 Q 波，因为心室所有除极波都背向心室腔方向。如果心肌梗死累及心内膜到心外膜的全层心肌，即将形成一个电“窗口”，当探查电极透过该“窗口”观测心脏（相当于记录电极位于心室腔）时，便能记录到心腔的电位，即 Q 波。

当 Q 波的宽度大于一个小格，且其深度至少为 2 mm 时，即表明已发生了心肌梗死，而且有 Q 波的导联一定程度上能反映心肌受累部位。因此，左心室前壁心肌梗死时，在面向梗死部位的前壁 V_2 ～ V_4 或 V_5（图 5.8）导联可出现 Q 波（第 2 章）。

如果心肌梗死同时累及心脏前壁和侧壁，则在 V_3 和 V_4 导联以及面向侧壁的Ⅰ、aVL、V_5 和 V_6 导联出现 Q 波（图 5.9）。

心脏下壁心肌梗死时，在面向下壁的Ⅲ和 aVF 导联可出现 Q 波（图 5.10）。

图 5.7

Q 波的形成

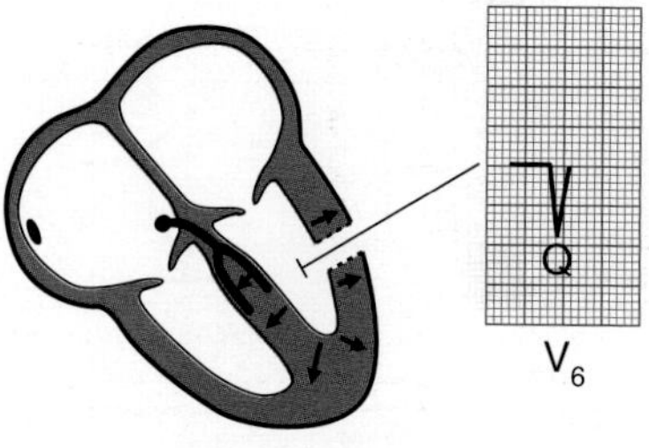

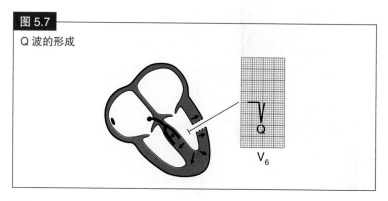

图 5.8

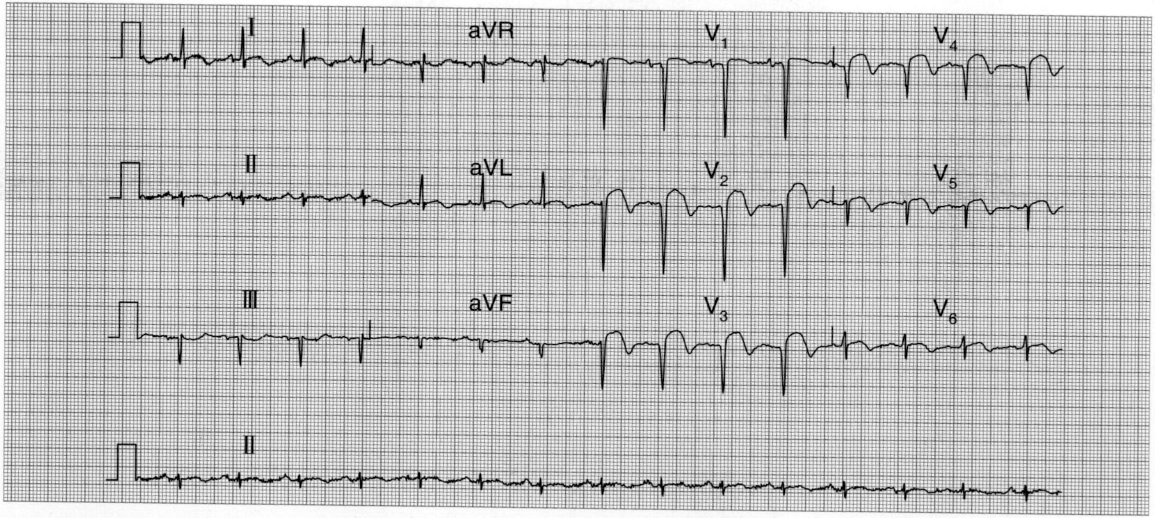

急性前壁 ST 段抬高型心肌梗死的 ST 段抬高和明显 Q 波

标注

- 窦性心律，心率 90 次 / 分
- 正常心电轴
- V_1 ～ V_4 导联深 Q 波、R 波消失
- Ⅰ、aVL 和 V_2 ～ V_6 导联 ST 段抬高

图 5.9

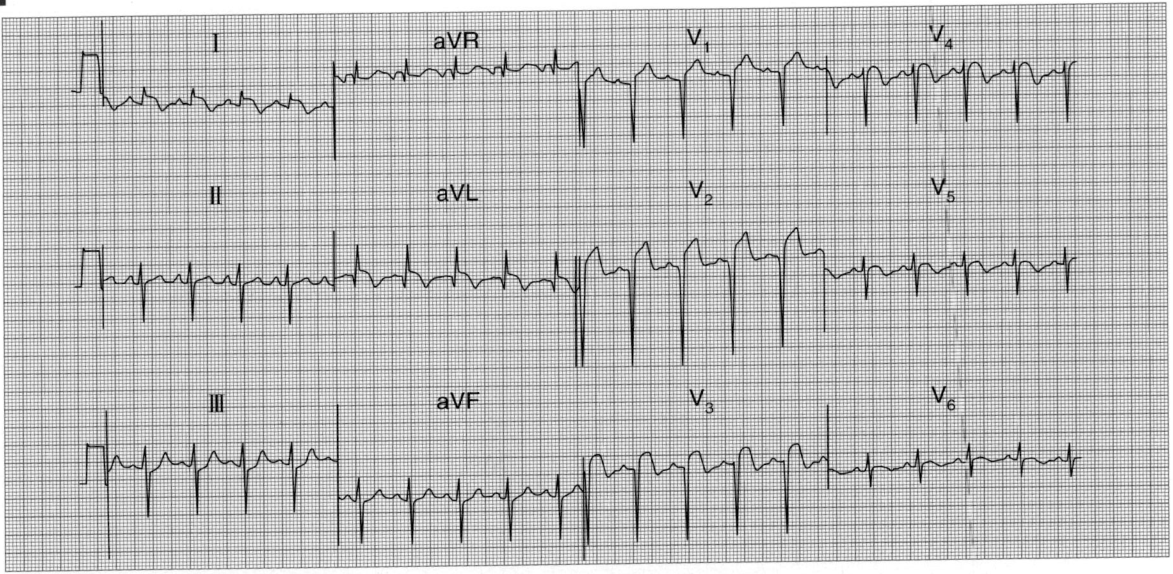

急性前侧壁心肌梗死和左前分支阻滞

标注

- 窦性心律，心率 110 次 / 分
- 心电轴左偏（Ⅱ、Ⅲ导联主波为 S 波）
- aVL、V_2 和 V_3 导联可见 Q 波
- QRS 波正常
- Ⅰ、aVL 和 V_2 ～ V_5 导联 ST 段抬高

图 5.10

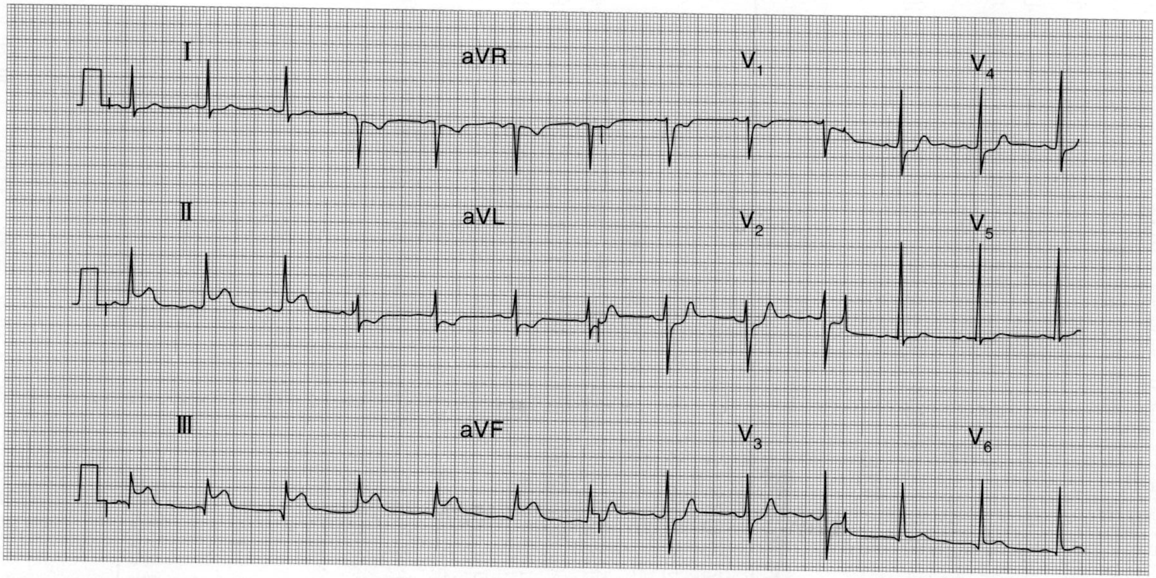

急性下壁心肌梗死，前侧壁心肌缺血

标注

- 窦性心律，心率 70 次 / 分
- 正常心电轴
- Ⅲ导联可见 Q 波
- QRS 波正常
- Ⅱ、Ⅲ、aVF 导联 ST 段抬高
- aVL 导联（异常）和 V_1 导联（正常）可见 T 波倒置
- V_2 ～ V_4 导联 ST 段轻度压低

当左心室的后壁发生心肌梗死时，可看到一个不同的图形（图5.11）。在解剖学上，右心占据了心脏的前方，并且正常情况下，右心室的除极（指向 V_1 导联记录电极）向量被左心室的除极（背向 V_1 导联）的向量遮盖，其结果是 V_1 导联S波占优势（第2章）。但在左心室后壁心肌梗死时，右心室的除极向量较少被左心室的除极向量遮盖，因此，在 V_1 导联R波为主波，其心电图表现与右心室肥大相似，但右心室肥大的其他的心电图改变（见上文）并不表现出来。

Q波的出现并不能对梗死发生的时间有任何提示，因为Q波一旦形成，便永久存在。

ST段的异常表现

ST段位于QRS波和T波之间（图5.12）。ST段应该呈"等电位线"，也就是说，ST段应该与T波和下一个P波之间的部分处于同一水平，但也可抬高（图5.13a）或压低（图5.13b）。

ST段抬高常提示存在急性心肌损伤，通常是最近发生的心肌梗死或心包炎引起的。相应导联的ST段抬高提示心肌损伤的部位：前壁损伤表现于胸前导联，下壁损伤表现在Ⅲ和aVF导联（图5.8和图5.10）。心包炎通常是不可定位性病变，因此其导致的ST段抬高出现在绝大多数导联。

ST段水平下移伴T波直立，常是背向心肌梗死部位的心肌缺血征象。若患者心电图在静息状态正常，ST段在运动时可能下移，尤其当运动诱发心绞痛时（图5.14）。

与水平下移不同，ST段下斜型下移常是接受地高辛治疗导致的（见图5.17）。

T波的异常表现

T波倒置

正常T波倒置可见于aVR和 V_1 导联，有时见于Ⅲ和 V_2 导联，在一些黑人中也可见于 V_3 导联。

图 5.11

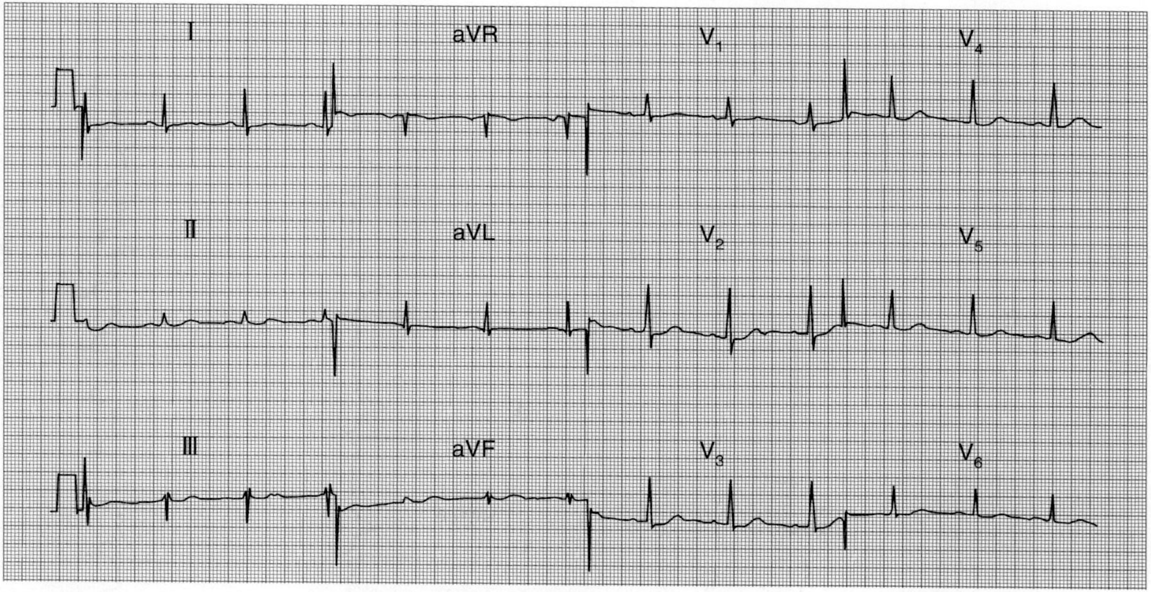

后壁心肌梗死

标注

- 窦性心律，心率 70 次 / 分
- 正常心电轴
- V_1 导联主波为 R 波
- Ⅰ、aVL 导联 T 波低平

值得注意的是这种诊断很容易漏诊，因为 V_1 导联的正向 R 波是唯一异常的地方，这很容易被误认为是早期右心室肥大。因此，结合患者的临床表现更加重要

图 5.12

ST 段

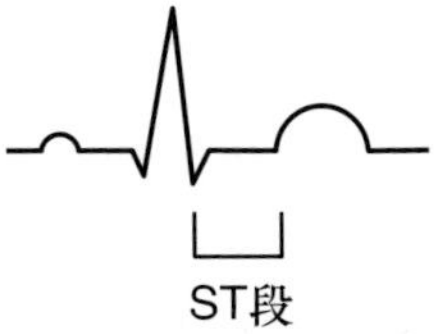

图 5.13

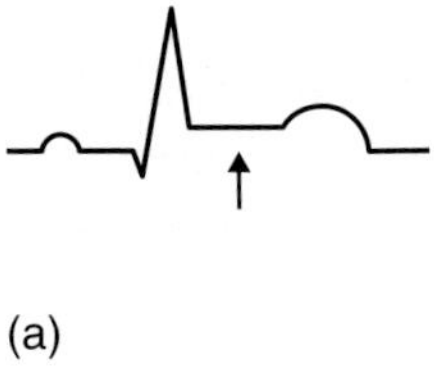

（a）ST 段抬高。（b）ST 段压低

图 5.14

运动诱发的心肌缺血改变

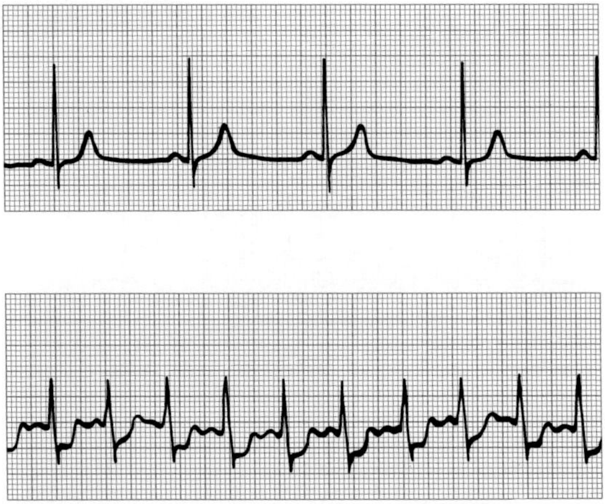

标注

- 在上条正常心电图中，心率 55 次 / 分，ST 段呈等电位线
- 在下条运动心电图中，心率 125 次 / 分，ST 段呈水平压低

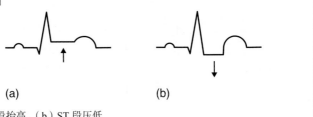

T 波倒置可见于以下情况：

1. 正常
2. 心肌缺血
3. 心室肥大
4. 束支传导阻滞
5. 接受地高辛治疗

在 T 波倒置的邻近导联，有时可见“双相性”T 波先直立后倒置的情况。

心肌梗死

心肌梗死后，心电图首先的异常表现是 ST 段抬高（图 5.15）。随后出现 Q 波以及 T 波倒置，最后 ST 段逐渐回到基线。整个过程所需时间因人而异，但通常在 24 ～ 48 h 之内。T 波倒置常是永久性的。引起这种心电图改变的心肌梗死被称为“ST 段抬高型心肌梗死”。

如果心肌梗死是非透壁性，不能形成一个电“窗口”，则心电图只能出现 T 波倒置而不出现 Q 波（图 5.16）。伴有这种心电图改变的心肌梗死称为“非 ST 段抬高型心肌梗死”（NSTEMI）。过去把这种图形称为“非 Q 波型心肌梗死”或“心内膜下心肌梗死”。

心室肥大

左心室肥大时在面向左胸的导联（Ⅰ、Ⅱ、aVL、V_5 和 V_6 导联）可出现 T 波倒置（图 5.6）。右心室肥大时在面向右胸的导联出现 T 波倒置（V_1 导联 T 波倒置是正常的，V_2 导联 T 波倒置也可能是正常，但在成年白人 V_3 导联 T 波倒置常为异常）（图 5.4）。

束支传导阻滞

束支传导阻滞时心室除极异常，同时常伴有复极异常。因此，伴 QRS 波时限延长（≥ 160 ms）的 T 波倒置其本身并没有太大的临床意义（图 2.15 和图 2.16）。

图 5.15

下壁心肌梗死的演变

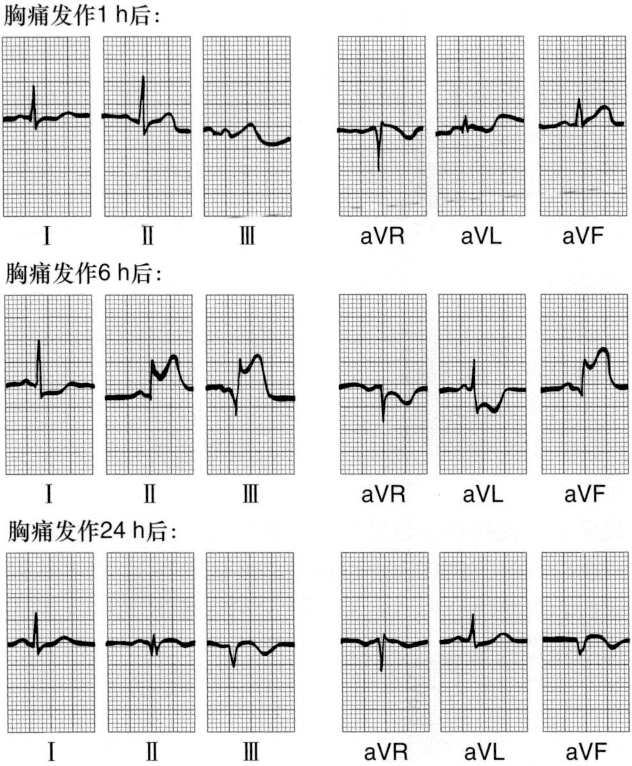

标注

- 三份心电图跨越了 24 h，并呈水平向排列
- 三份心电图均为窦性心律，且心电轴都正常
- 第一份心电图基本正常
- 胸痛发作 6 h 后，Ⅱ、Ⅲ和 aVF 导联 ST 段抬高，Ⅰ、aVR 和 aVL 导联 ST 段压低，Ⅲ导联 Q 波形成
- 胸痛发作 24 h 后，Ⅱ导联可见小 Q 波，Ⅲ和 aVF 导联可见更明显的 Q 波。ST 段已回到基线，且Ⅲ和 aVF 导联可见 T 波倒置

地高辛

应用地高辛时可导致 T 波倒置，其特征是 ST 段呈下斜型压低（图 5.17）。在服用地高辛之前记录心电图十分重要，有助于

图 5.16

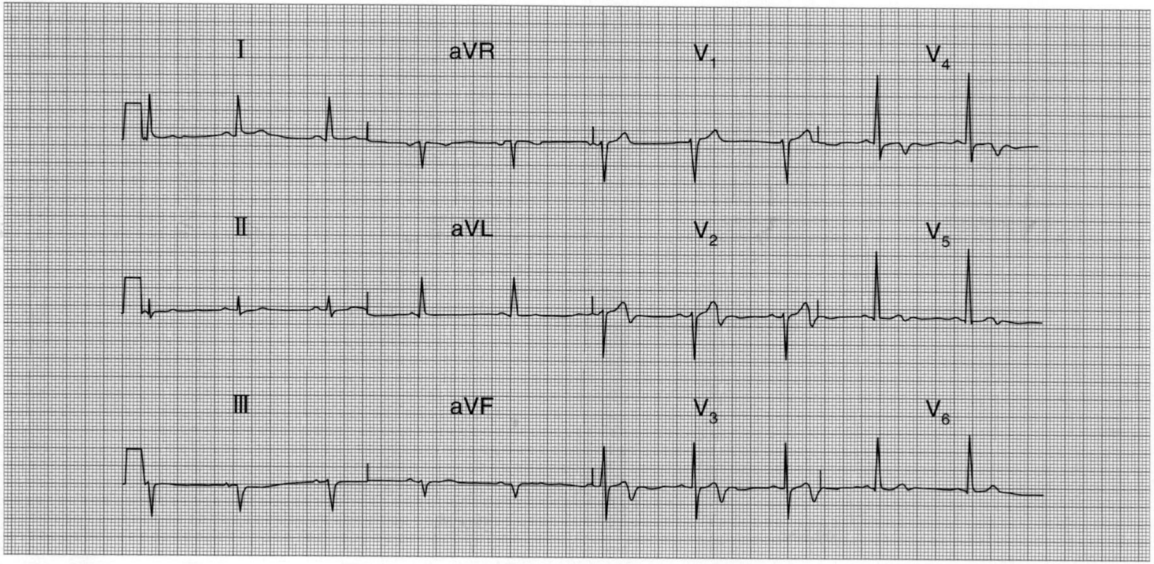

前壁非 ST 段抬高型心肌梗死

标注

- 窦性心律，心率 62 次 / 分
- 心电轴正常
- QRS 波正常
- V_3 ～ V_4 导联 T 波倒置
- V_2 和 V_5 导联 T 波双向

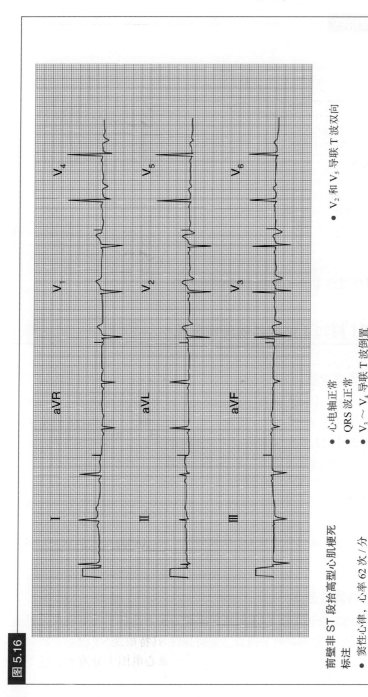

图 5.17

地高辛效应

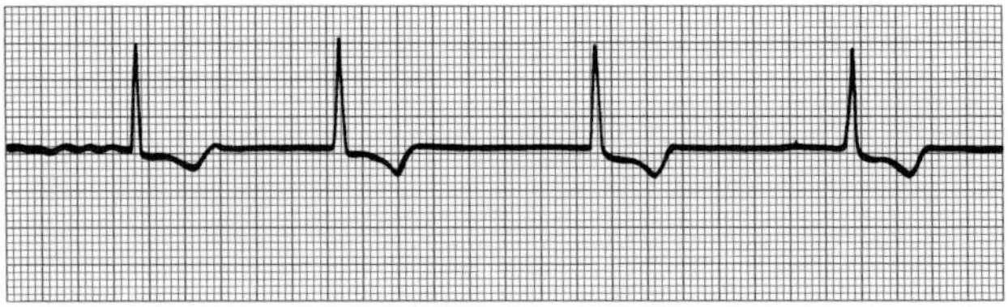

标注
- 心房颤动
- 窄 QRS 波
- ST 段下斜型压低（“反向对勾”）
- T 波倒置

日后观察 T 波改变同时做出临床解释。

ST 段和 T 波的其他异常表现

电解质紊乱

血浆中钾、钙和镁离子的水平异常均能对心电图产生影响，而血浆中钠的水平改变对心电图无影响。T 波和 QT 间期（从 QRS 波的起点至 T 波终点）受影响最多见。

低钾血症可造成 T 波低平，以及在 T 波末端出现一个突起，即所谓“U 波”。高钾血症可引起 T 波高尖，伴 ST 段消失，QRS 波可能会增宽。镁离子异常所引起的心电图改变与钾离子相同。

低钙血症可造成 QT 间期延长，而高钙血症可造成 QT 间期缩短。

非特异性改变

ST 段和 T 波的轻度异常改变（如 T 波低平等）通常无重要意义，心电图此时会报告“非特异性 ST-T 改变”。

牢记

引起 P 波、QRS 波、T 波异常的原因

- 高振幅 P 波源于右心房肥大，而宽 P 波源于左心房肥大。
- QRS 波时限增宽提示室内传导异常：常见于束支传导阻滞和心室肌异位起搏，也常见于 WPW 综合征。
- QRS 波振幅增高提示心室肥大。右心室肥大常见于 V_1 导联，而左心室肥大常见于 V_5 和 V_6 导联。
- Q 波宽度＞ 1 mm，深度＞ 2 mm 时提示心肌梗死。
- ST 段抬高提示急性心肌梗死或心包炎。
- ST 段压低和 T 波倒置可能源于心肌缺血、心肌肥大、室内传导异常或接受地高辛治疗。
- 在Ⅲ、aVR 和 V_1 导联出现 T 波倒置是正常的。T 波倒置常与束支传导阻滞、心肌缺血和心室肥大相关。
- T 波低平或高尖伴 QT 间期延长或缩短可能为电解质异常所致，但很多轻度 ST-T 改变属于非特异性改变。

同时需要牢记

- 心电图容易理解。
- 大多数心电图异常都是有因可查的。

了解更多心肌梗死内容，请见《轻松应用心电图》第 7 版第 6 章

了解更多电解质异常反应，请见《轻松应用心电图》第 7 版第 8 章

第3部分

心电图应用：个体心电图的临床解读

Making the most of the ECG: the clinical interpretation of individual ECGs

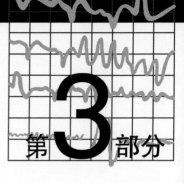

6

健康人群心电图

The ECG in healthy subjects

心电图常用于“健康筛查”，但重要的是要记住并不是所有接受检查的人确实没有症状——这一程序可以作为寻找医疗建议的替代方法。另一方面，接受检查的人可能完全没有症状，但他们的心电图显示出重要的异常线索。例如，图 6.1 显示了一名无症状患者的心电图，完全出乎意料的是，心电图提示心房颤动。异常表现在这些特殊人群中并不常见。本章中所有的心电图均来自健康普查诊所，可认为来自健康人群。

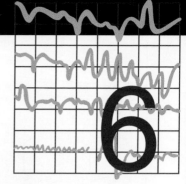

正常心律

窦性心律是唯一的正常节律。当心率低于 60 次 / 分时定义

图 6.1

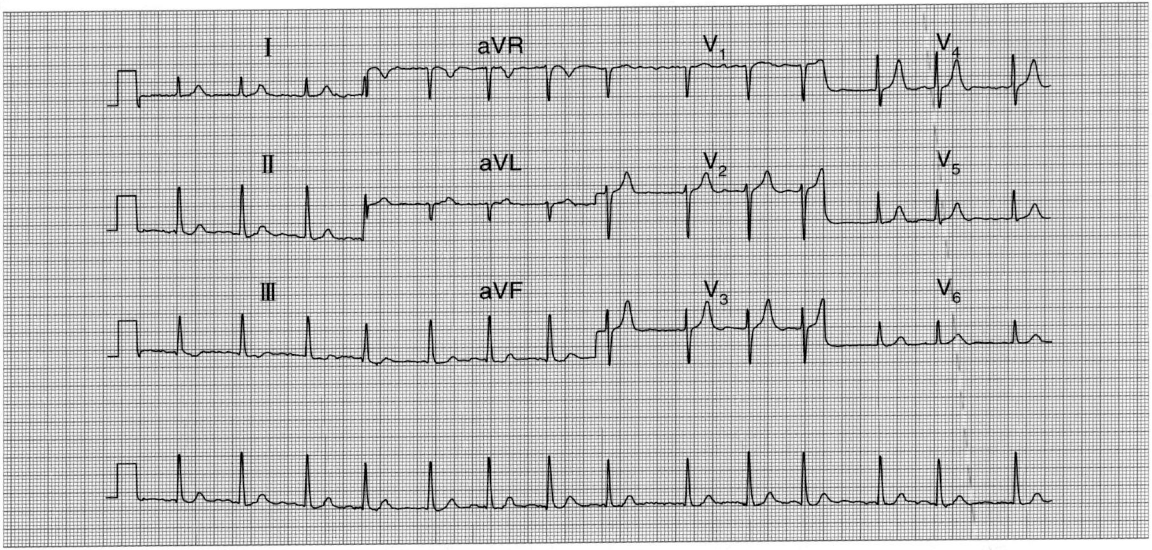

无症状患者伴心房颤动

标注

- 心房颤动
- 心室率约 85 次 / 分
- QRS 波和 T 波正常
- 无 ST 段压低，提示患者未服用地高辛为“窦性心动过缓”，心率在 100 次 / 分以上定义为“窦性心动过速”（提示 6.1），但这些说法均无临床意义，用“窦性心律，心率每分钟多少次”（图 6.2）来描述患者的心率才是最有意义的。

提示 6.1 窦性心动过缓或窦性心动过速的原因

窦性心动过缓	窦性心动过速
• 身体健康	• 运动，疼痛，惊吓，焦虑
• 血管迷走神经损害	• 肥胖
• 低体温	• 妊娠
• 甲状腺功能减退	• 贫血
	• 甲状腺功能亢进
	• CO_2 潴留

期前收缩与窦性心律失常

室上性期前收缩常无临床意义，发生在窦性心律时的房性期前收缩需要从 R-R 间期的变化中识别。它是窦性心律的一种正常变异，其频率随着吸气和呼气而变化（图 1.17，图 6.3 和图 6.4）。自动心电图报告往往不能区分。

室性期前收缩偶尔发生在正常人群中，但是频繁的室性期前收缩（图 6.5）可能提示心脏疾病，伴室性期前收缩的大部分人群患心脏疾病的风险高于平均水平。然而，对于个体来讲，它们并不是预测这种风险的良好指标。

如果减少酒精或咖啡的摄入，期前收缩可能会消失，只有当期前收缩频繁发生致心脏功能受损时才需要进行医学治疗。24 h 以上的动态监测有助于更准确评估异位搏动频率。

异位房性心律

心脏电活动起源于心房而不是窦房结时，就会出现“异位房性心律”（图 6.6），异位房性心律不会引起临床症状，同时无临床意义。

P 波

高尖 P 波可能由右心房肥大引起，同时存在右心室肥大的心电图表现才具有临床意义。单独的 P 波高尖提示三尖瓣狭窄，但这种情况较少见。如果患者一般情况良好同时没有异常体征，“高尖”的 P 波可能属于正常情况。

图 6.2

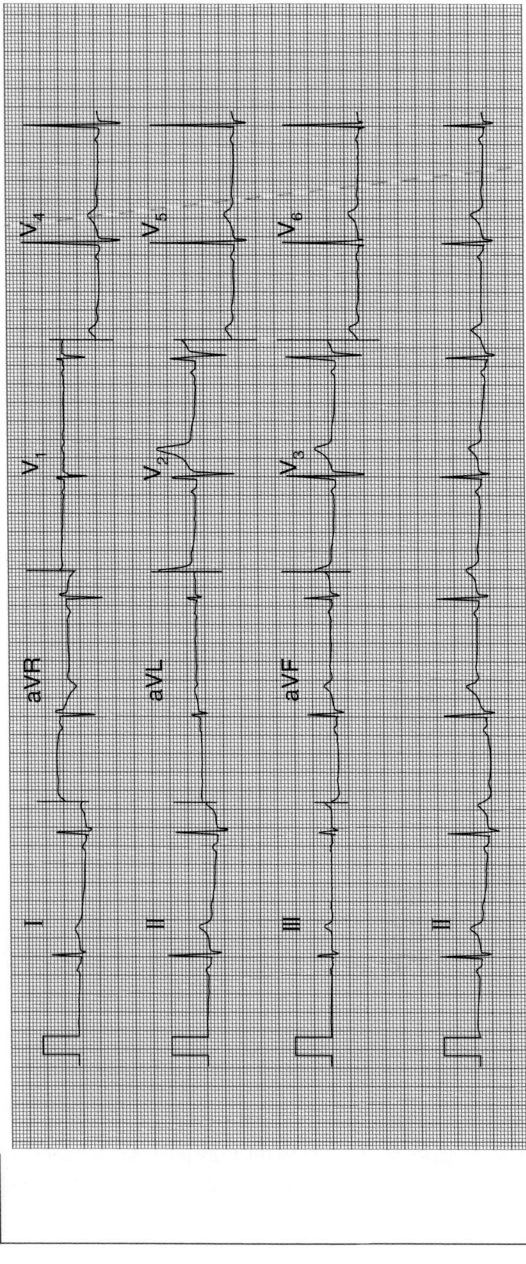

运动员窦性心动过缓

标注

- 窦性心律，心率约 47 次 / 分
- QRS 波、ST 段和 T 波正常

图 6.3

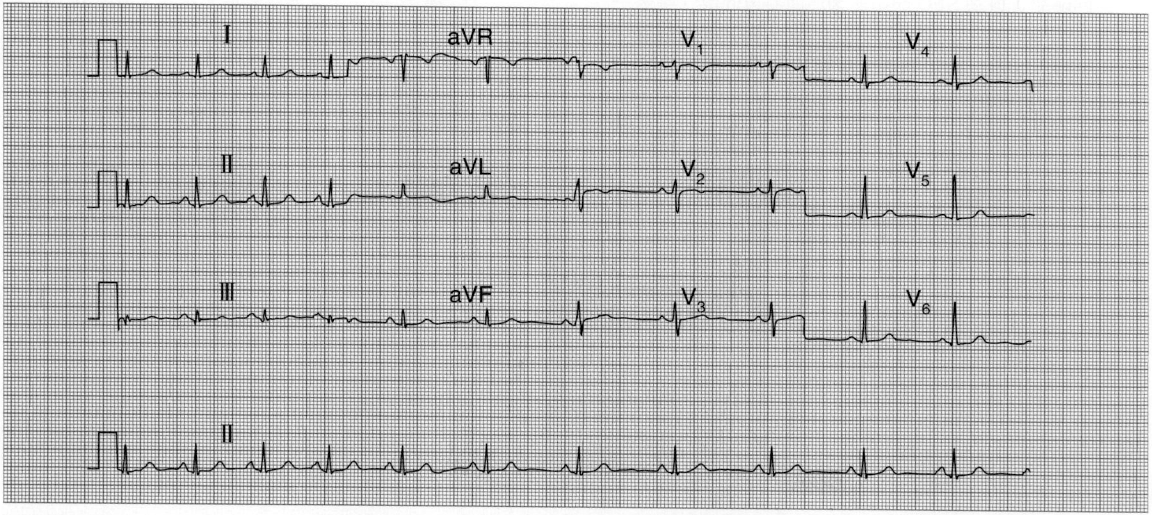

窦性心律失常

标注

- 窦性心律，心率约 65 次 / 分
- Ⅱ导联显示起始心率从 80 次 / 分左右逐渐减至 60 次 / 分
- QRS 波、ST 段和 T 波均正常

图 6.4

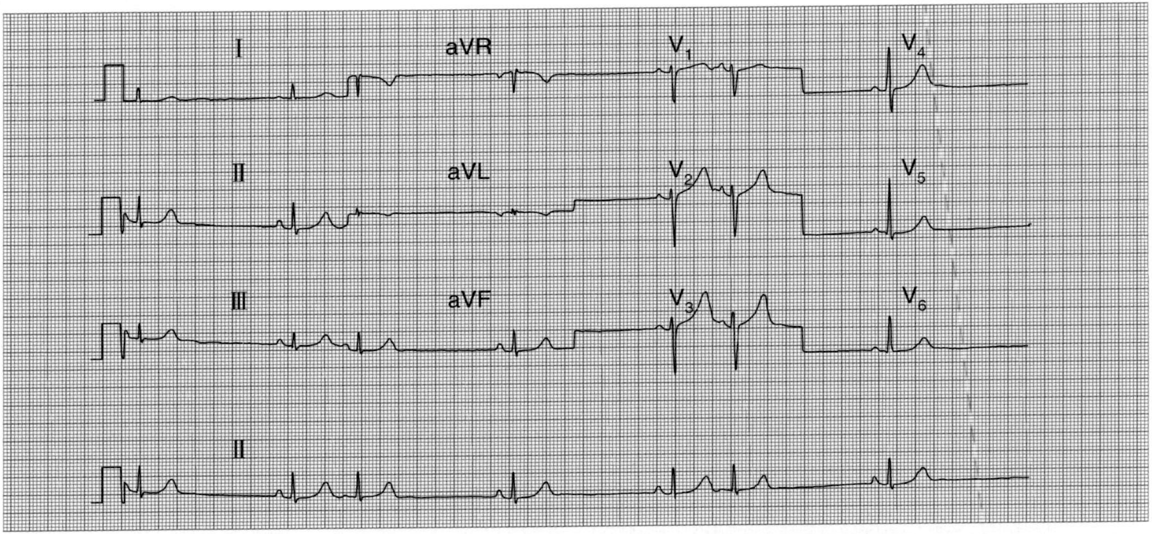

房性期前收缩

标注

- 窦性心律，从相邻 2 个窦性搏动判断心率大约 35 次 / 分
- 包括期前收缩在内计算，总体心率大约 45 次 / 分
- 期前收缩以提前出现的 P 波来识别，提前出现的 P 波形态与窦性搏动的 P 波不同
- 窦性心律和房性期前收缩中的 QRS 波和 T 波相同

图 6.5

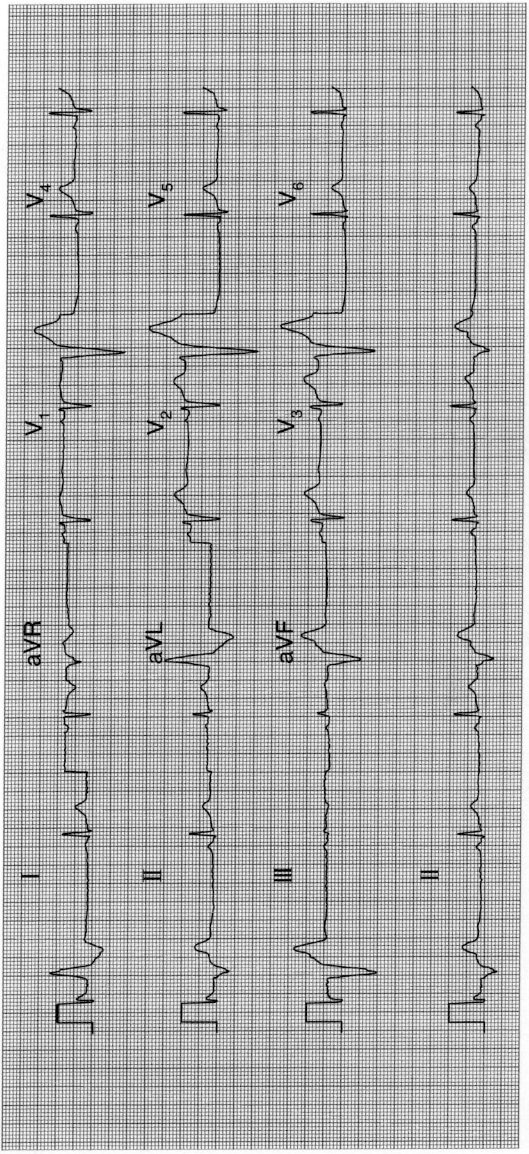

室性期前收缩

标注

- 窦性心律，心率 50 次 / 分
- 频发室性期前收缩，提前出现的宽大畸形 QPS 波前没有 P 波，同时与窦性搏动相比 T 波异常高尖
- 窦性心律时 QRS 波和 T 波均正常

图 6.6

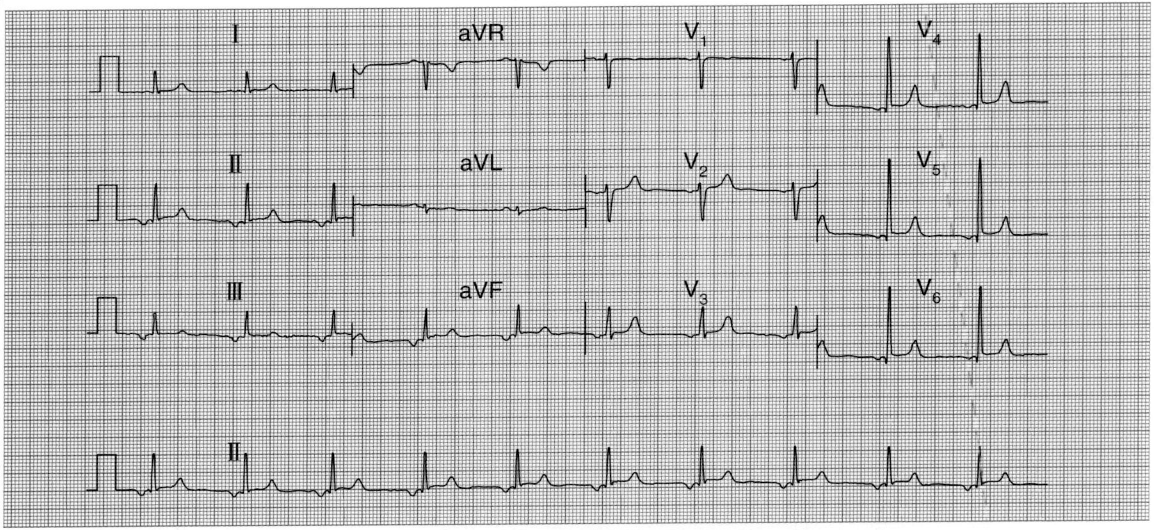

异位房性心律

标注

- 心律规整，在大部分导联 P 波倒置，提示心房控制心脏节律
- PR 间期处于正常低限，为 140 ms
- 心率 60 次 / 分
- QRS 波、ST 段和 T 波均正常

双峰 P 波在无左心室肥大相关的体征时提示二尖瓣狭窄（目前相当罕见），P 波双向同时时限无明显延长常出现在正常心电图的胸前导联。图 6.7 显示了一份正常且无临床症状患者的心电图。

同一名患者房性期前收缩的 P 波与窦性心律的 P 波比较，图形不同（图 6.4）。

P 波不一定出现在所有导联，但如果所有导联都没有 P 波，则不是窦性心律，可能为窦性停搏、交界性逸搏心律、心房颤动或者患者可能存在高钾血症。

传导

正常心电图 PR 间期的上限通常为 200 ms（3 ～ 5 个小方格），长 PR 间期提示一度房室传导阻滞。然而，正常人尤其是运动员的心电图，会出现 PR 间期轻度延长，时限超过 220 ms，在缺少其他心脏疾病客观证据时常被认为是正常的。

图 6.8 心电图记录来自一位无症状的健康体检者，PR 间期延长提示存在传导系统疾病。

二度房室传导阻滞中的莫氏 Ⅰ 型（文氏）可能出现在运动员中，但其他类型的二度房室传导阻滞和三度房室传导阻滞提示存在器质性心脏病。

QRS 波在 Ⅱ、Ⅲ 导联主波向下（S 波深度大于 R 波振幅）提示心电轴左偏（图 6.9）。

QRS 波在 Ⅰ 导联主波向下提示心电轴右偏。通常出现在瘦高体型的健康人群中，如图 6.10 显示的心电图，除非存在右心室肥大的证据或患者发生过心肌梗死，导致左后分支阻滞，否则此心电图无临床意义。

QRS 波

整个心室肌除极应在 120 ms 内完成，这也代表了正常 QRS 波最大时限。QRS 波增宽表示室内传导延迟或束支传导阻滞、预激（见下文）或心室起源的电活动——以上任何一种情况都可以出现在健康人群中。

左束支传导阻滞是器质性心脏病的征兆。QRS 波时限大于

图 6.7

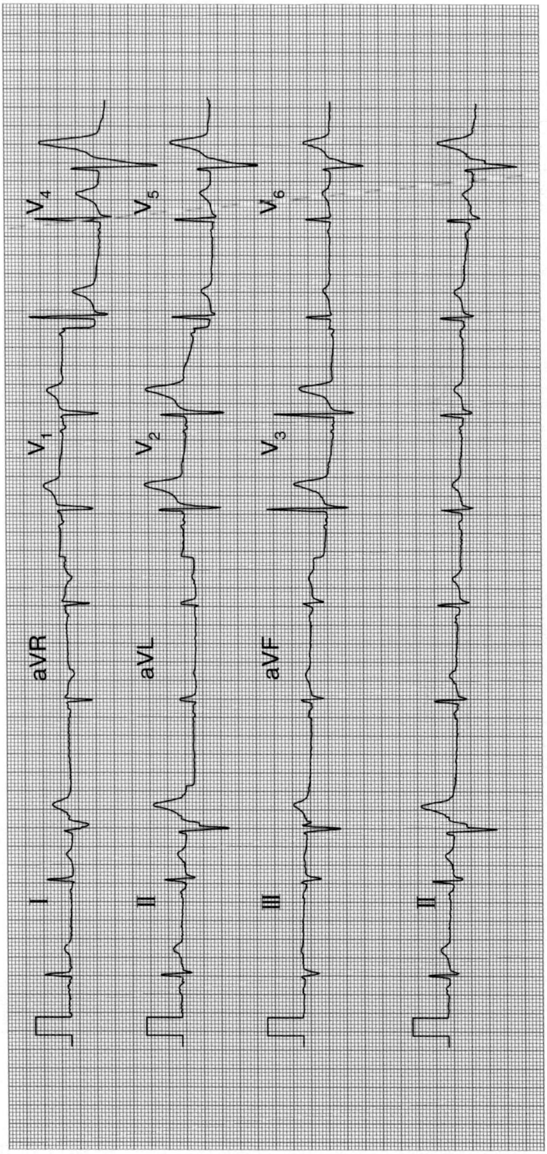

双峰 P 波

标注

- 窦性心律，心率 60 次 / 分
- 出现 2 个室性期前收缩
- V_2、V_3 和 V_4 导联 P 波呈“双峰”。双峰 P 波是左心房肥大的表现，但常出现在正常心电图中
- 窦性心律下 QRS 波、ST 段和 T 波正常

图 6.8

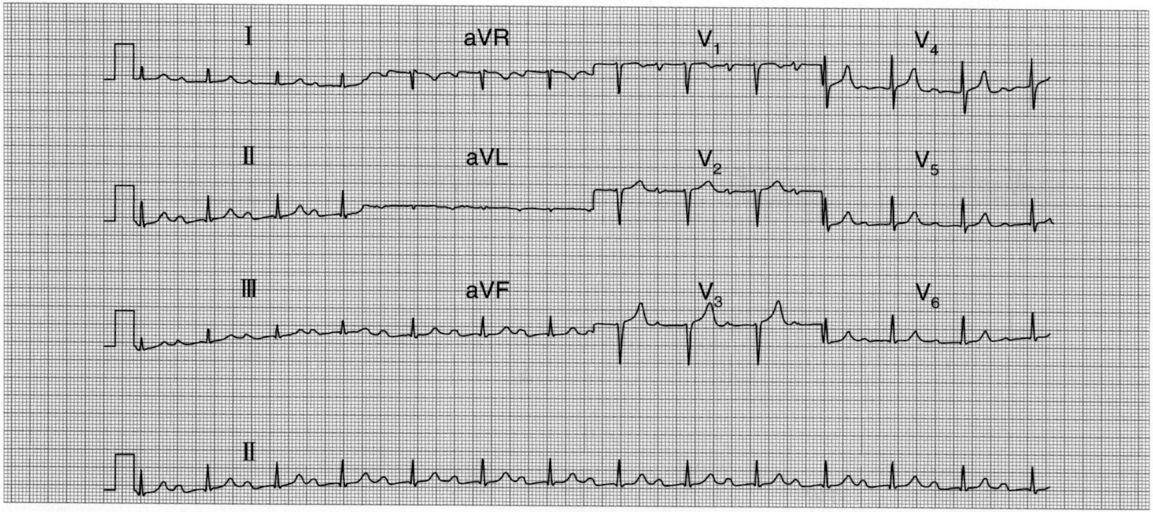

一度房室传导阻滞

标注

- 窦性心律，心率 80 次 / 分
- PR 间期延长（336 ms）
- 固定的 PR 间期
- V_3 导联 R 波缺失提示陈旧性前壁心肌梗死，其他导联 QRS 波、ST 段和 T 波均正常

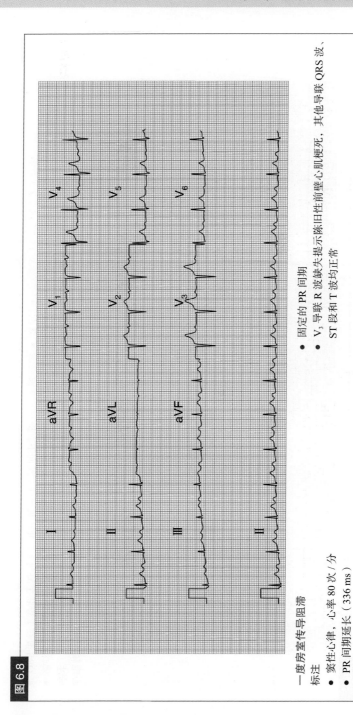

图 6.9

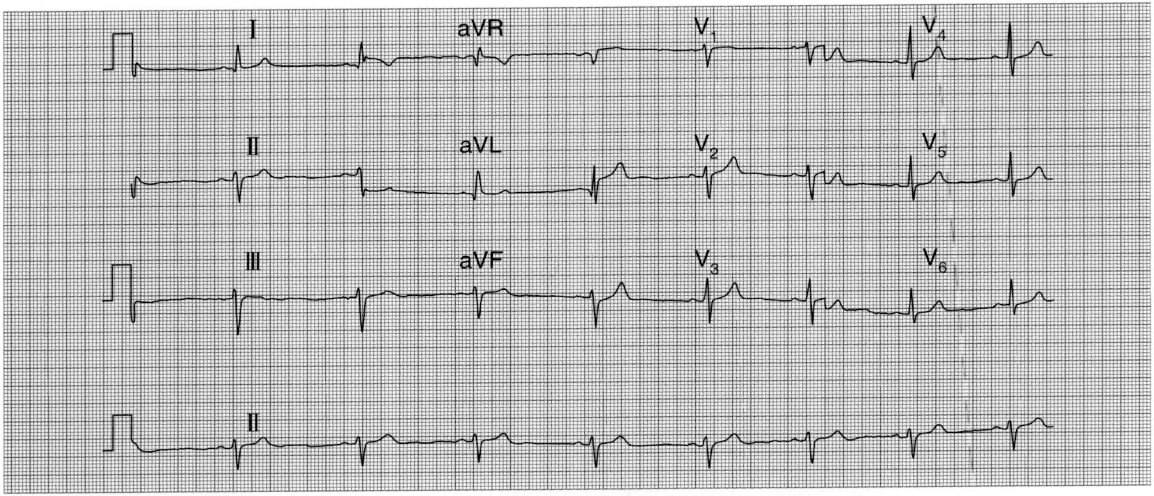

心电轴左偏

标注

- 窦性心律，心率 50 次 / 分
- QRS 波在 I 导联主波向上，Ⅱ、Ⅲ导联主波向下，提示心电轴左偏
- 其他导联 QRS 波和 T 波正常

图 6.10

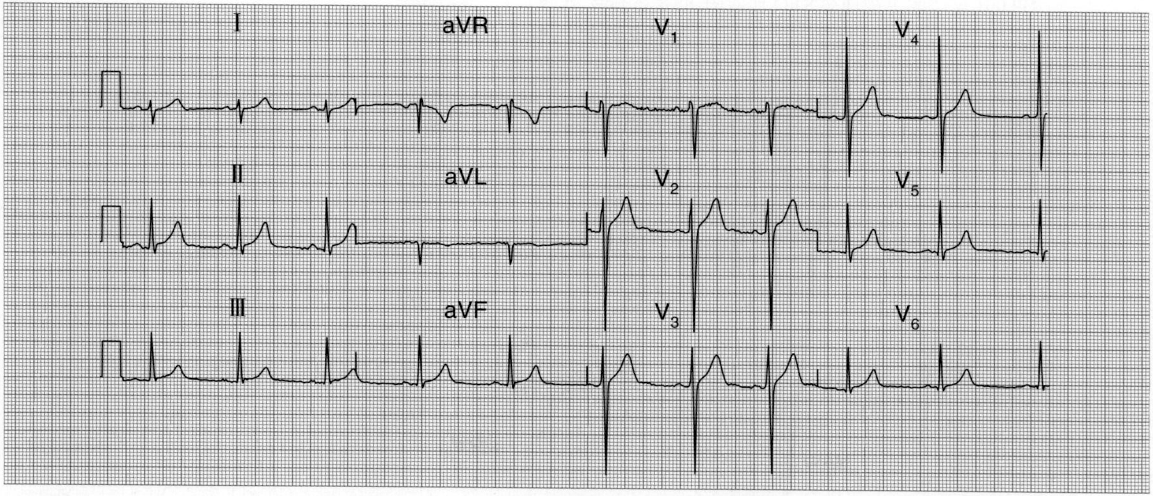

心电轴右偏

标注

- 窦性心律，心率 60 次 / 分
- Ⅰ导联 QRS 波主波向下（S 波深度大于 R 波振幅）
- Ⅱ、Ⅲ导联 QRS 波主波向上（R 波振幅大于 S 波深度）
- QRS 波和 T 波正常

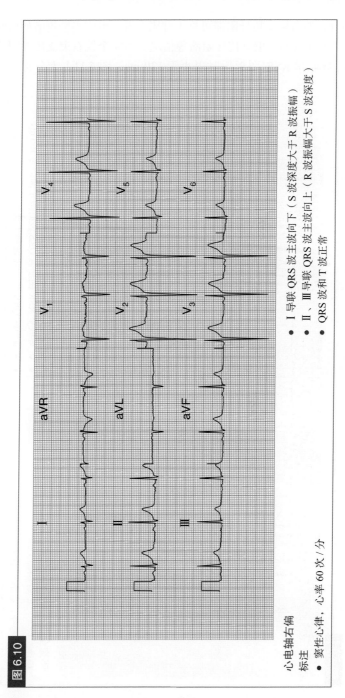

120 ms 的右束支传导阻滞可见于健康人群，但应当警惕诸如房间隔缺损导致的右束支传导阻滞等情况。不完全性右束支传导阻滞（V_1 导联呈 RSR′图形但时限小于 120 ms，图 6.11）十分常见且

图 6.11

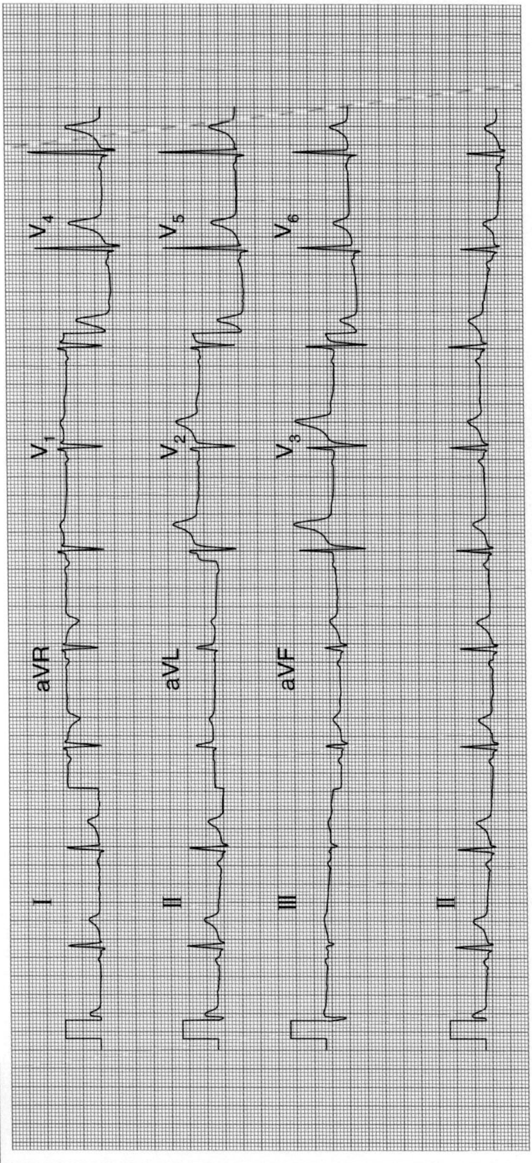

不完全性右束支传导阻滞

标注

- 窦性心律，心率 55 次 / 分
- 心电轴正常
- V_1 导联呈 RSR′图形但 QRS 波时限正常，为 100 ms
- 其他导联 QRS 波、ST 段和 T 波均正常

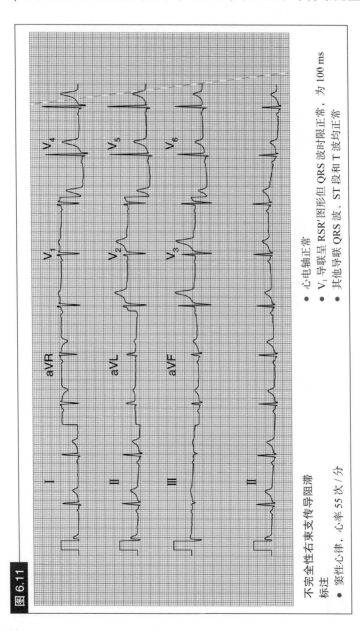

没有临床意义（提示 6.2）。

QRS 波振幅增高与心肌厚度相关，但不是诊断心室肥大的特异性指标。

右心室肥大导致 V_1 导联以 R 波为主，但除非同时伴有其他心电图异常表现（心电轴右偏或 V_2 ～ V_3 导联 T 波倒置），这可能是正常变异（图 6.12）。

左心室肥大的心电图特征是在左胸导联的 QRS 波振幅增高（图 6.13），一般认为 V_5 或 V_6 导联 QRS 波正常上限高度为 25 mm。按照 Sokolow-Lyon 标准，当 V_5 或 V_6 导联 R 波振幅加上 V_1 导联 S 波的深度之和超过 35 mm 即定义为左心室肥大。实际上这些标准是不可靠的，R 波振幅大于 25 mm 也见于肥胖的年轻男性。只有当高大的 QRS 波同时伴侧壁导联 T 波倒置（第 5 章）方可诊断左心室肥大。有时被称为“劳损”波形，但这种命名本质上没有临床意义。

如果 QRS 波振幅很低且与临床表现不一致，应检查心电图记录的电压校准是否正确。如果心电图记录的电压校准正确，QRS 波振幅减低可能由于肥胖、肺气肿、心包积液等原因导致。

Q 波是急性 ST 段抬高型心肌梗死（STEMI）发展演变形成的，Q 波也可由室间隔除极引起。在下壁导联和侧壁导联出现的窄的 Q 波（图 6.14），有时甚至很深也可能是完全正常的。

Ⅲ导联出现 Q 波但 aVF 导联没有 Q 波可见于正常心电图，甚至当Ⅲ导联同时伴 T 波倒置（图 6.15）也可能为正常心电图。上述心电图异常可在与患者交谈嘱其深呼吸并反复行心电图检查时消失。

提示 6.2　**束支传导阻滞的原因**

右束支传导阻滞
- 正常心脏
- 房间隔缺损和其他先天性疾病
- 肺栓塞

左束支传导阻滞
- 心肌缺血
- 主动脉狭窄
- 高血压
- 心肌病

图 6.12

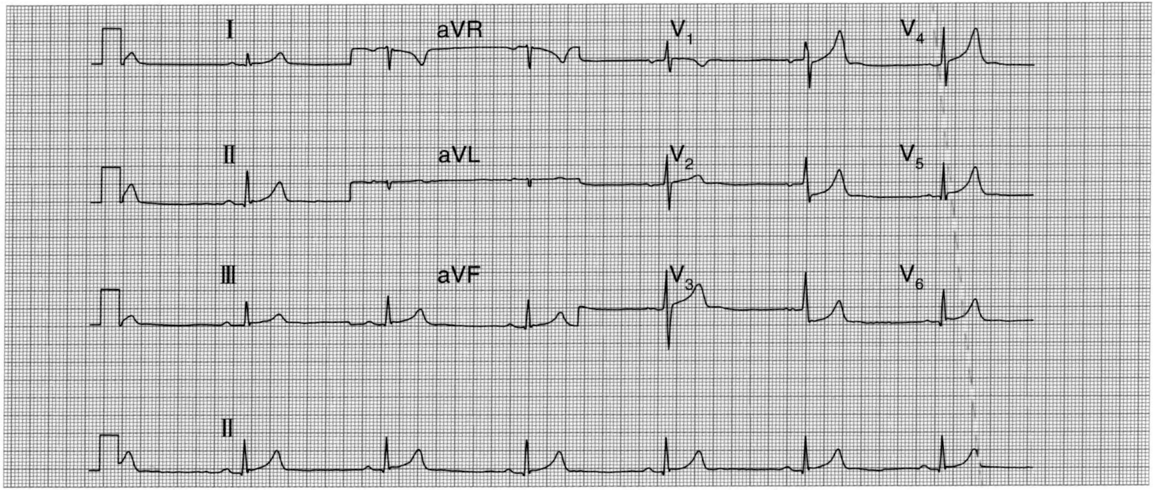

伴 V_1 导联主波为 R 波的正常心电图

标注

- 窦性心律，心率 40 次 / 分
- 心电轴正常（Ⅰ～Ⅲ导联 QRS 波主波向上）
- V_1 导联 R 波为主（主波向上）
- 其他导联 QRS 波、ST 段和 T 波均正常——无右心室肥大的证据

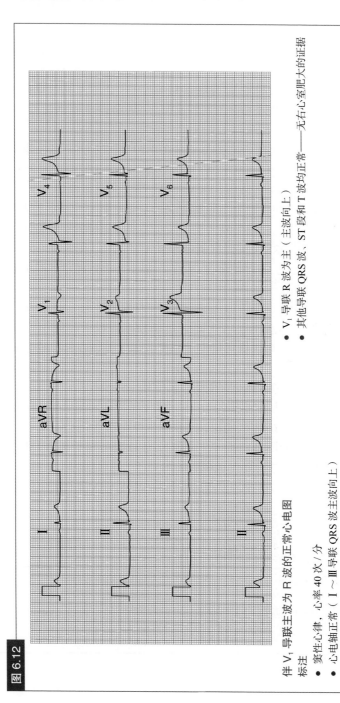

图 6.13

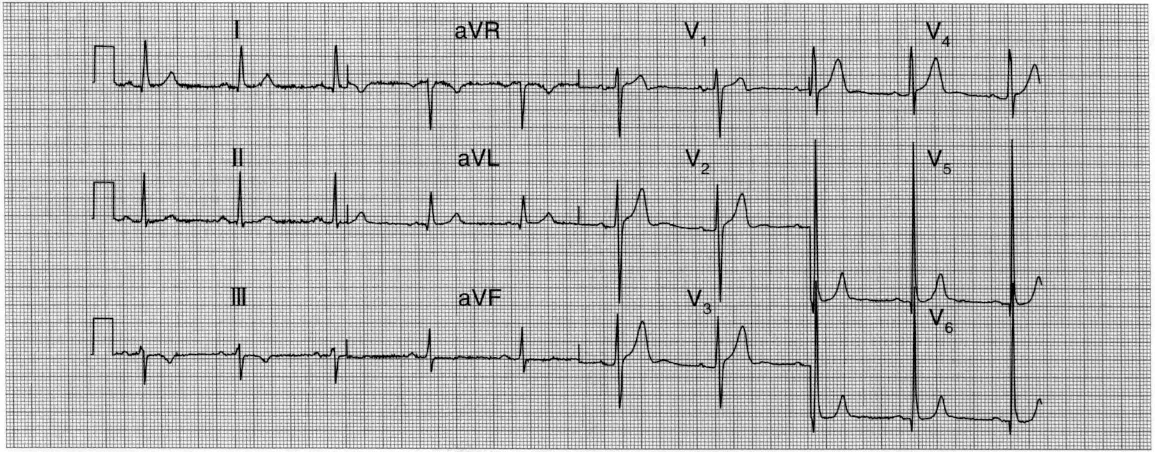

伴 QRS 波振幅增高的正常心电图

标注

- 窦性心律，心率 60 次 / 分
- 心电轴正常
- QRS 波：V_5 导联 R 波 = 45 mm；V_1 导联 S 波 = 15 mm。在标准电压下符合左心室肥大的表现，但没有侧壁导联 T 波倒置以支持左心室肥大的诊断

图 6.14

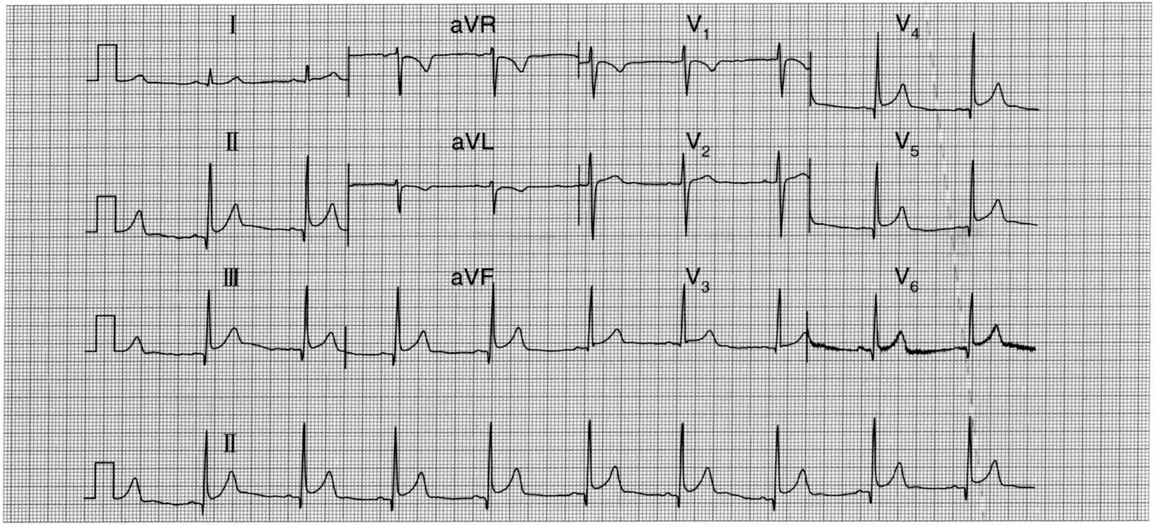

伴下侧壁导联 Q 波形成的正常心电图

标注

- 窦性心律，心率 60 次 / 分
- 心电轴正常
- Ⅱ、Ⅲ、aVF 和 V_4～V_6 导联 QRS 波中出现深而窄的 Q 波
- ST 段和 T 波正常
- V_6 导联显示肌电干扰

图 6.15

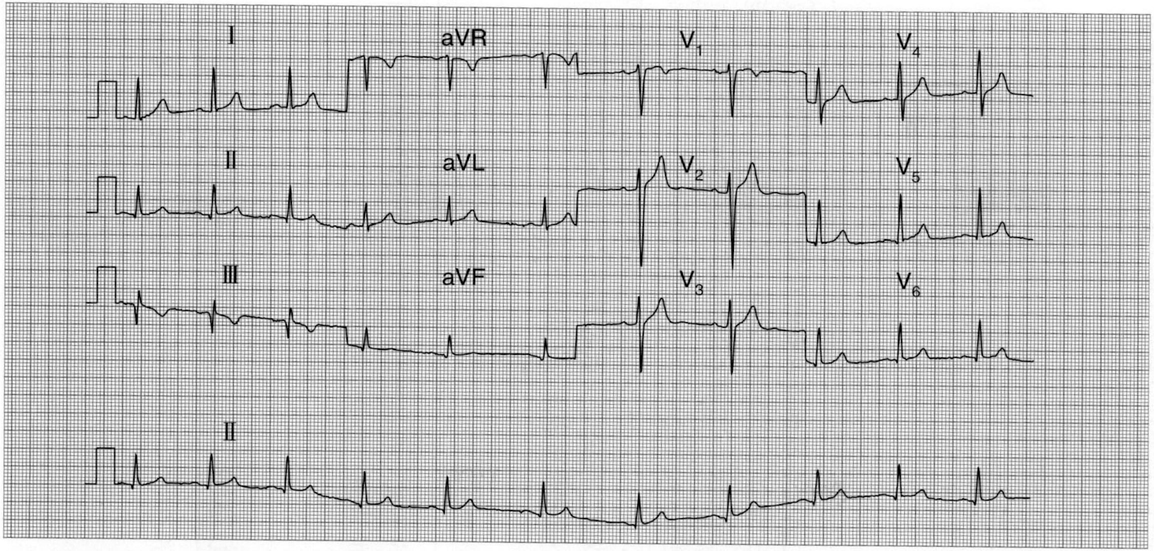

伴 Ⅲ 导联 Q 波形成和 T 波倒置的正常心电图

标注

- 窦性心律，心率 65 次 / 分
- Ⅲ 导联 QRS 波显示 Q 波，同时 aVF 导联存在一个很小的 q 波。其他导联 QRS 波正常
- Ⅲ、aVR 和 V_1 导联 T 波倒置，其他导联 T 波无异常

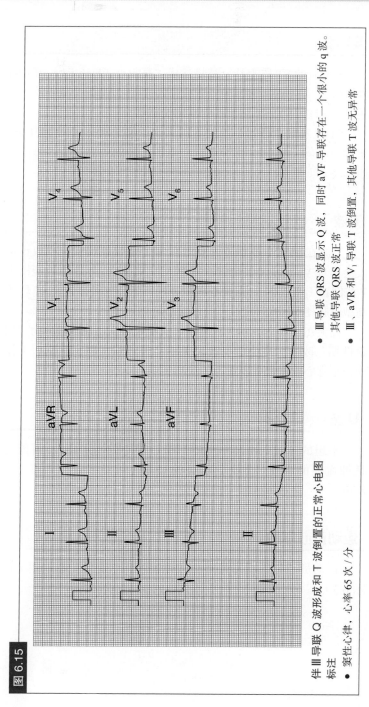

ST 段

S 波后的 ST 段上移，被描述成“高起点（high take-off）ST 段抬高”，是一种正常变异（图 6.16），这种波形通常见于前壁导联，与 STEMI 的 ST 段抬高的鉴别很重要。

ST 段水平压低是心肌缺血的表现（第 5 章），但轻度压低，通常为下斜型压低也见于正常心电图，准确的表述为“非特异性”改变（图 6.17）。

T 波

T 波在 aVR 导联倒置，有时在 V_1、Ⅲ导联倒置。少数正常人会出现 V_2 导联 T 波倒置。在黑人中 V_3 和 V_4 导联也可能出现 T 波倒置（图 6.18）。这种心电图表现可能会被误诊为非 ST 段抬高型心肌梗死（NSTEMI；非 Q 波心肌梗死）。

高尖 T 波（图 6.19）有时在心肌梗死早期出现，被称为“超急性期”改变。高尖的 T 波也见于高钾血症，但实际临床工作中，正常心电图也可表现为 T 波高尖。

U 波

平坦的 T 波后跟随平坦的 U 波，伴 QT 间期延长，可能是低钾血症的表现。然而，明显的 U 波也可见于正常人群（图 6.20）。

运动员心电图

运动员心电图变异性很大，可被视作“变异”心电图（提示 6.3）。

图 6.16

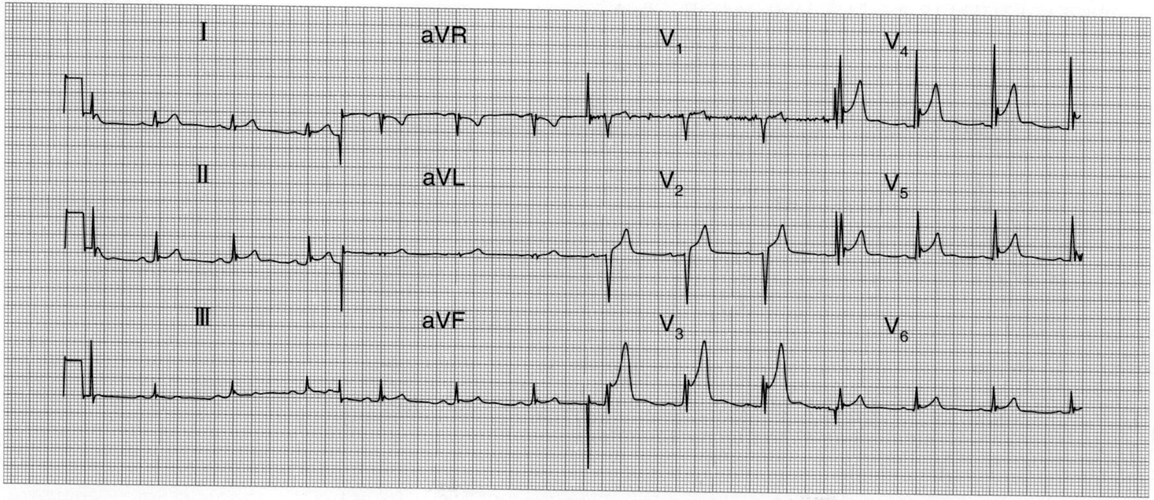

伴 ST 段抬高的正常心电图

标注

- 窦性心律，心率 75 次 / 分
- 心电轴正常
- QRS 波正常
- V_3～V_5 导联有一小 S 波，其后跟随着一个小的第 2 r 波
- V_3 导联 ST 段高出基线水平 5 mm，V_4～V_5 导联 ST 段高出基线水平 2 mm

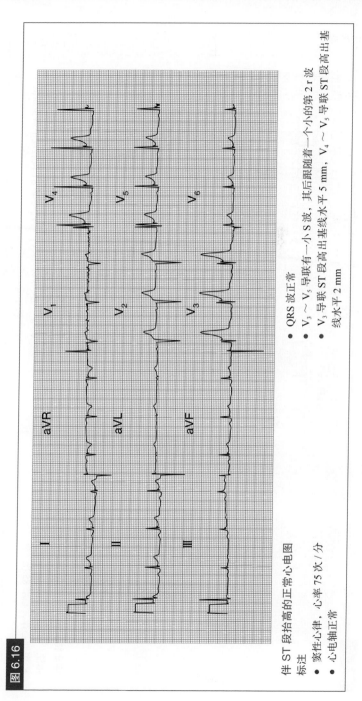

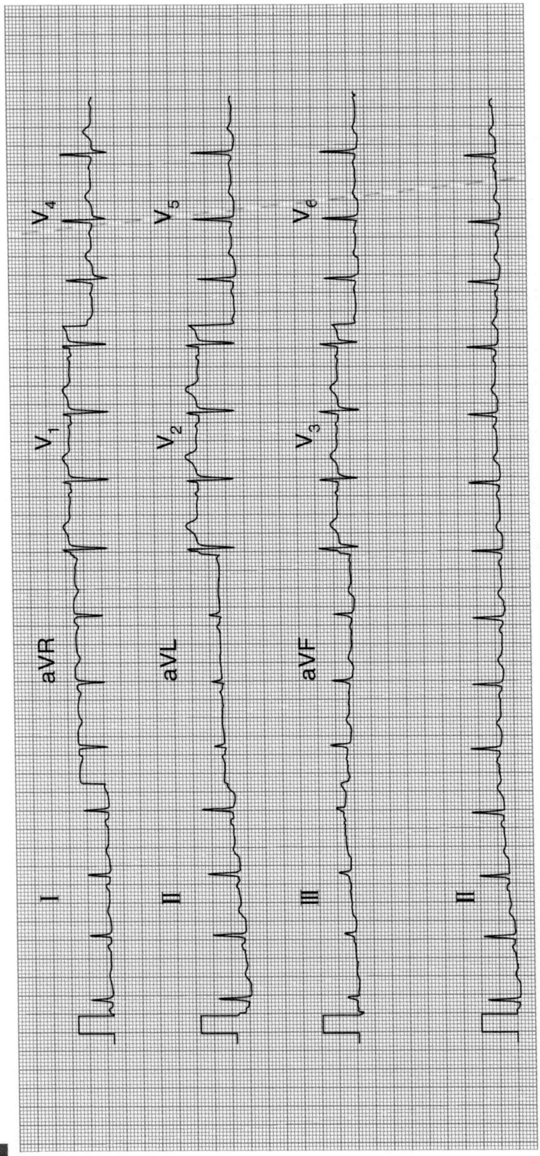

图 6.17

伴非特异性 ST 段改变的正常心电图

标注

- 窦性心律，心率 85 次 / 分
- 心电轴正常
- QRS 波正常
- Ⅱ、Ⅲ、aVF 和 V_5 ～ V_6 导联 ST 段轻度下斜型压低
- T 波正常

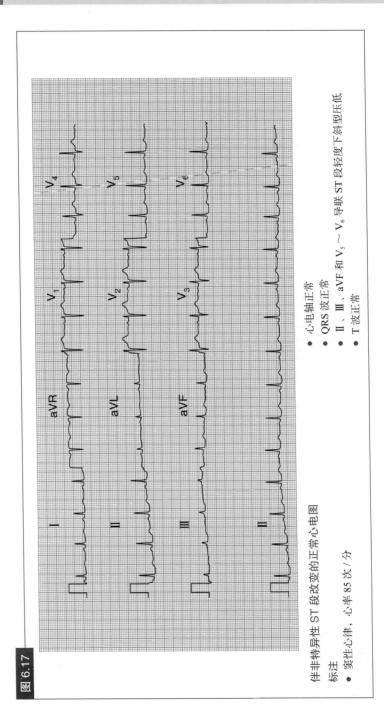

图 6.18

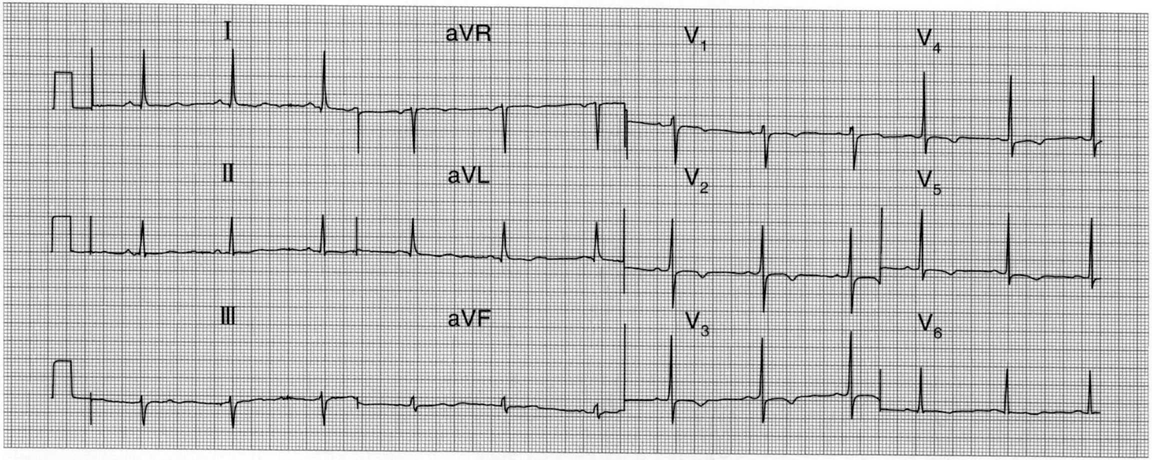

黑人的正常心电图

标注

- 窦性心律，心率 62 次 / 分
- 心电轴正常（Ⅲ导联主波为 S 波，但Ⅱ导联主波为 R 波）
- QRS 波和 T 波正常
- 所有胸前导联 T 波倒置，尤其在 V_2 ～ V_5 导联
- 白人中可能提示急性冠脉综合征中的非 ST 段抬高型心肌梗死，但在黑人中是一份完全正常的心电图

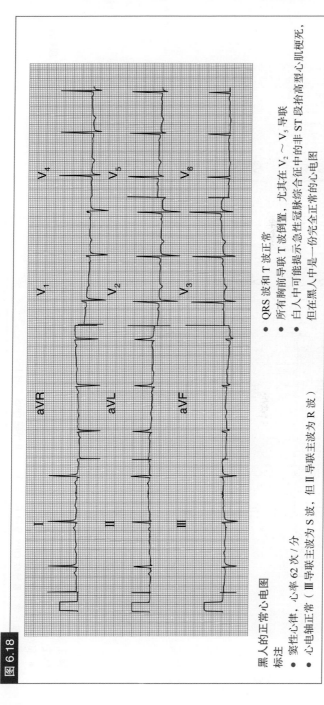

图 6.19

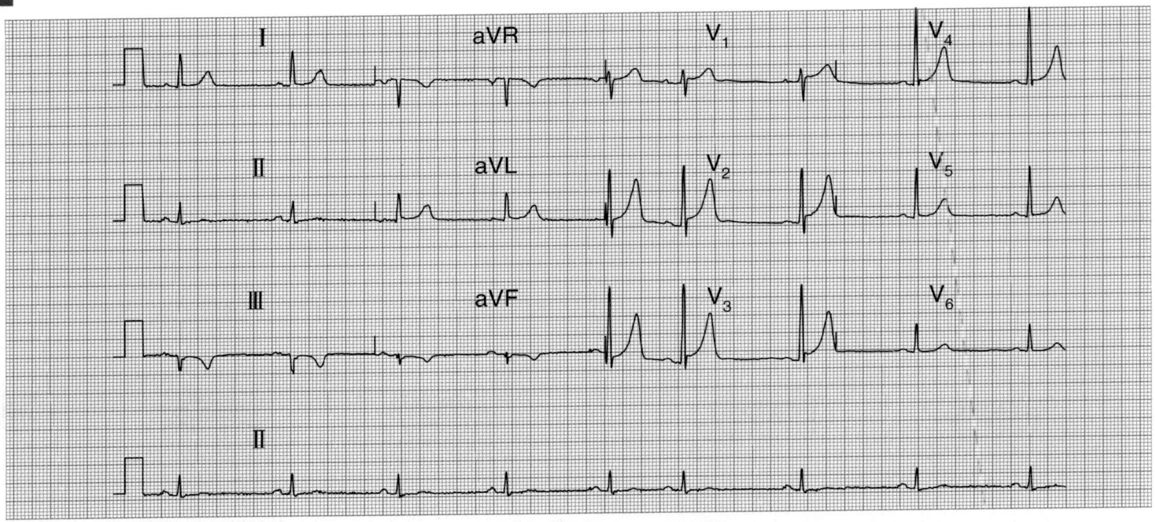

伴 T 波高尖的正常心电图

标注

- 窦性心律，心率 50 次 / 分，有一个房性期前收缩
- 心电轴正常（Ⅲ导联 QRS 波向下，但在Ⅰ和Ⅱ导联 QRS 波向上）
- QRS 波正常
- V_1 ～ V_4 导联 S 波后 J 点上抬的高起点（high take-off）ST 段抬高
- V_2 ～ V_4 导联 T 波高尖

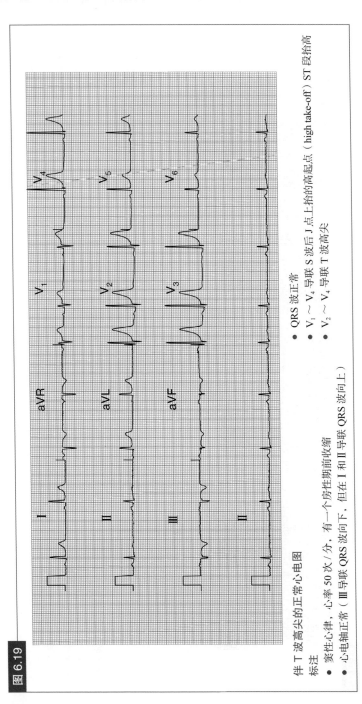

图 6.20

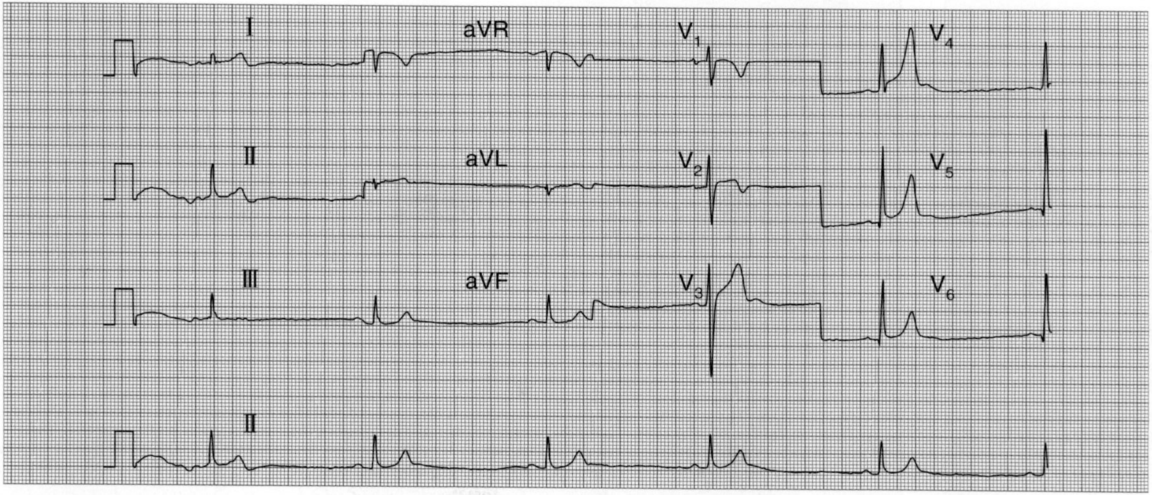

伴明显 U 波的正常心电图

标注

- 心电图起始显示的图形是由于运动干扰
- 窦性心律，心率 35 次 / 分（窦性心动过缓）
- 心电轴正常
- QRS 波正常
- V_4 ～ V_6 导联 T 波高尖
- V_3 ～ V_5 导联 U 波明显

提示 6.3　运动员心电图特征

心律的变异
- 窦性心动过缓
- 交界性心律
- 一度房室传导阻滞
- 莫氏Ⅰ型（文氏）二度房室传导阻滞

心电图中其他变异
- P 波高尖和 QRS 波增高
- 明显间隔 Q 波
- 逆钟向转位
- 高尖对称 T 波
- T 波双向
- 侧壁导联 T 波倒置
- U 波明显

牢记

正常心电图

正常间期时限
- PR 间期：200 ms
- QRS 波时限：120 ms
- QTc 间期：480 ms

节律
- 窦性心律
- 室上性期前收缩通常为正常

心电轴
- 正常电轴：QRS 波在Ⅰ、Ⅱ、Ⅲ导联主波向上；如果Ⅲ导联主波向下也可认为是正常
- 轻度电轴右偏和左偏也属正常

QRS 波
- 在Ⅰ、aVL 和 V_6 导联小的 Q 波是正常的（间隔 Q 波）
- V_1 导联呈 RSR′图形但时限小于 120 ms 是正常的（不完全性右束支传导阻滞）
- V_1 导联 R 波振幅小于 S 波深度
- V_6 导联 R 波振幅小于 25 mm
- V_6 导联 R 波振幅加上 V_1 导联 S 波深度之和小于 35 mm

ST 段
- 应当在等电位线上

T 波
- 可能倒置
  - Ⅲ导联
  - aVR 导联
  - V_1 导联
  - 在黑人中 V_2 和 V_3 导联

ECG MP 了解更多正常心电图内容，请见《轻松应用心电图》第 7 版第 1 章

ECG MP 了解更多电解质异常内容，请见《轻松应用心电图》第 7 版第 8 章

ECG MP 了解更多心室肥大内容，请见《轻松应用心电图》第 7 版第 7 章

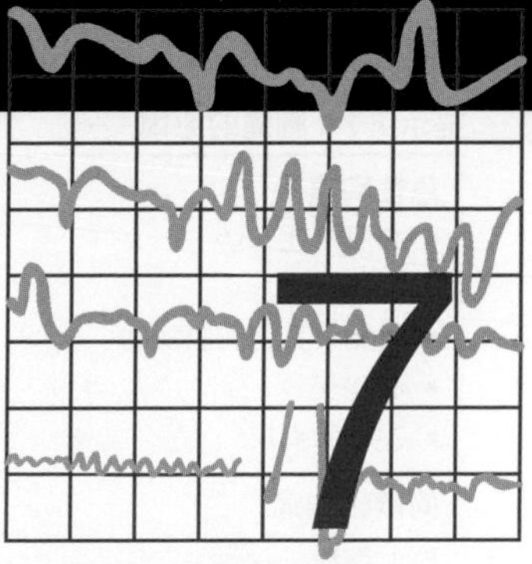

胸痛或呼吸困难患者心电图

The ECG in patients with chest pain or breathlessness

胸痛是一种常见的主诉，回顾胸痛患者心电图时，需记住除了心肌缺血以外其他引起胸痛的原因（提示 7.1）。

典型的胸痛特征可帮助明确诊断。胸痛放射到牙齿或下颌时可能是心源性的；疼痛在吸气时加重可能为胸膜炎或心包炎所致；后背疼痛可能为心肌缺血或主动脉夹层所致。心电图有助于区分这些疼痛的原因，但并不完全可靠——例如，如果主动脉夹层累及冠状动脉开口就能引起心肌缺血。

提示 7.1　胸痛的原因

急性胸痛
- 心肌梗死
- 肺栓塞
- 气胸及其他胸膜疾病
- 心包炎
- 主动脉夹层

间歇性胸痛
- 心绞痛
- 食管源性疼痛
- 肌肉疼痛
- 非特异性疼痛

持续性胸痛患者心电图

急性冠脉综合征患者心电图

“急性冠脉综合征”这个术语包含了由于冠状动脉粥样斑块破裂引起的一系列临床症状。暴露的斑块中心血栓形成，导致部分或全部动脉血管管腔狭窄或者闭塞。急性冠脉综合征包括从静息状态时心绞痛（不稳定型心绞痛）到透壁性心肌梗死，同时也包括由于冠状动脉闭塞导致的猝死。急性冠脉综合征的诊断基于临床表现（包括既往冠状动脉疾病史）、心电图动态改变和生化指标（主要是肌钙蛋白）。

如果一位胸痛患者同时存在心电图心肌缺血的表现，但血浆肌钙蛋白水平正常，则诊断为不稳定型心绞痛。心肌坏死会引起血浆肌钙蛋白（肌钙蛋白 T 或肌钙蛋白 I）水平升高，高敏感性的化验检查可以检测到轻微的升高。按照诊断标准，在临床工作中，任何程度的肌钙蛋白升高伴提示心肌缺血的临床表现均可以诊断为心肌梗死。然而，血浆肌钙蛋白水平也可能在其他情况下升高，并与胸痛有关（提示 7.2）。需要注意，少数心肌梗死导致的胸痛患者在发病 12 h 内血浆肌钙蛋白水平可能不会上升。

因此心电图是诊断急性冠脉综合征的重要工具。同时心电图还可以区分心肌梗死的两种类型。第一种类型的心肌梗死是

提示 7.2　除急性心肌梗死外可引起血浆肌钙蛋白水平升高的常见病因

- 急性肺栓塞
- 急性心包炎
- 急性或严重心力衰竭
- 脓毒血症 / 休克
- 肾衰竭
- 实验室造成的假阳性，包括异嗜性抗体和类风湿因子

伴 ST 段抬高的心肌梗死，被称为“ST 段抬高型心肌梗死”或简称“STEMI”。有时也会使用“ST 段抬高型急性冠脉综合征”这一术语来进行描述，这在技术上是准确的，但 STEMI 仍然是最常用的术语。第二种类型的心肌梗死是非 ST 段抬高型心肌梗死，也称“NSTEMI”、“非 ST 段抬高型急性冠脉综合征”或 NST-ACS。大多数人使用 NSTEMI 这个术语。二者的区分非常重要，因为 STEMI 需要立即溶栓或行经皮冠状动脉介入治疗（PCI：即血管成形术及支架植入术），临床获益在发病 6 h 后大幅降低。NSTEMI 患者也需要行 PCI，但不那么紧急。有关急性冠脉综合征管理的最新指南，请参见欧洲心脏病学会指南：https：//www.escardio.org/Guidelines/Clinical-Practice-Guidelines.

急性心肌梗死引起的胸痛发病在最初几个小时内心电图可能是正常的。因此，对于可能是心肌缺血引起的胸痛患者应当反复记录心电图，但是单纯依靠心电图是不能做出诊断的。

不稳定型心绞痛

不稳定型心绞痛患者胸痛发作时存在 ST 段压低（图 7.1）。一旦疼痛缓解心电图可恢复至正常，如果患者曾发生过心肌梗死则心电图可恢复到无胸痛症状发作前的图形。

ST 段抬高型心肌梗死

STEMI 心电图中与心脏受损部位相对应的心电图导联 ST 段抬高：V_2 ～ V_4 导联对应前壁梗死，aVL 导联和侧壁胸前导联对应侧壁梗死，Ⅲ和 aVF 导联对应下壁梗死。当心电图中至少两个肢体导联 ST 段抬高大于 1 mm（比如Ⅰ和 aVL 导联；Ⅲ和 aVF 导联）或至少两个相邻的连续胸前导联 ST 段抬高大于

图 7.1

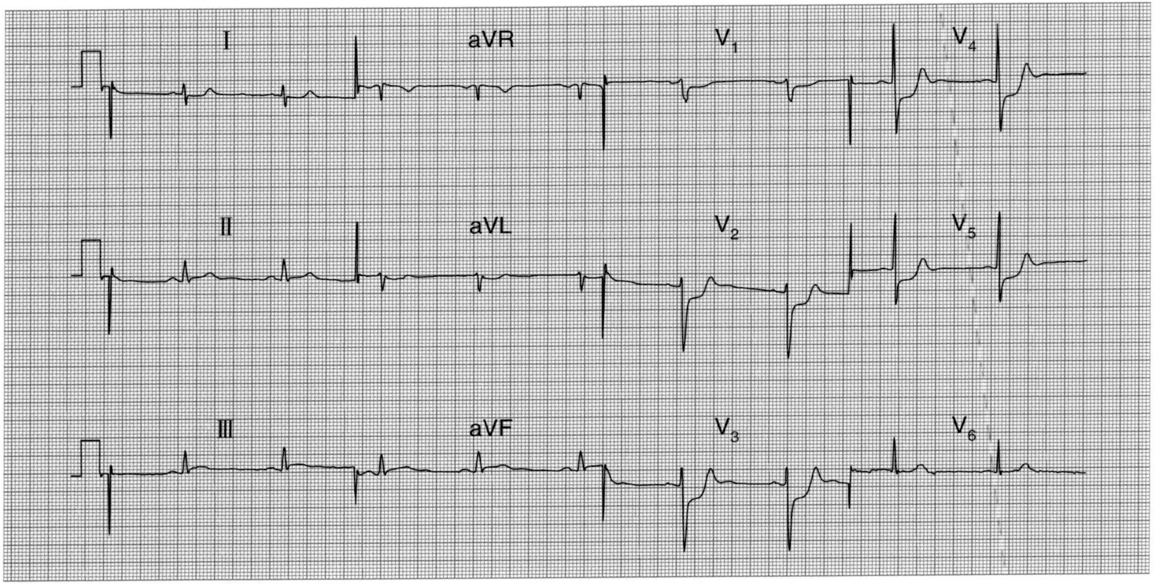

不稳定型心绞痛患者 ST 段压低

标注

- 窦性心律，心率 60 次 / 分
- 正常心电轴
- QRS 波正常
- V_3 ～ V_5 导联 ST 段水平压低
- T 波正常

2 mm，可诊断为 STEMI。如果有新发生的左束支传导阻滞也可诊断为 STEMI。

立即 PCI 治疗或溶栓治疗可能挽救濒临坏死的心肌从而使其不形成 Q 波。否则，一段时间后，通常在一天左右，ST 段回落至基线水平，受影响的导联 T 波倒置、Q 波形成。梗死后一旦 Q 波形成和 T 波倒置，心电图的改变是不可逆的。如果前壁导联 ST 段持续抬高要怀疑左心室室壁瘤形成的可能。

图 7.2 至图 7.5 显示前壁心肌梗死的不同患者从症状开始随时间延长而出现的心电图动态演变。

通过一份无 Q 波形成、表现为前壁导联 R 波减低的心电图也可做出陈旧性前壁心肌梗死的诊断（图 7.6）。这些心电图变化必须与慢性肺部疾病相区别，慢性肺部疾病心电图特征性改变是 V_6 导联深的 S 波形成，有时被称为“顺钟向转位”，因为心脏转位使右心室占据了心前区大部分，从心底部看转位是顺钟向的（图 7.7）。

图 7.8 至图 7.10 记录了一位患者从胸痛发病开始数小时至数天后的心电图动态演变，这些心电图显示了下壁心肌梗死的几种类型。图 7.8 所示为一份典型的急性下壁 ST 段抬高型心肌梗死图形，同时伴有 aVL 导联 T 波倒置。数天后（图 7.9）Ⅲ、aVF 导联 Q 波形成，ST 段几乎回落至基线，aVL 导联 T 波直立。在急性下壁 ST 段抬高型心肌梗死发病急性期，传导阻滞很常见，例如图 7.10 所示的二度房室传导阻滞——其为图 7.8 所示数小时后的患者心电监护记录到的心律条图。

当梗死部位发展到左心室后壁，Q 波就能通过放置在患者后背的胸前导联探查电极记录到。由于无对抗前壁心肌除极的向量（图 7.11），在常规心电图中将出现 V_1 导联主波为 R 波的图形。这种图形一定与在肺动脉高压患者中（见下文）看到的 V_1 导联主波为 R 波的图形相鉴别，同时与存在正常变异的主波为 R 波的图形相鉴别，不同点最好根据患者临床病史和检查结果进行区分（图 5.11）。

图 7.2

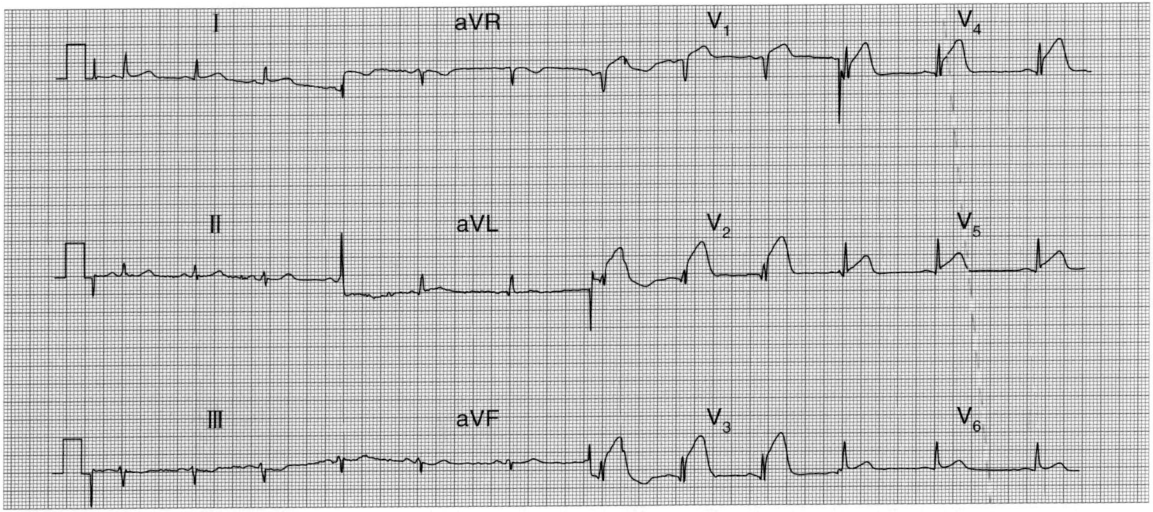

急性前壁 ST 段抬高型心肌梗死 ST 段抬高

标注

- 窦性心律，心率 75 次 / 分
- 正常心电轴
- QRS 波正常
- V_1 ～ V_5 导联 ST 段抬高
- T 波正常
- 本图中 ST 段抬高可能与 S 波后 J 点上抬的高起点 ST 段抬高相混淆，必须与患者发作急性胸痛的临床症状结合

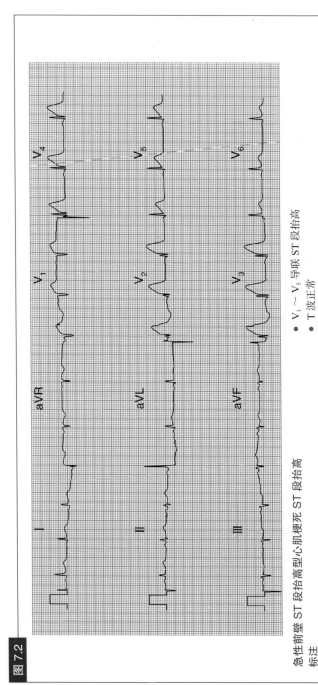

图 7.3

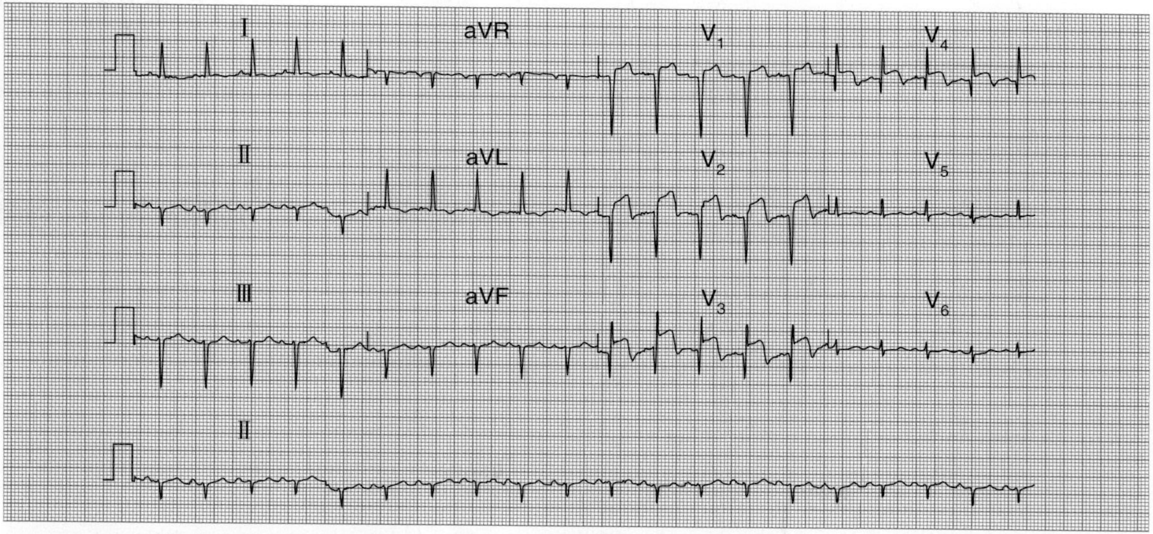

急性前壁 ST 段抬高型心肌梗死 ST 段抬高和 Q 波形成

标注

- 窦性心律，心率 120 次 / 分
- 心电轴左偏（Ⅱ和Ⅲ导联主波向下）
- V_1 ～ V_4 导联 Q 波形成
- V_2 ～ V_4 导联 ST 段抬高
- aVL 导联 T 波倒置，V_3 导联 T 波双向

图 7.4

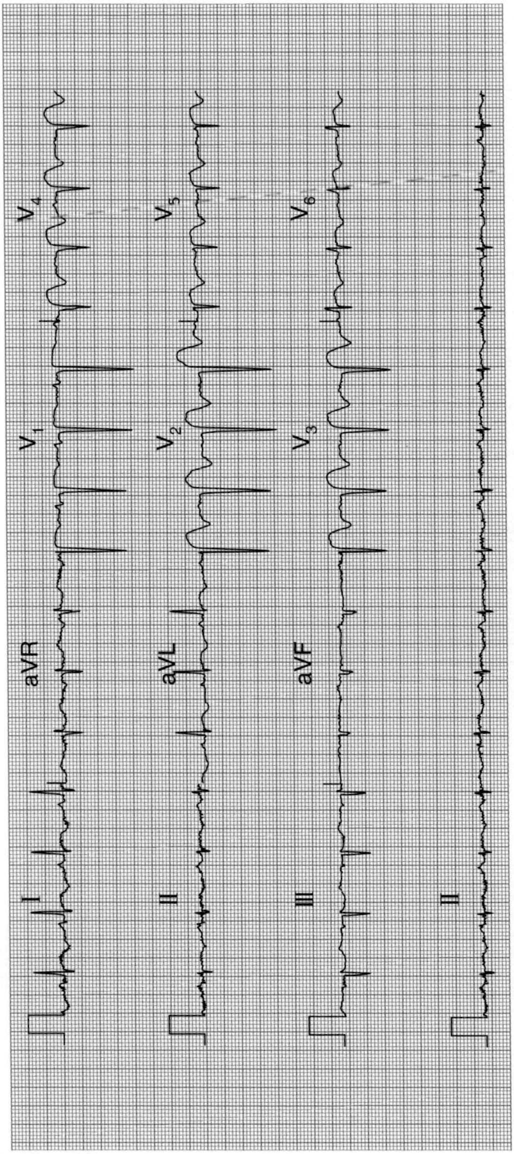

急性前壁 ST 段抬高型心肌梗死 ST 段抬高和明显病理性 Q 波形成

标注

- 窦性心律，心率 90 次 / 分
- 心电轴正常
- V_1 ～ V_4 导联可见深的 Q 波和振幅减低的 R 波
- Ⅰ、aVL 和 V_2 ～ V_6 导联 ST 段抬高

图 7.5

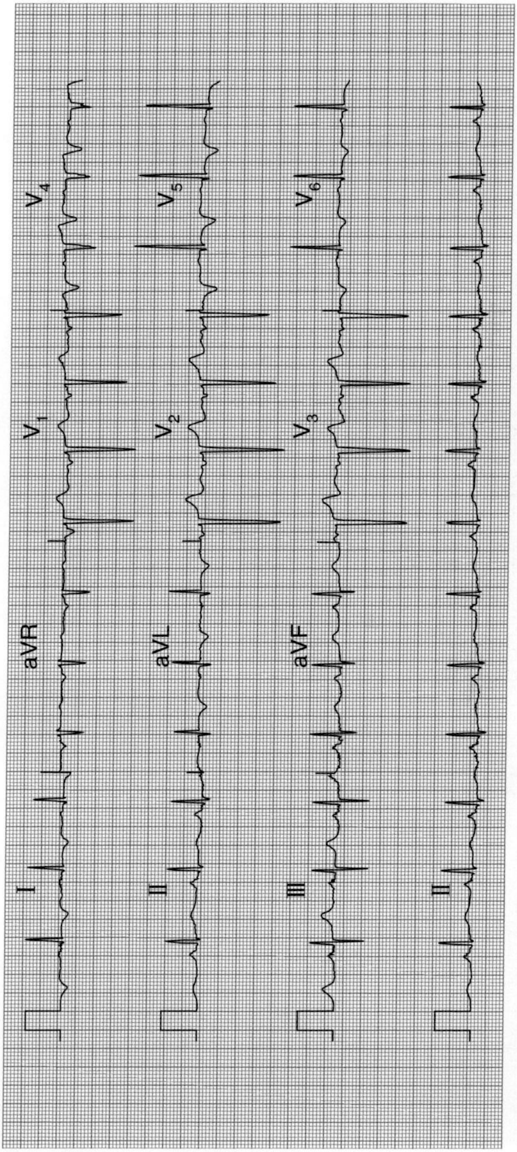

陈旧性前壁 ST 段抬高型心肌梗死

标注

- 窦性心律，心率 80 次 / 分
- 心电轴正常
- aVL 和 V_2～V_4 导联可见 Q 波
- ST 段处于等电位线（基线）水平（V_4 导联除外）
- I、aVL 和 V_4～V_6 导联 T 波倒置

图 7.6

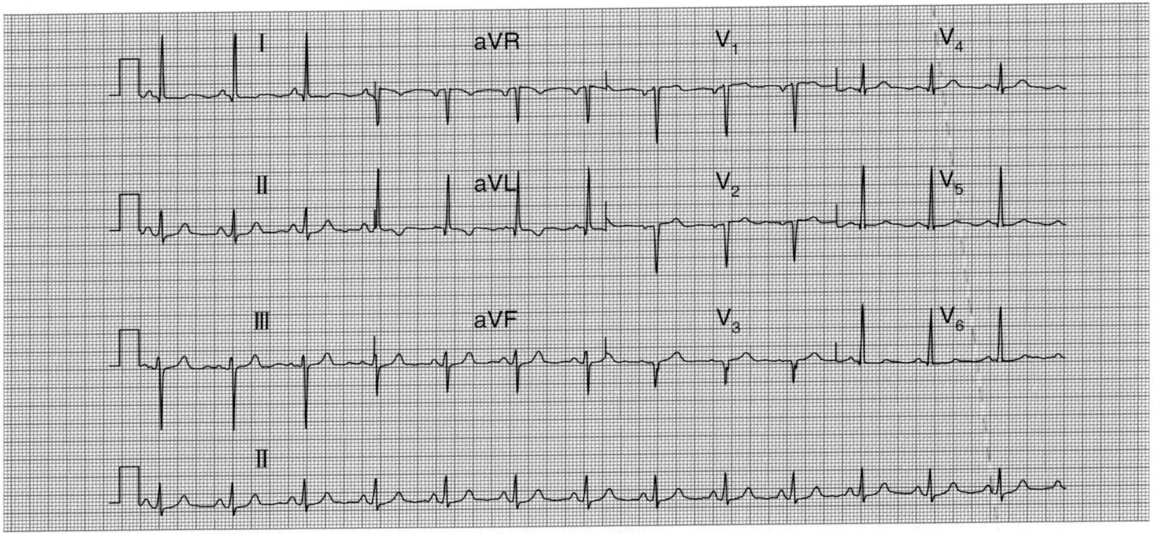

陈旧性前壁心肌梗死前壁导联 R 波递增不良

标注

- 窦性心律，心率 80 次 / 分
- 心电轴正常（Ⅲ导联 S 波为主，但Ⅰ和Ⅱ导联 QRS 波明显直立）
- ST 段处于等电位线
- 胸前导联缺少 R 波正常递增过程，V_3 导联 R 波消失，但 V_4 导联 R 波正常
- aVL 导联小的 q 波和 T 波倒置
- 上述图形也可能由于 V_3 导联电极安放位置不准确而造成，但 aVL 导联的异常图形提示有心脏疾病，心电图应具有可重复性

图 7.7

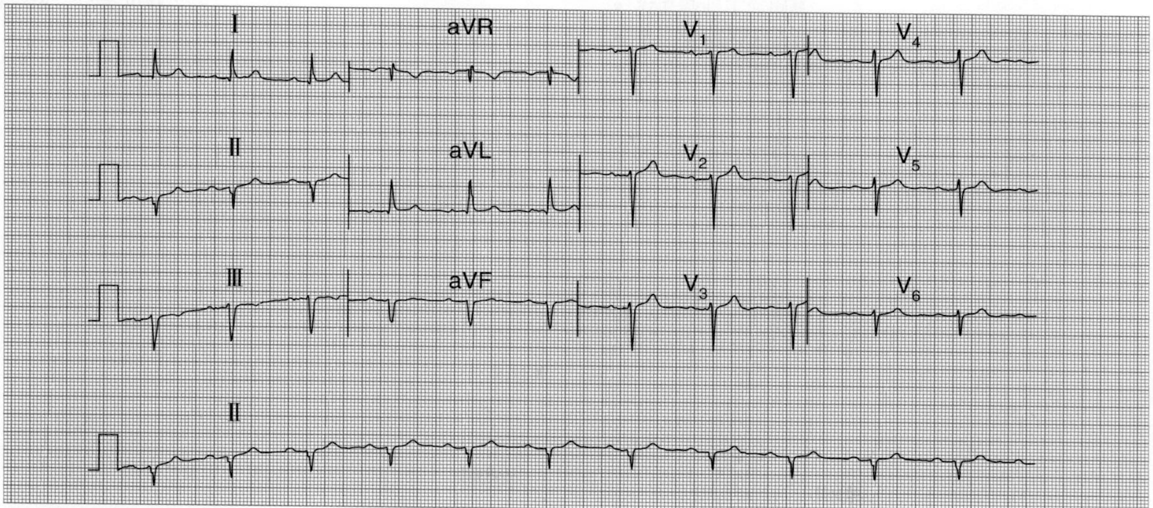

慢性肺部疾病患者心电图顺钟向转位

标注

- 窦性心律，心率 70 次 / 分
- 一度房室传导阻滞（PR 间期 226 ms）
- 心电轴左偏（左前分支阻滞）（Ⅱ和Ⅲ导联主波方向向下）
- QRS 波显示右心室图形，V_6 导联呈小的 r 波和深的 S 波（V_6 导联应为高的 R 波和小的 S 波）
- 一度房室传导阻滞和左前分支阻滞提示存在心脏疾病及慢性肺部疾病

图 7.8

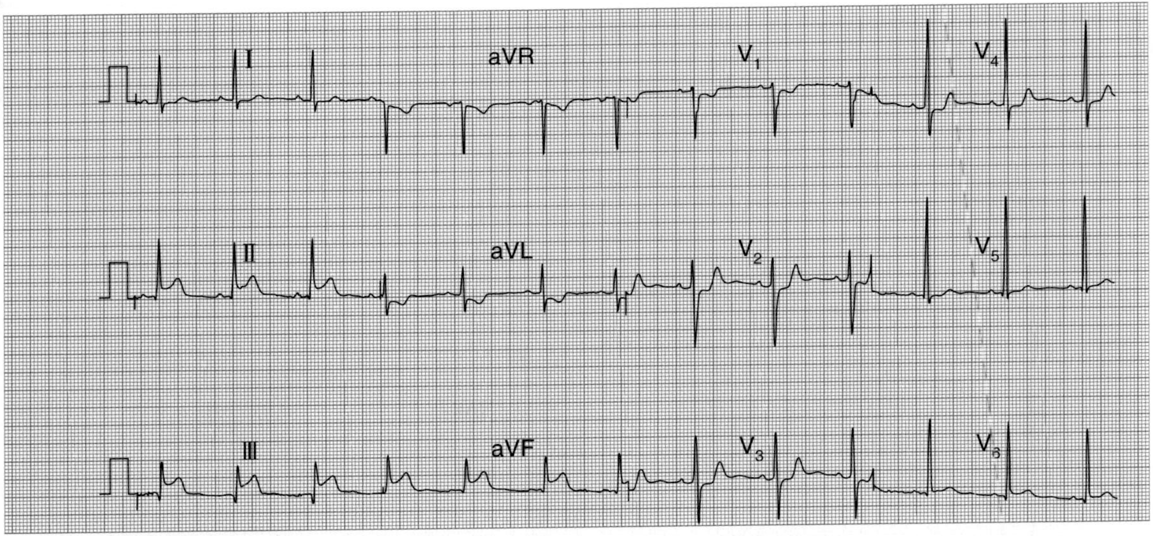

急性下壁 ST 段抬高型心肌梗死伴前侧壁缺血

标注

- 窦性心律，心率 70 次 / 分
- 心电轴正常
- Ⅲ导联小 Q 波，其他导联 QRS 波正常
- Ⅱ、Ⅲ和 aVF 导联 ST 段抬高约 3 mm，V_1 ～ V_4 导联 ST 段压低
- aVL 导联 T 波倒置

图 7.9

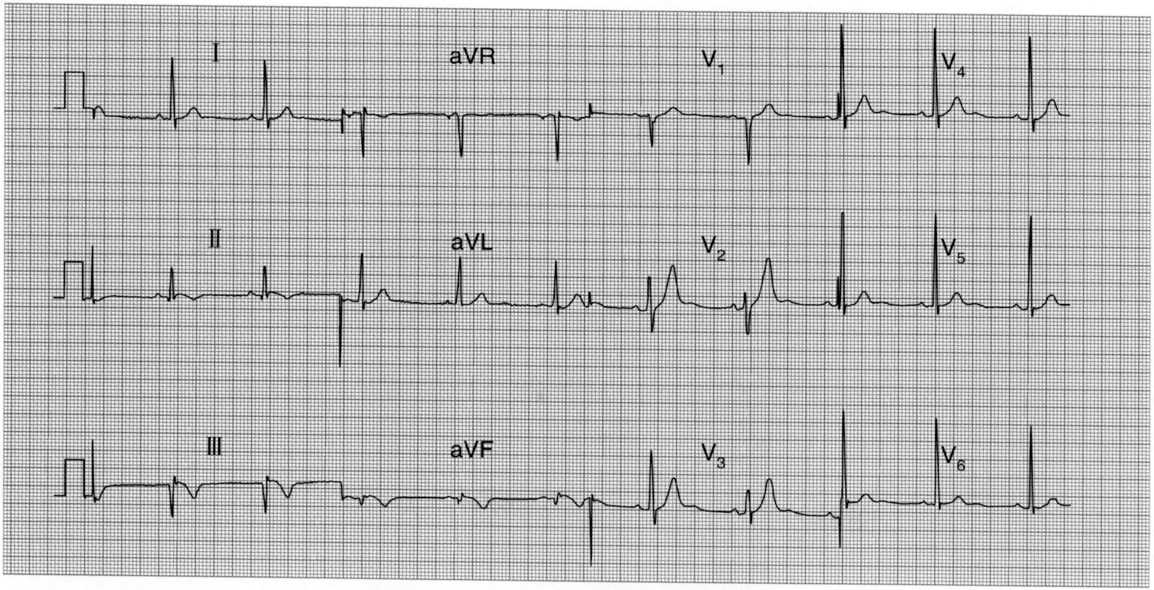

陈旧性下壁心肌梗死（与图 7.8 和图 7.10 系同一个患者）

标注

- 窦性心律，心率 60 次 / 分
- 心电轴正常
- Ⅲ和 aVF 导联 Q 波形成
- Ⅱ、Ⅲ和 aVF 导联 ST 段几乎回落至基线
- Ⅱ、Ⅲ和 aVF 导联 T 波倒置
- 胸前导联 QRS 波和 T 波正常，ST 段也恢复了正常

图 7.10

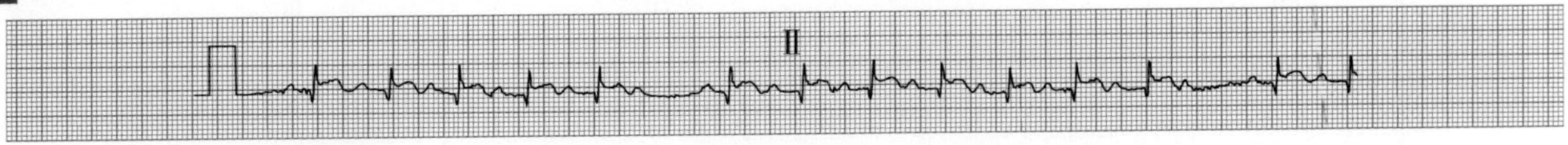

急性下壁心肌梗死患者伴二度（文氏）房室传导阻滞（与图 7.8 和图 7.9 系同一个患者）

标注

- 开始的几次心跳 PR 间期进行性延长，直至 P 波不能下传，后面为相似的可重复的心电图表现

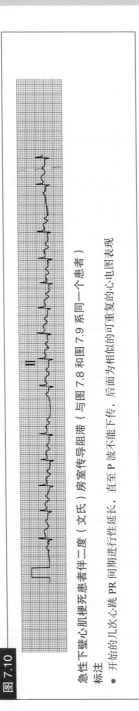

图 7.11

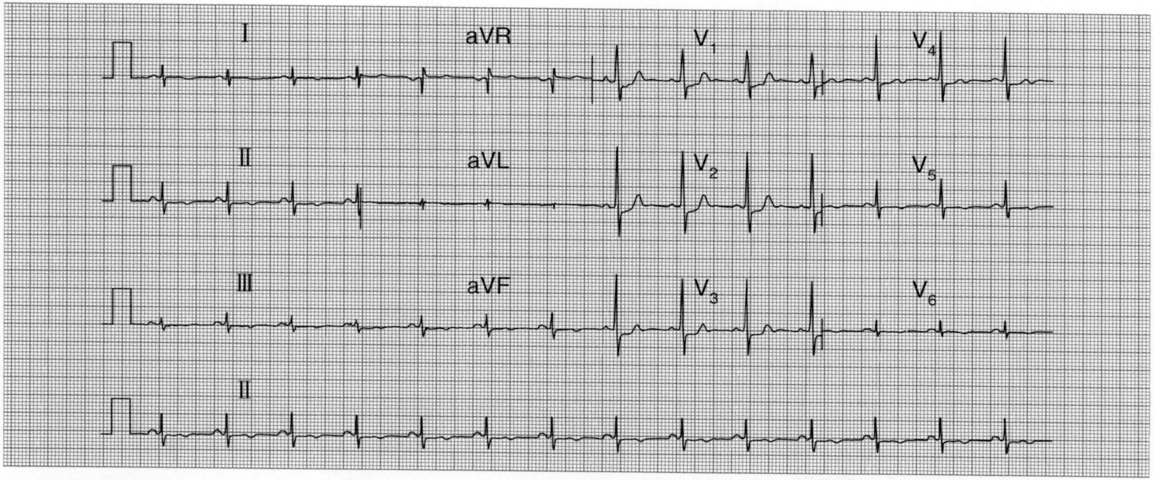

陈旧性后壁心肌梗死

标注

- 窦性心律，心率 85 次 / 分
- V_1 导联主要为 R 波
- V_1 ～ V_3 导联 ST 段压低
- Ⅱ、Ⅲ、aVF 和 V_5 ～ V_6 导联 T 波倒置
- 上述图形容易与正常变异或右心室肥大心电图相混淆，但 ST 段和 T 波改变提示心肌缺血，同时没有心电轴右偏除外了右心室肥大

非 ST 段抬高型心肌梗死

非 ST 段抬高型心肌梗死不伴有 ST 段抬高，但在心肌损伤部位的对应导联会出现 T 波倒置（图 7.12）。随着时间延长 T 波

图 7.12

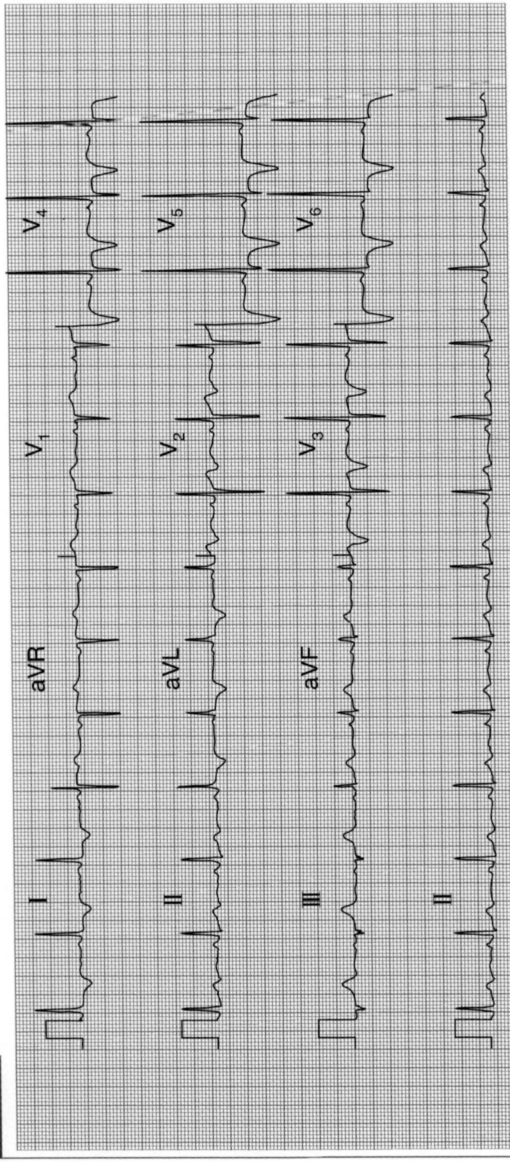

前壁非 ST 段抬高型心肌梗死

标注

- 窦性心律，心率 75 次 / 分
- 心电轴正常
- QRS 波和 ST 段正常
- I、aVL 和 V_3～V_6 导联 T 波倒置
- 上述图形需与左心室肥大区别，左心室肥大在 V_3～V_4 导联 T 波倒置并不常见

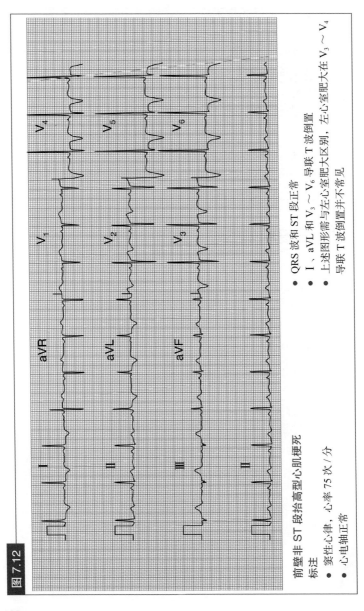

可能恢复到正常，但也可能持续倒置。Q 波不会形成，由此用来区分“Q 波”和“非 Q 波”心肌梗死。总体来说，STEMI 发展成为 Q 波心肌梗死，NSTEMI 发展成为非 Q 波心肌梗死，然而，目前治疗（PCI 或溶栓）能够阻止 STEMI 患者 Q 波形成，故区分 Q 波或非 Q 波已无临床意义。

牢记
急性 ST 段抬高型心肌梗死

心电图演变过程	梗死部位
• 正常心电图 • ST 段抬高 • Q 波出现 • ST 段正常化 • T 波倒置	• 前壁心肌梗死：一般改变出现在 V_3 ～ V_4 导联，但也经常表现在 V_2 和 V_5 导联 • 下壁心肌梗死：改变出现在Ⅲ和 aVF 导联 • 侧壁心肌梗死：改变出现在Ⅰ、aVL 和 V_5 ～ V_6 导联 • 正后壁心肌梗死：V_1 导联主波为 R 波

间歇性胸痛患者心电图

心绞痛患者在无症状时心电图可以是正常的，但心电图仍可以显示出陈旧性心肌梗死的图形。

心绞痛患者典型的心电图改变为 ST 段压低，但当心绞痛由于血管痉挛引起时，ST 段出现抬高（变异型心绞痛）。如果心绞痛的诊断存在疑问，运动可诱发心电图改变。运动试验的敏感性低于负荷超声心动图，目前已被替代（一些心脏病专家认为可直接被冠状动脉造影替代）。然而，运动试验在显示患者的耐受性方面仍发挥着重要作用，同时可发现是何种原因限制了患者的活动耐量。运动试验与冠状动脉造影相比有很大的自身优势：它是一项无创检查，而冠状动脉造影检查发现的冠状动脉病变并不一定意味着该病变会引起患者症状。

运动试验可以在跑步机上或自行车上进行。记录静息状态下的心电图，运动量在 3 min 内逐渐增加。最常用的是采用 Bruce 设计的方案（表 7.1）。两个较低水平的阶段（改良的 Bruce 方案）——均为 2.7 km/h 的速度，在 0% 或 5% 坡度，用于运动耐量明显受限的患者。

表 7.1 Bruce 方案

分级	速度（km/h）	速度（英里 / 小时）	坡度（%）
01	2.7	1.7	0
02	2.7	1.7	5
1	2.7	1.7	10
2	4.0	2.5	12
3	5.4	3.4	14
4	6.7	4.2	16
5	8.0	5.0	18

在每一阶段结束时记录心率、血压和 12 导联心电图。运动持续进行直到患者要求停止，但如果患者出现收缩压下降超过 20 mmHg 或心率下降超过 10 次 / 分，需要提前终止试验。如果患者出现胸痛和任一导联 ST 段压低 2 mm 以上或没有胸痛症状但任一导联 ST 段压低 3 mm 以上，试验也需提前终止。发生心脏传导障碍或心律失常时也需立即停止试验。

如果出现 ST 段水平压低至少 2 mm 则可明确诊断心肌缺血。如果 ST 段上斜型压低可能不存在心肌缺血。图 7.13 和 7.14 显示了一名患者静息状态和运动后诱发心绞痛的心电图。

呼吸困难患者心电图

心脏疾病导致的呼吸困难

需注意，尽管心力衰竭无特征性的心电图图形，但是心力衰竭也不可能表现为完全正常的心电图——如一位呼吸困难患者心电图完全正常，应当考虑除心力衰竭以外的其他原因（提示 7.3）。心脏扩大的心电图表现可能提示呼吸困难的原因。例如，左心室肥大的心电图表现可能是由于高血压、二尖瓣或主动脉瓣疾病引起的。

当呼吸困难的患者心电图表现为心律失常或传导异常，或存在心肌缺血，心房、心室肥大等证据，呼吸困难可能是由于心力衰竭引起的。

图 7.13

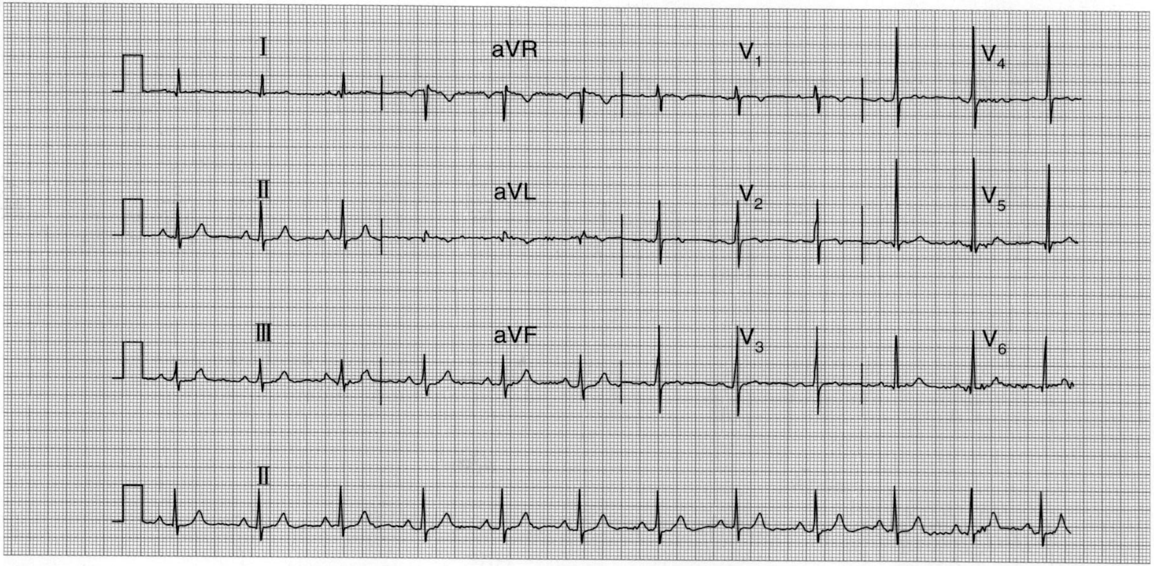

静息状态

标注

- 窦性心律，心率 65 次 / 分
- 心电轴正常
- QRS 波、ST 段和 T 波均正常

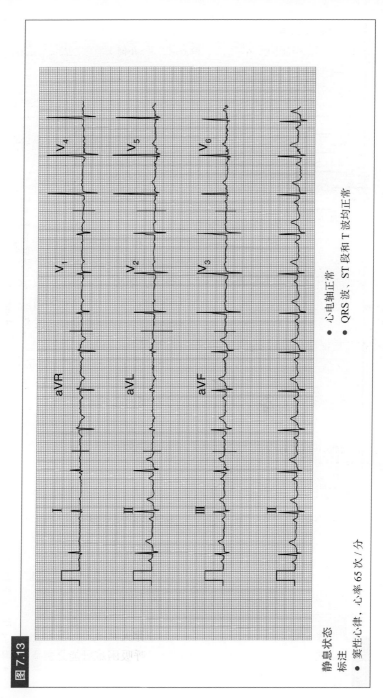

图 7.14

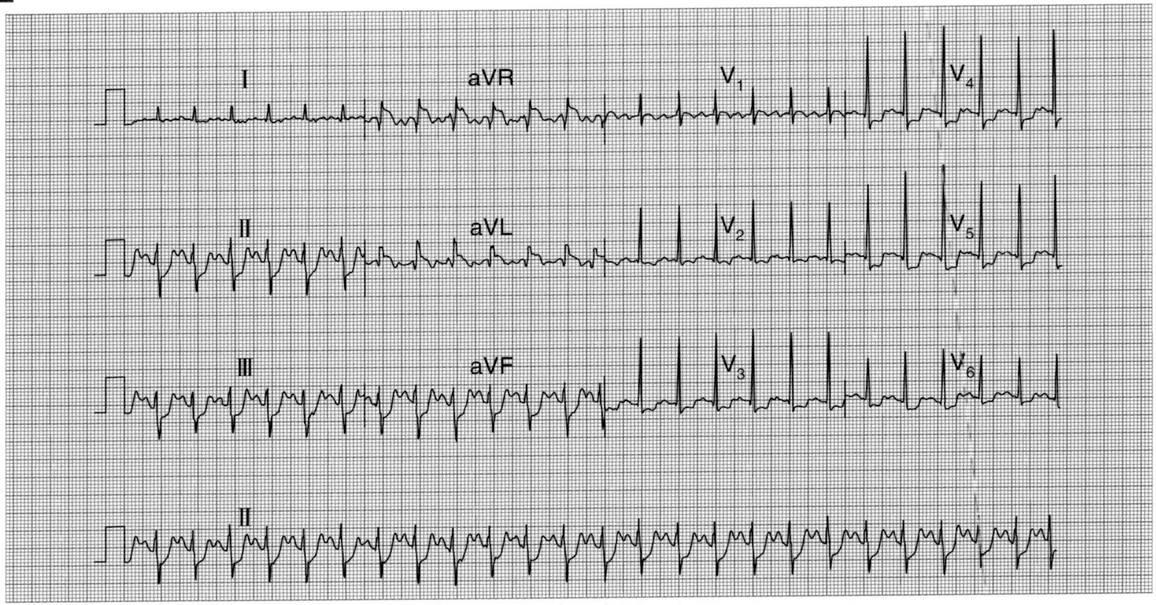

运动 5 min 后（与图 7.13 系同一患者）

标注

- 窦性心律，心率 150 次 / 分
- 心电轴左偏
- 下壁和前壁导联 ST 段水平压低，V_5 导联 ST 段压低最大值达 4 mm

提示 7.3 呼吸困难的原因

- 缺乏体育锻炼
- 肥胖
- 心力衰竭
- 肺部疾病
- 贫血
- 神经肌肉疾病
- 胸壁痛

呼吸疾病导致的呼吸困难

肺栓塞

肺栓塞的患者常同时出现胸痛和呼吸困难。虽然肺栓塞典型临床表现应是单侧和胸膜疼痛，但当大片栓子脱落侵袭肺动脉主干时可能引起类似急性心肌梗死样疼痛。肺动脉高压的患者常出现呼吸困难但无胸痛症状。

肺栓塞患者心电图通常出现窦性心动过速，并无其他异常表现，故心电图不是诊断肺栓塞的有效工具。然而，新出现的右束支传导阻滞或右心室肥大的改变（心电轴右偏、V_1 导联 R 波为主、V_1 ～ V_3 导联 T 波倒置，见图 7.15）将支持肺栓塞的诊断。如果患者发展成为持续性肺动脉高压，右心室肥大的心电图表现将持续存在。

通常将 S1Q3T3 图形（图 7.15）（心电轴右偏—— Ⅰ 导联出现明显的 S 波，Ⅲ 导联 Q 波同时 T 波倒置）作为肺栓塞的标志。实际上，它并不是一个特异性标志，除非在重复记录中反复出现。

慢性肺部疾病

慢性阻塞性肺疾病、肺间质纤维化和其他先天性肺部疾病常不引起严重肺动脉高压的心电图改变，但有可能出现心电轴右偏伴心脏顺钟向转位（图 7.16）。这是因为右心室占据了比平常更多的心前区位置，心脏发生了转位。

图 7.15

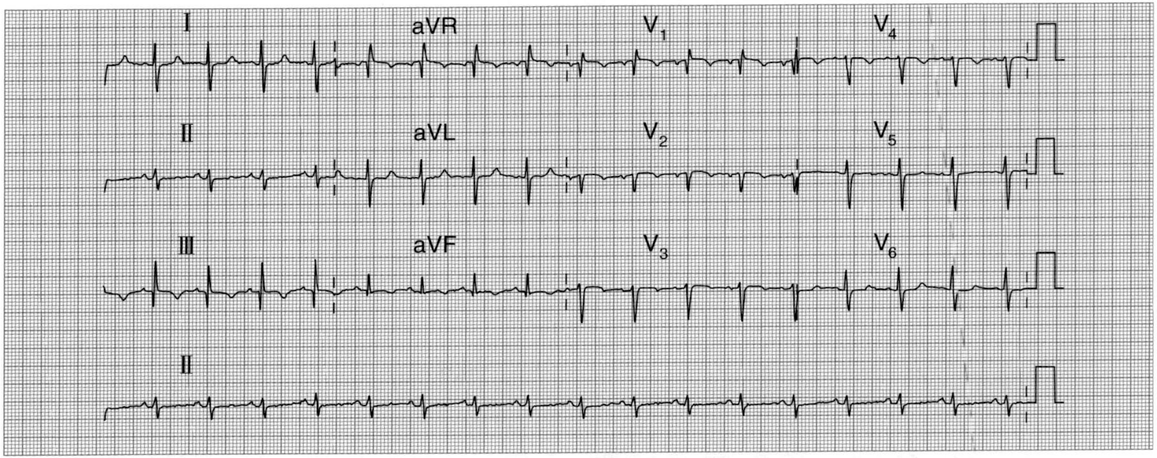

肺栓塞

标注

- 窦性心律，心率 95 次 / 分
- 心电轴右偏（ I 导联 QRS 波主波向下）
- Ⅱ导联 P 波高尖提示右心房肥大
- V_6 导联深 S 波
- V_1、V_5、Ⅱ、Ⅲ、aVF 导联 T 波倒置
- 右束支传导阻滞图形

图 7.16

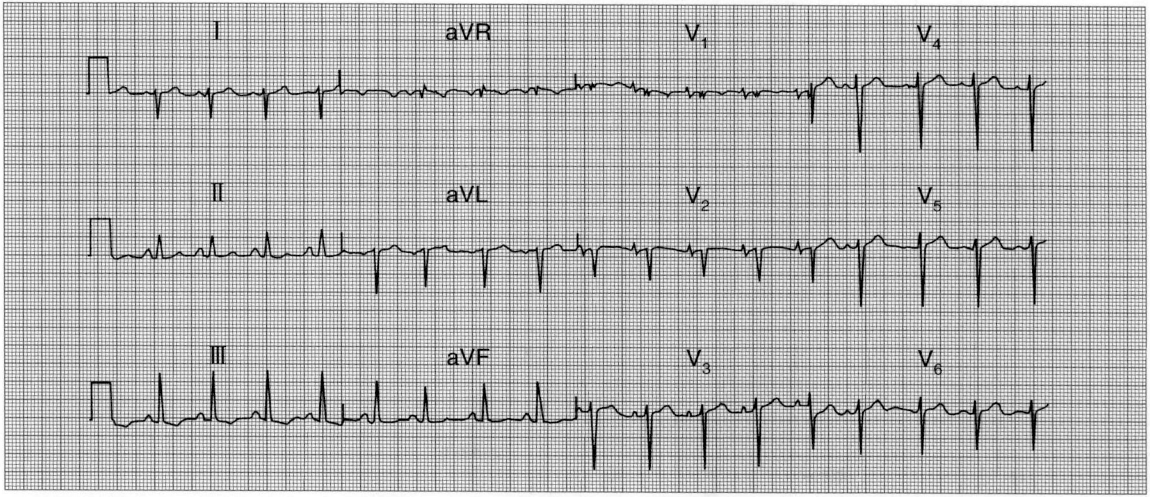

慢性肺部疾病

标注

- 窦性心律，心率 100 次 / 分，心电轴右偏
- P 波高尖，在 V_1 ～ V_2 导联最明显
- 不完全性右束支传导阻滞
- V_6 导联深 S 波

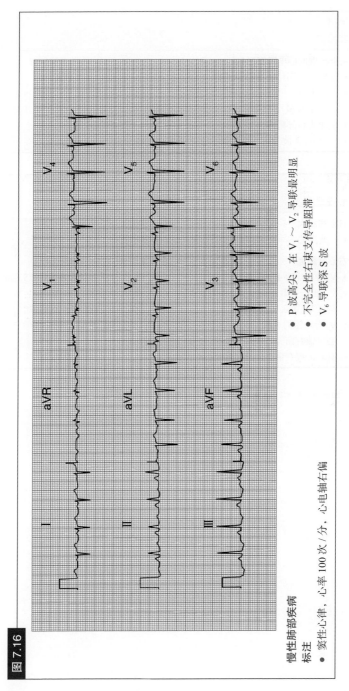

牢记
肺栓塞

可能出现的心电图图形包括：
- 正常心电图伴窦性心动过速
- 高尖P波
- 心电轴右偏
- 右束支传导阻滞
- V_1导联R波为主（即R波大于S波）
- V_1～V_3导联T波倒置
- V_6导联深的S波
- 心电轴右偏（Ⅰ导联S波），加上Ⅲ导联Q波同时T波倒置（S1Q3T3）

牢记
心脏肥大

右心房肥大
- P波高尖

右心室肥大
- V_1导联上高R波
- V_1和V_2导联T波倒置，有时在V_3甚至V_4导联T波倒置
- V_6导联深的S波
- 心电轴右偏
- 有时出现右束支传导阻滞

左心房肥大
- P波增宽

左心室肥大
- V_5或V_6导联R波振幅大于25 mm
- V_5或V_6导联R波振幅加上V_1或V_2导联S波深度大于35 mm
- Ⅰ、aVL、V_5～V_6有时V_4导联T波倒置

ECG MP 了解更多肺栓塞内容，请见《轻松应用心电图》第7版第6章

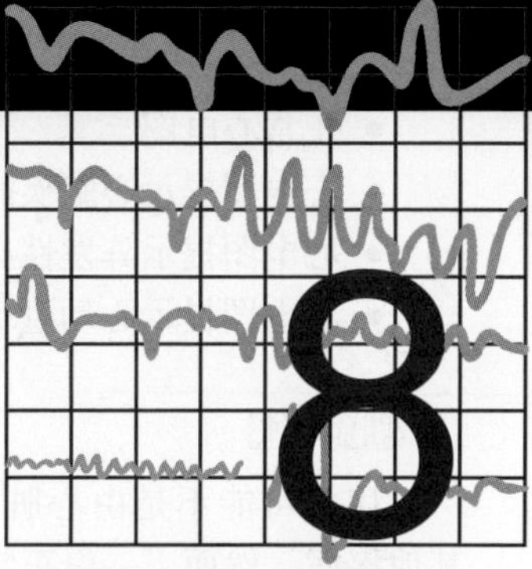

心悸或晕厥患者心电图

The ECG in patients with palpitations or syncope

“心悸”在不同人群中意味着不同的情况，但从本质上讲心悸是自身感觉到的心跳。“晕厥”是指突然的意识丧失。能确定心源性晕厥的唯一方法是当患者症状发作时记录一份心电图，但是症状发作时能记录到心电图的可能性很小。无论如何，即使是在患者无症状时记录的心电图对诊断也是有帮助的。

患者无症状时的心电图

如果患者一般状况良好时记录心电图，可能做出四种心电图诊断：

- 正常心电图
- 心电图提示心脏疾病
- 心电图提示阵发性心动过速
- 心电图提示心动过缓导致晕厥

正常心电图

症状可能不是由心脏疾病引起的——患者可能患有癫痫或其他疾病。然而，一份正常心电图并不能排除阵发性心律失常的可能，患者对症状的描述很关键。例如，患者发病与运动、贫血或焦虑相关，心悸症状逐渐发作且逐渐缓解，可能为窦性心动过速。阵发性室上性心动过速为突然发病，突然终止，常无任何诱因。要获得发作记录，可能需要动态心电图记录，但动态心电图记录的持续时间取决于发作的频率。对于罕见的发作，可能需要可植入的记录仪，它可以在原位置保留 2 年时间（图 8.1）。

心电图提示心脏疾病

显著的 T 波倒置可能提示左心室高电压或左束支传导阻滞（可能由于主动脉瓣狭窄引起）；亦可能提示右心室高电压（可能由于肺动脉高压引起）。年轻人不太可能患有冠状动脉疾病，图 8.2 提示肥厚型心肌病，其临床可表现为心律失常、晕厥和猝死。

心电图提示阵发性心动过速

预激综合征

PR 间期缩短（＜ 120 ms），宽大畸形的 QRS 波提示 Wolff-Parkinson-White（WPW）综合征。短 PR 间期、ORS 波正常提示 Lown-Ganong-Levine（LGL）综合征。在这两种情况下异常通道绕过房室结形成短 PR 间期。

在 WPW 综合征中，异常通道连接心房和心室，QRS 波变宽、起始部出现一个向上的顿挫。在 A 型 WPW 综合征中，通道位于左侧连接左心房和左心室，V_1 导联以 R 波为主（图 8.3；另外一个例子见图 4.28）。这可能容易和右心室肥大混淆。少见情况下，异常通道可在右侧连接右心房和右心室，称为 B 型 WPW 综合征（图 8.4）。其中 V_1 导联不以 R 波为主而是出现一深的 S

图 8.1

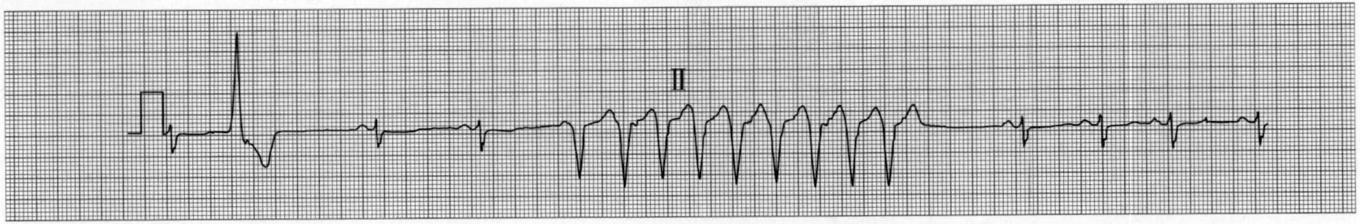

动态记录：宽 QRS 波心动过速

标注

- 动态记录仪可提供 1 个或 2 个导联图形，显示节律条图
- 窦性节律，心率 80 次 / 分
- 1 个室性期前收缩
- 9 个宽 QRS 波心动过速，可能来源于心室

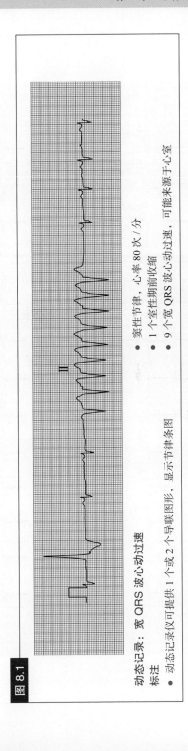

图 8.2

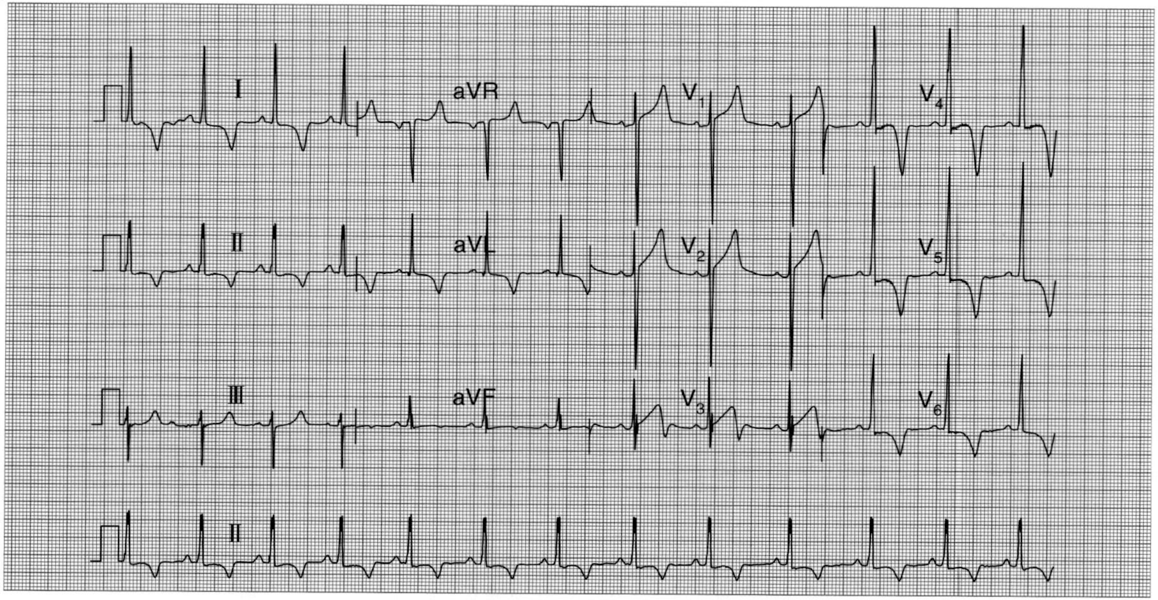

肥厚型心肌病

标注

- 窦性心律，心率 70 次 / 分
- 心电轴正常
- 标准电压下左心室肥大（V_1 导联 S 波＝28 mm，V_5 导联 R 波＝30 mm）
- Ⅰ、Ⅱ、aVL 和 V_3～V_6 导联 T 波深倒，V_4 导联 T 波倒置最深
- 本心电图改变完全可以由左心室肥大引起，而不是肥厚型心肌病。但根据本例心电图 T 波的典型特点及 T 波倒置最深在 V_4 导联而不是 V_6 导联，诊断本例心电图为肥厚型心肌病。由于特征性的 T 波倒置，也排除了前侧壁缺血的诊断

图 8.3

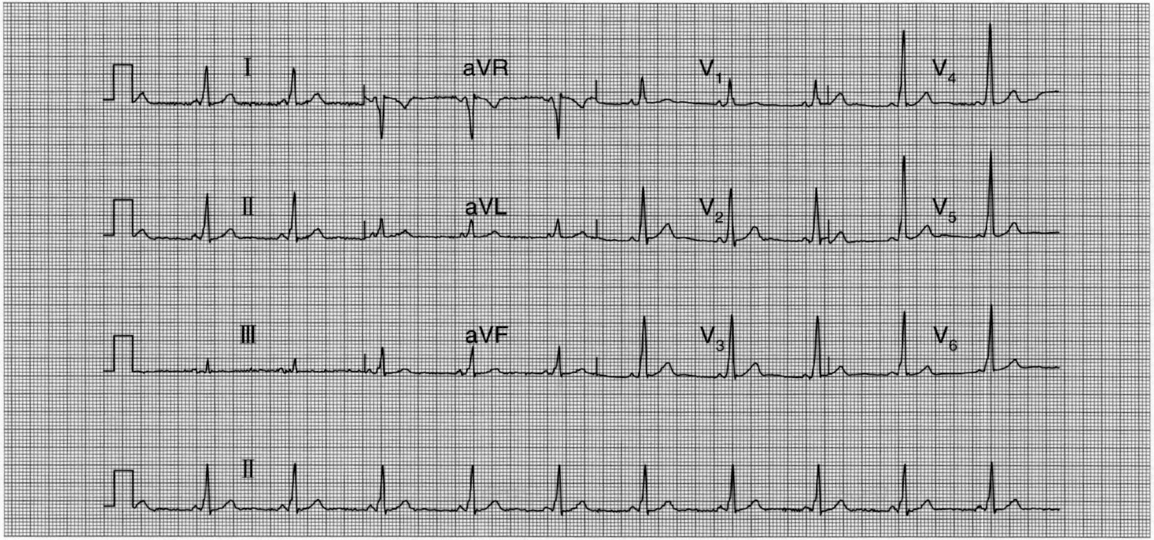

A 型 WPW 综合征

标注

- 窦性心律，心率 65 次 / 分
- 心电轴正常
- 短 PR 间期（100 ms）
- QRS 波轻度增宽（130 ms），起始部有一个向上的顿挫（V_4 ～ V_5 导联明显）
- V_1 导联 R 波为主

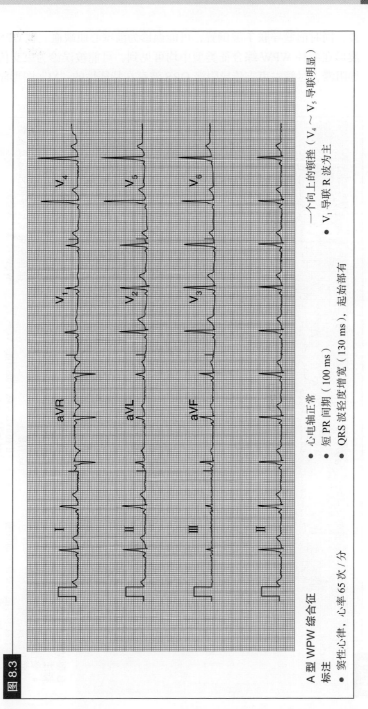

波，同时前壁导联 T 波倒置，可能误诊为前壁心肌缺血。宽 ORS 波形在两种 WPW 综合征类型中均可见到，可能被误诊为束支传导阻滞，尽管左束支传导阻滞 ORS 波存在特征性的“M”图形而

图 8.4

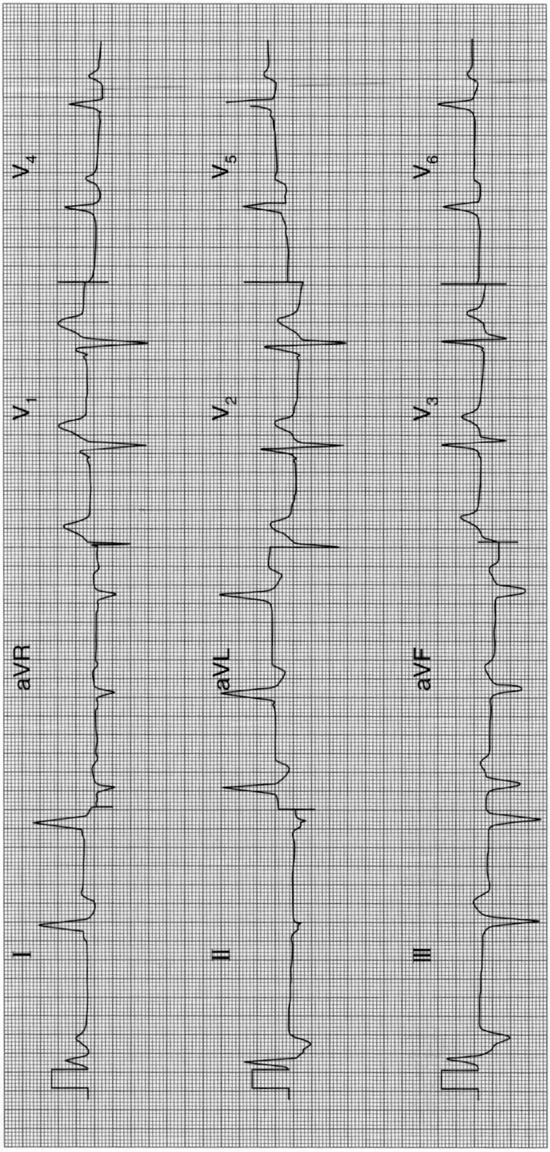

B 型 WPW 综合征

标注

- 窦性心律，心率 55 次 / 分，V_1 导联 P 波最清晰
- 第一个波形可能是室性期前收缩
- 短 PR 间期
- 心电轴左偏
- 宽 QRS 波（160 ms），起始部有一个向上的顿挫（δ 波），V_2～V_4 导联明显
- Ⅰ、Ⅱ和 aVL 导联 T 波倒置，V_5～V_6 导联 T 波双向
- 在Ⅱ导联出现的第 2 和第 3 个小的波形可能由于技术错误
- 这份心电图记录必须与窦性心律伴左束支传导阻滞以及 A 型 WPW 综合征区分开

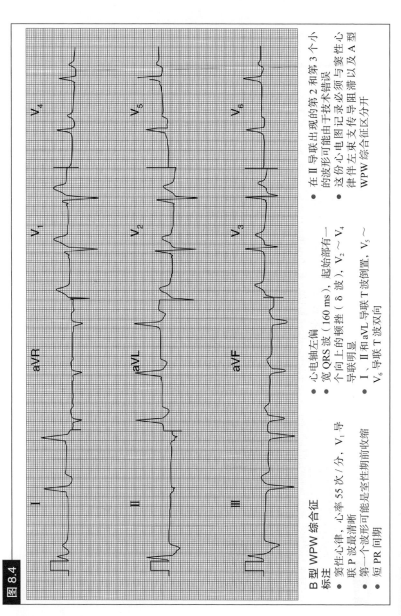

WPW 综合征并不会出现这种特征性图形。

在 LGL 综合征中，异常通道连接的是心房到希氏束，因此表现为短 PR 间期，但 QRS 波是正常的（图 8.5）。

图 8.5

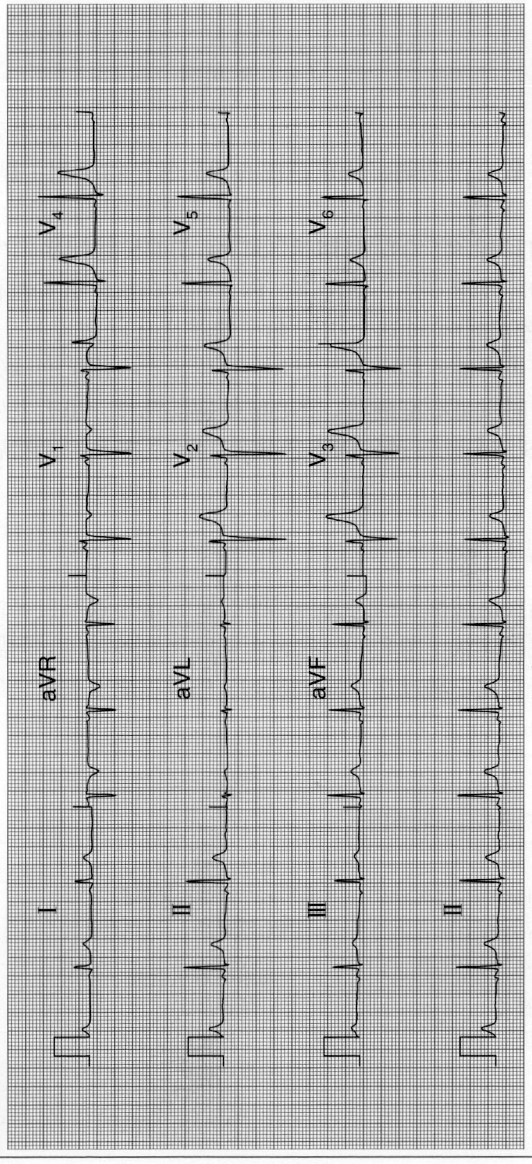

LGL 综合征

标注

- 窦性心律，心率 65 次 / 分
- 心电轴正常
- 短 PR 间期 100 ms
- 正常 QRS 波和 T 波
- 在 LGL 综合征中旁路连接的是心房到希氏束而不是从心房到心室，因此 ORS 波是正常的

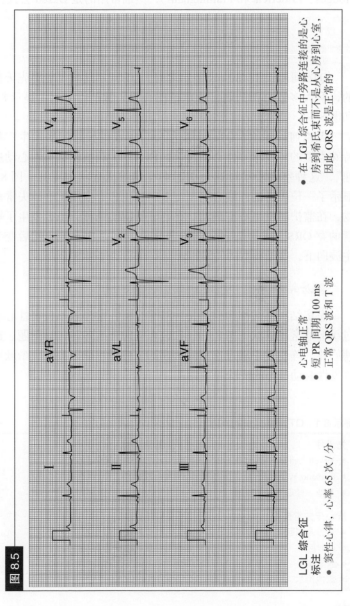

长 QT 间期

QT 间期是随心率（也随性别和时间）变化而变化的，校正的 QT 间期（QTc 间期）可以用许多不同的公式来计算（例如：Hodges、Fridericia 和 Framingham），但最常用的是 Bazett 公式：

$$QTc = \frac{QT}{\sqrt{R - R\text{ 间期}}}$$

QTc 间期长于 480 ms 是异常的。QT 间期延长可能是先天性的，但大多数由于药物，特别是抗心律失常药物引起（提示 8.1 和图 8.6）。

无论何种原因，QTc 间期达 500 ms 或更长时间易发生一种特殊类型的阵发性室性心动过速，称为“尖端扭转型室性心动过速”，这种室性心动过速会引起典型的临床症状或猝死。图 8.7 显示了一位患者的连续心电图记录，这位患者应用抗心律失常药物，在监护时发生心室颤动。在心脏停搏前几秒，患者发生了短暂的宽 QRS 波心动过速，QRS 波主波起初是向上的，然后变为主波向下，这是典型的尖端扭转型室性心动过速图形。

窦房结疾病

窦房结疾病被称为病态窦房结综合征，常导致不良窦性心动过缓但通常无症状（图 8.8）。它也可同时伴有各种传导问题、逸搏心律、阵发性心动过速（提示 8.2）。患者可能以头晕、晕厥或阵发性心动过速的症状为主诉。

提示 8.1　QT 间期延长的原因

先天性
- Jervell-Lange-Nielson 综合征
- Romano-Ward 综合征
- 其他一些遗传异常疾病

抗心律失常药物
- 普鲁卡因胺
- 丙吡胺
- 胺碘酮
- 索他洛尔

其他药物
- 三环类抗抑郁药
- 红霉素

血浆电解质紊乱
- 低钾血症
- 低镁血症
- 低钙血症

图 8.6

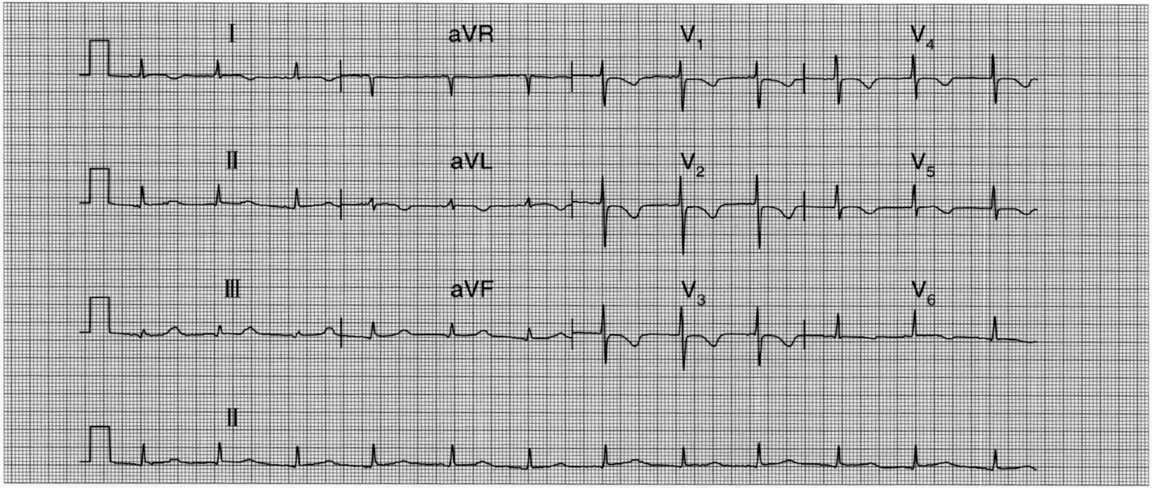

QT 间期延长

标注

- 窦性心律，心率 75 次 / 分
- 心电轴正常
- P 波在有些导联很难看到，但在 Ⅰ 和 aVL 导联明显
- QRS 波正常
- Ⅰ、aVL 和 V_1 ～ V_6 导联 T 波倒置
- QT 间期 480 ms，QTc 间期 520 ms
- 该患者 QT 间期延长是由于应用胺碘酮所致

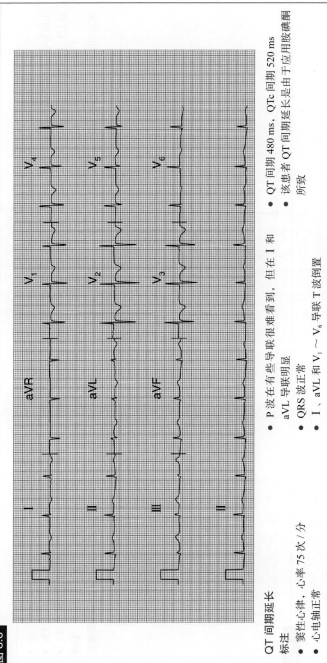

图 8.7

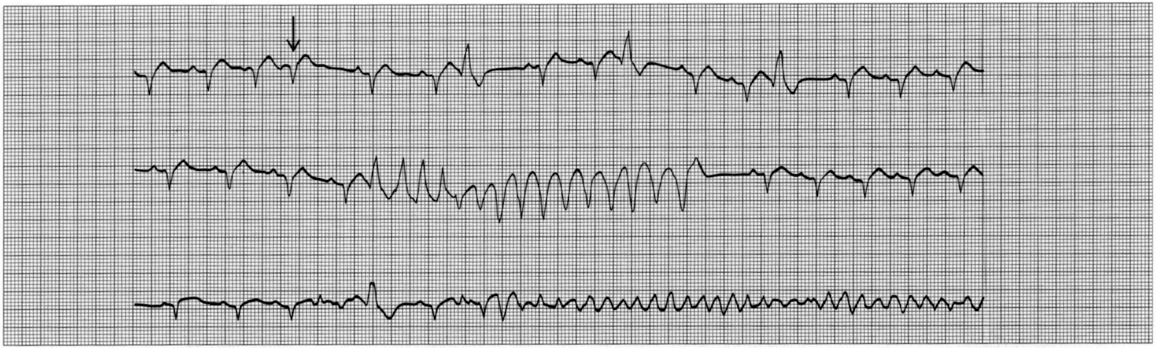

尖端扭转型室性心动过速和心室颤动

标注

- 3 份心律条图是连续记录的
- 基础节律为窦性心律，心率约 100 次 / 分
- 最上面的长条图有一个室上性期前收缩（箭头指示）和 3 个室性期前收缩
- 中间一份长条图有一串宽 QRS 波心动过速，起初 4 个 QRS 波主波向上，此后主波向下——这是尖端扭转型室性心动过速的典型表现
- 最下面的长条图出现单个室性期前收缩后诱发心室颤动
- 在这份记录中未见明显的长 QT 间期——QT 间期最好在 12 导联心电图中测量

图 8.8

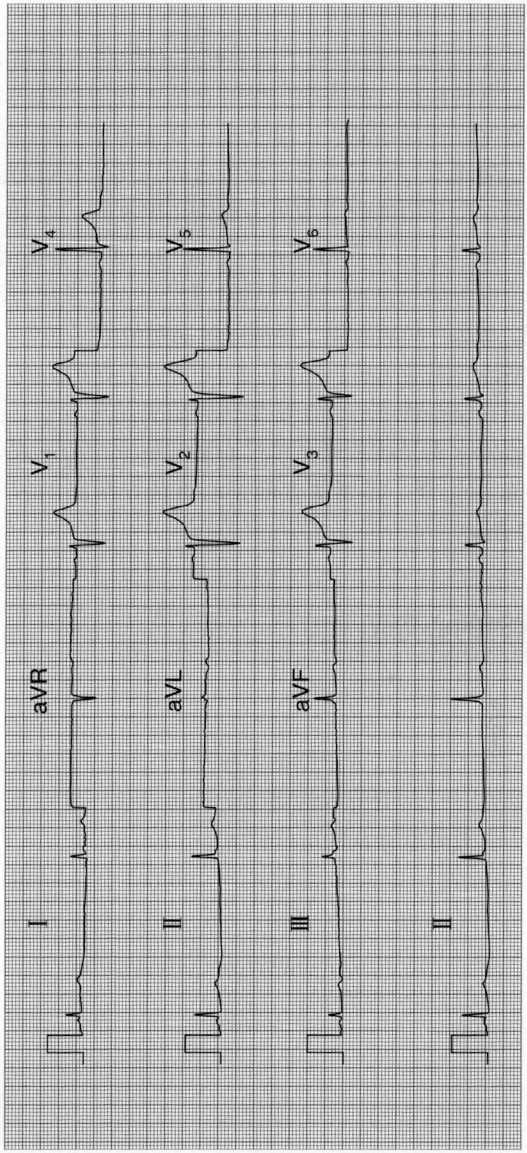

病态窦房结综合征

标注

- 首先看心律长条图
- 起初前 3 次心搏没有 P 波，是房室结性逸搏心律，心率 35 次 / 分
- 接下来 3 次心搏为窦性心律（P 波紧临 QRS 波），心率 38 次 / 分
- QRS 波和 T 波正常
- 窦性心动过缓伴房室结性逸搏心律是典型的病态窦房结综合征的心电图表现

提示 8.2　与病态窦房结综合征相关的心脏节律

- 不良窦性心动过缓
- 窦性心律的突然变化
- 窦性停搏
- 心房静止
- 房室交界性逸搏心律
- 交界性心动过速与交界性逸搏交替

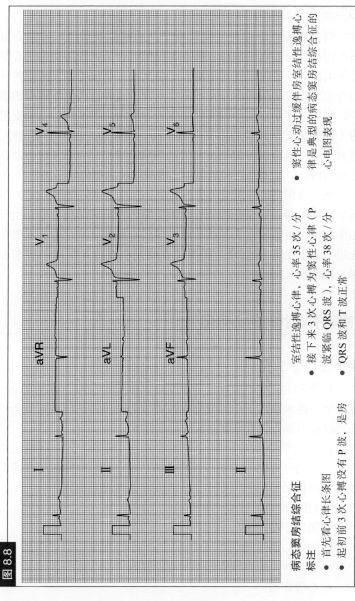

心电图提示心动过缓导致晕厥

以头晕为主诉的健康受试者中，无临床症状时的静息心电图可能表现为心电轴偏移、病态窦房结综合征、任何类型的心脏传导阻滞。一度房室传导阻滞、二度文氏（莫氏Ⅰ型）房室传导阻滞和束支传导阻滞本身并不需要治疗，或者这些传导阻滞的组合，例如一度房室传导阻滞伴束支传导阻滞（图 8.9）、双分支阻滞（左前分支阻滞伴右束支传导阻滞，图 8.10）也不需要治疗。然而，这些组合也可能与高度房室传导阻滞相关，可考虑行动态心电图检查以监测是否间断发生二度或三度房室传导阻滞。

在二度房室传导阻滞（莫氏Ⅱ型，2∶1 房室传导阻滞或 3∶1 房室传导阻滞）或完全性（三度）房室传导阻滞的患者中，由于心率缓慢很可能发生头晕或晕厥，建议心脏起搏治疗而不需要首先进行动态心电图记录。需要注意的是心脏传导阻滞的根本原因，如提示 8.3 所述。

患者有症状时的心电图

阵发性心动过速

从患者的症状不可能区分出期前收缩或阵发性心动过速是来源于室上性或室性——尽管阵发性室性心动过速比阵发性室上性心动过速引起头晕或晕厥症状的可能性大。

在阵发性心动过速时，心率常快于 160 次 / 分——相比之下窦性心动过速时心率很少快于 140 次 / 分。阵发性心动过速时 QRS 波可能是窄的（例如小于 120 ms）也可能是宽的。

窄 QRS 波心动过速可能提示：

- 窦性心动过速
- 房性心动过速
- 交界性（房室结折返性）心动过速
- 心房扑动
- 心房颤动
- WPW 综合征

室上性节律的心电图特征总结见本章末“牢记”内容。

鉴别窄 QRS 波心动过速最简单的方法是刺激迷走神经，例

图 8.9

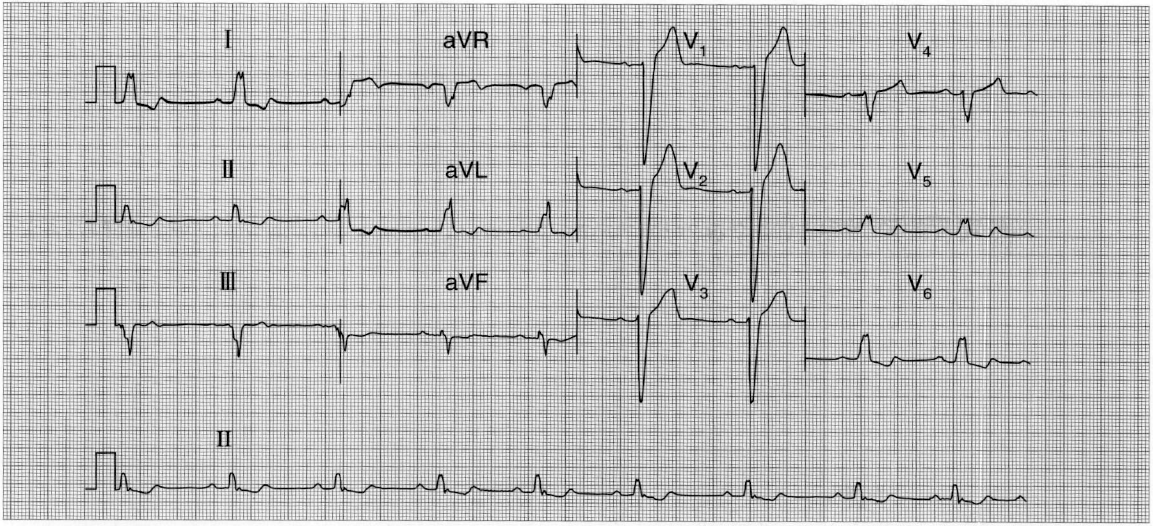

一度房室传导阻滞伴左束支传导阻滞

标注

- 窦性心律，心率 55 次 / 分
- 心电轴正常
- 长 PR 间期（224 ms）
- 宽 QRS 波
- 在Ⅰ、Ⅱ、V_5、V_6 导联呈“M”形
- Ⅰ、aVL 和 V_6 导联 T 波倒置

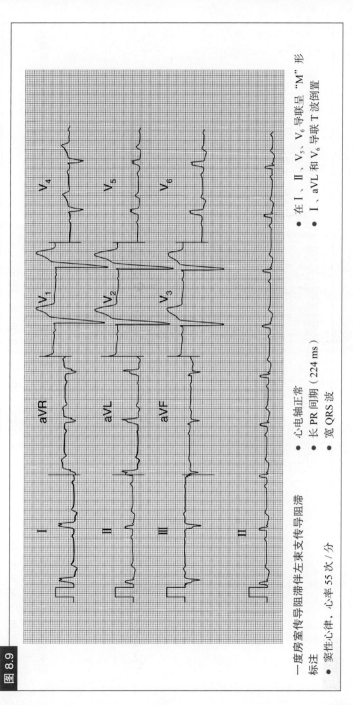

图 8.10

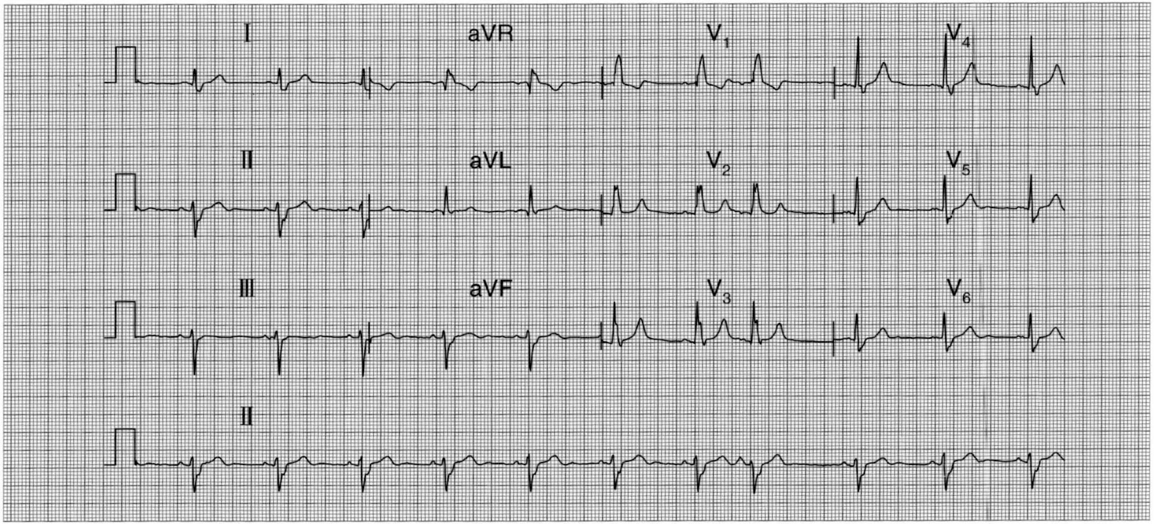

双分支阻滞

标注

- 窦性心律，心率 70 次 / 分
- 心电轴左偏（在Ⅱ和Ⅲ导联 S 波大于 R 波）
- 右束支传导阻滞——宽 QRS 波（135 ms）；V_1 导联呈 RSR′型；V_6 导联 S 波增宽且有切迹

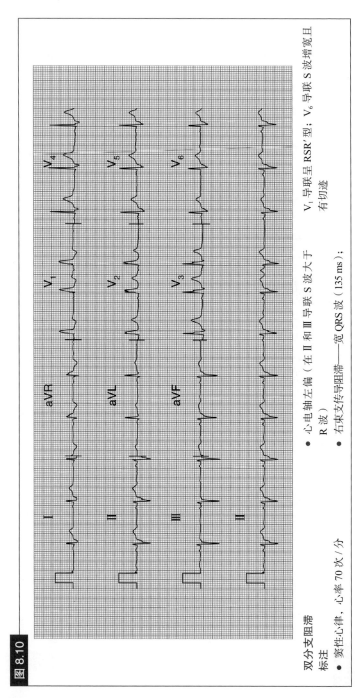

提示 8.3　**心脏传导阻滞的原因**

一度和二度房室传导阻滞	完全性房室传导阻滞
• 迷走神经张力增高	• 特发性的（传导组织纤维化）
• 运动员	• 先天性的
• 急性心肌炎	• 缺血性心脏病
• 缺血性心脏疾病	• 主动脉瓣狭窄
• 低钾血症	• 手术及创伤
• 地高辛	
• β 受体阻滞剂	

如压迫颈动脉窦或压迫眼球，同时记录心电图。这可使窦性心动过速心率减慢；房性、交界性心动过速和由于预激形成的心动过速可能被终止；心房扑动的心房与心室传导比例增加；对心房颤动几乎没有影响。

宽 QRS 波心动过速可能提示：

- 室性心动过速
- 任何类型室上性心动过速伴束支传导阻滞
- WPW 综合征

宽 QRS 波心动过速的心电图特征总结见本章末“牢记”内容。

很难区分宽 QRS 波心动过速是室上性心动过速伴束支传导阻滞还是室性心动过速，本章末的“牢记”部分内容可能有所帮助。

图 8.11 显示了室性心动过速的心电图特点——心电轴左偏，QRS 波宽度 180 ms，同时胸前导联 QRS 波均向上。

间歇性心动过缓

无论何种心脏节律导致的间歇性心动过缓，如果心率足够慢均能导致头晕、晕厥症状。一位心率 40 次 / 分的窦性心律的运动员可能是完全健康的，但对于一位老年人无论任何原因导致心率低于 60 次 / 分，均可能出现头晕症状。

缓慢的心率可以由二度、三度心脏传导阻滞或“停搏”（窦房结不能正常发放电活动）引起。这种现象见于病态窦房结综合征。图 8.12 显示了一位病态窦房结综合征患者的动态心电图记录，患者由于存在 3.5 s 的窦性停搏而诉头晕。

对于有症状的心动过缓，药物治疗是无效的，需行永久性心脏起搏治疗。

图 8.11

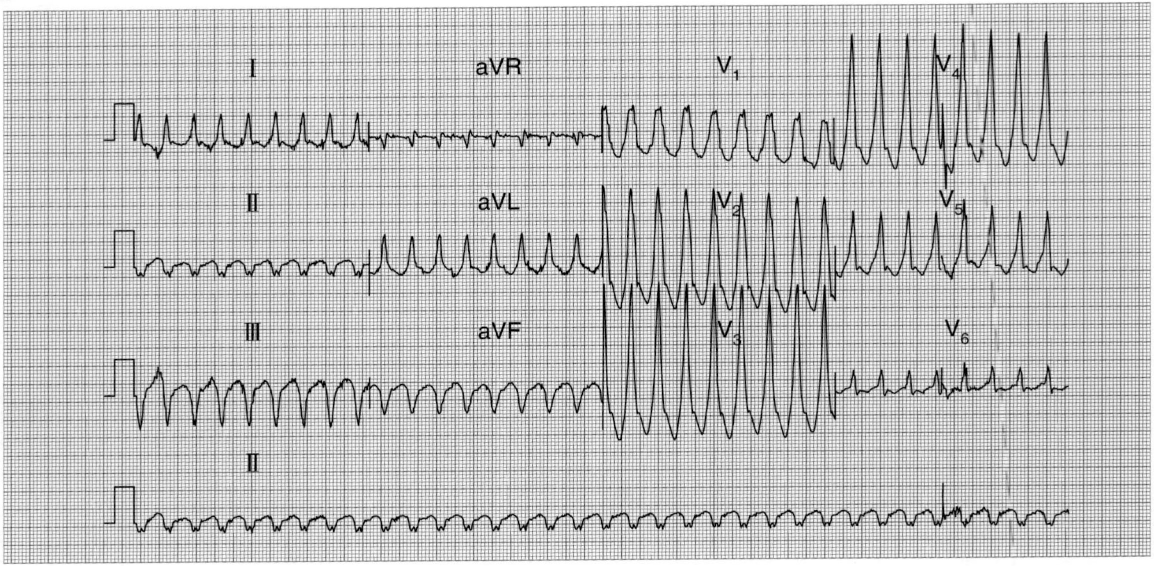

室性心动过速

标注

- 规律的宽 QRS 波心动过速，心率 200 次 / 分
- 无 P 波
- 心电轴左偏
- QRS 波宽度 180 ms（如果 > 160 ms，此时心律更可能是心室起源而非室上性起源伴束支传导阻滞）
- 在胸前导联 QRS 波均朝同一方向（向上）（再一次证实心室起源）

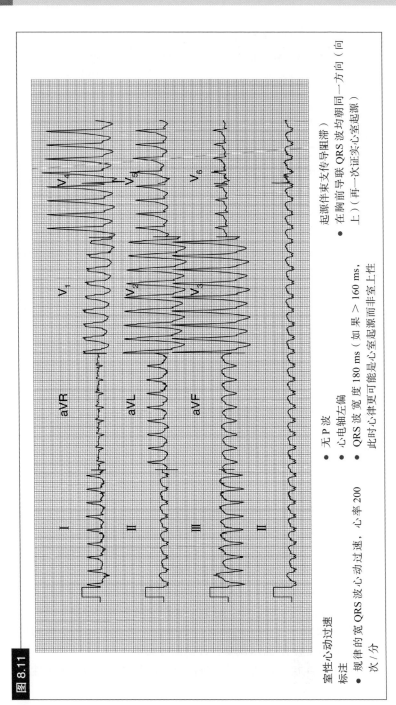

图 8.12

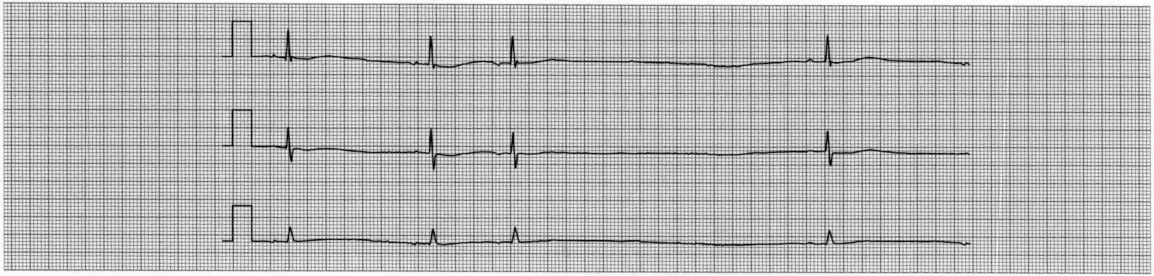

动态记录：病态窦房结综合征

标注

- 前 2 次搏动为窦性节律，心率 38 次 / 分
- 第 3 次搏动为房性期前收缩，显示一个异常 P 波
- 此后为持续 3.5 s 的长间歇，长间歇后跟随一次窦性搏动

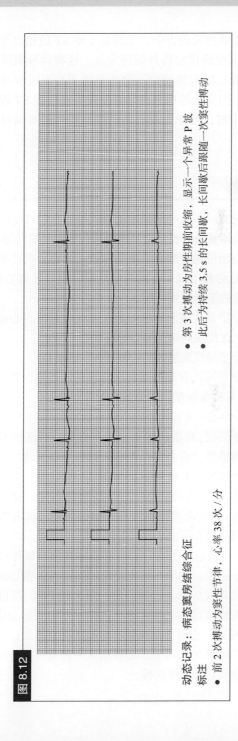

在急性心肌梗死患者中，尤其是下壁 ST 段抬高型心肌梗死（STEMI），完全性房室传导阻滞常见。这种传导阻滞常是一过性的，不需要心脏起搏治疗，除非是由于心率缓慢导致了血流动力学障碍。当完全性房室传导阻滞发生在前壁 ST 段抬高型心肌梗死患者中时，考虑大量心肌已经受损，需要临时心脏起搏治疗。

心脏起搏器

起搏器发放一次微小的脉冲电流代替窦房结或受阻滞的希氏束功能。起搏器复杂的设计使其能够模拟正常心脏传导功能。

起搏器功能可通过静息心电图判读。大部分现代起搏器功能可感知自身心房和（或）心室的电活动，同时起搏心房和（或）心室。起搏器的工作模式可用 3 ～ 4 个字母代表：

1. 第一个字母代表起搏的心腔（A 代表起搏右心房，V 代表起搏右心室，D 代表同时起搏右心房和右心室）。

2. 第二个字母代表感知的心腔（A、V 或 D）。

3. 第三个字母代表起搏器对感知事件的反应，T 为起搏器触发型，I 为起搏器抑制型，D 为兼具触发和抑制。

4. 第四个字母（R）代表频率应答功能。

“VVI”代表起搏器起搏和感知右心室。当感知不到自身电活动时，起搏器激动右心室；当感知到自身电活动时，起搏器受到抑制。心电图如图 8.13 所示。

“AAI”代表起搏器只有一根心房电极导线，起搏和感知心房（图 8.14）。如果未感知到自身心房电活动，起搏器将激动心房；当感知到自身心房电活动，起搏器受到抑制。

“DDD”代表起搏器存在心房和心室两根电极导线，同时起搏和感知两个心腔。如果在预先设定的间期内未感知到心房电活动，心房电极将发放脉冲起搏心房。最大的 PR 间期也可预先设定，如果没有感知到心室电活动，心室将会被起搏。图 8.13 可能为 VVI 工作模式，也可能是感知心房起搏心室模式，心室频率跟随心房频率。胸部 X 线可显示心脏植入一根或两根电极导线。图 8.15 显示心房和心室顺序起搏。

图 8.13

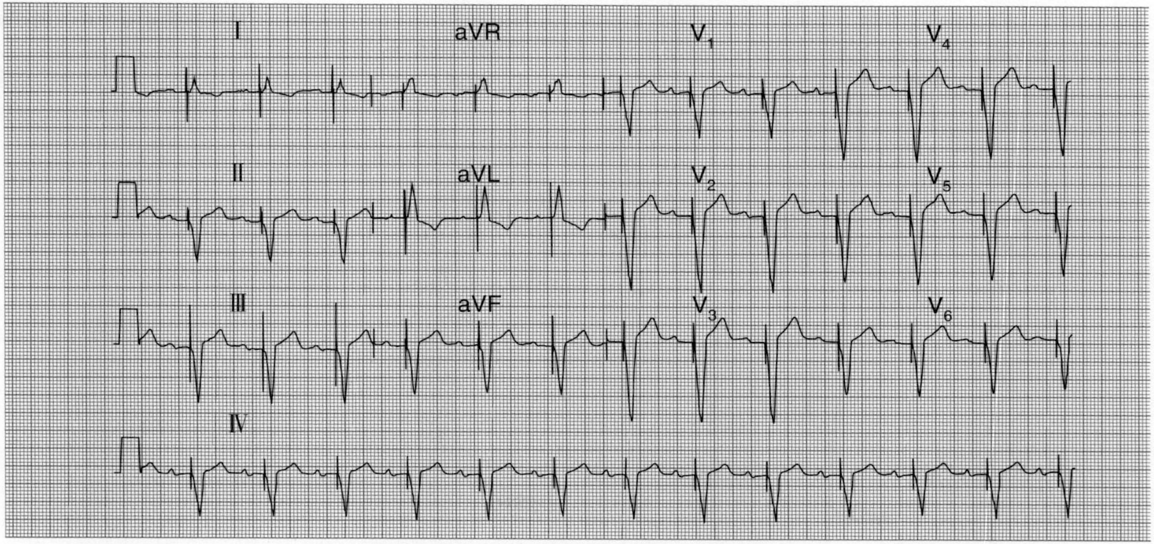

心室起搏心电图

标注

- 心室起搏：每个 QRS 波前均有一个尖的起搏钉样信号
- 宽的异常的 QRS 波
- 窦性频率 75 次 / 分
- 长 PR 间期 280 ms
- 每一个 P 波后均跟随一次心室起搏
- 这份心电图可能是 VVI 起搏，但也可能是通过右心房电极感知到心房电活动后跟踪心房频率起搏（DDD 起搏）

图 8.14

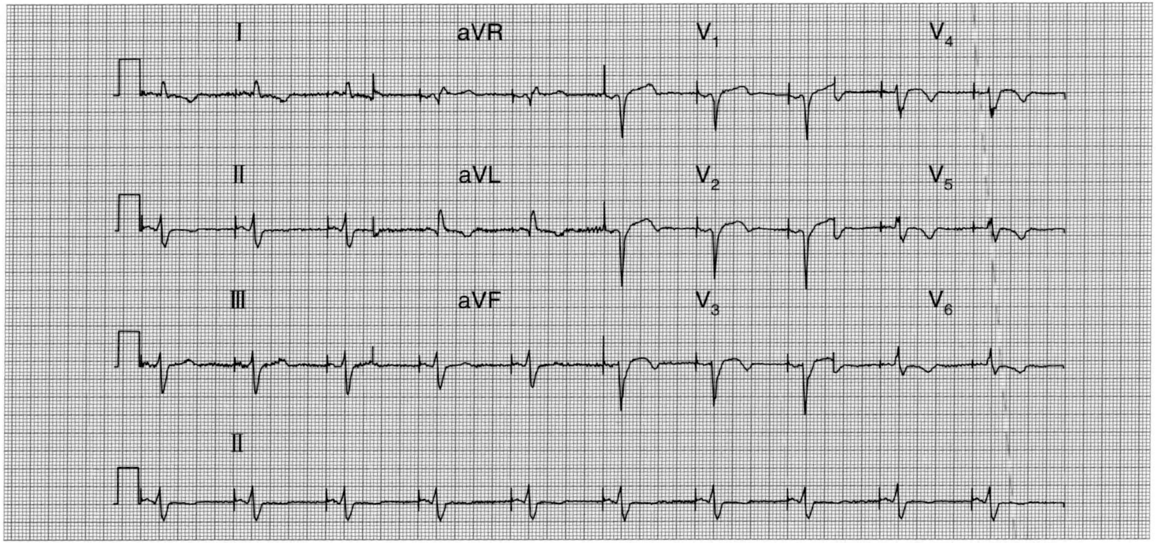

心房起搏心电图

标注

- 心房起搏，每一个 P 波前均有一个尖的起搏钉样信号
- PR 间期正常
- 窄的 QRS 波，前壁导联 R 波递增不良，提示陈旧性前壁心肌梗死
- Ⅱ、aVL 和 V_4 ～ V_6 导联 T 波倒置符合心肌缺血
- 心房起搏时 QRS 波和 T 波形态正常，而心室起搏时 QRS 波和 T 波形态异常

图 8.15

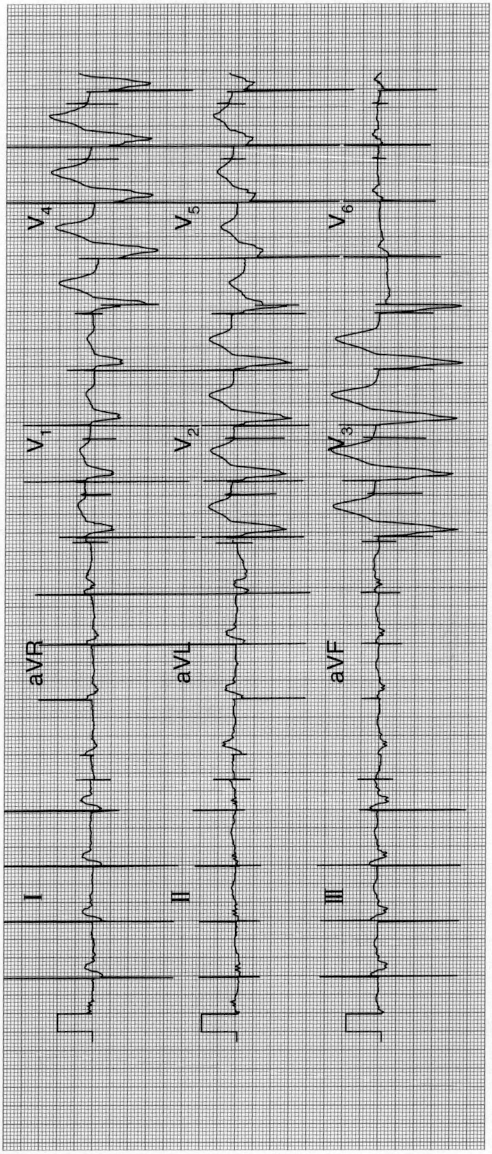

双腔起搏心电图

标注

- 能看到两个起搏钉样信号，在 V_1～V_3 导联最清楚
- 第 1 个起搏钉样信号引起心房激动，虽然看不到明显的 P 波
- 第 2 个起搏钉样信号引起心室激动——宽大畸形的 QRS 波

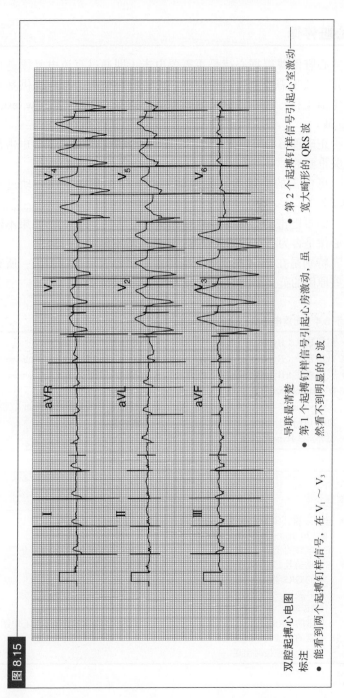

心脏停搏

心脏停搏根据心律是否需要电击（即通过直流电复律进行纠正）或不需要电击进行分类。无论哪种情况，都应提供基本的生命支持。最新证据见复苏委员会指南：https：//www.resus.org.uk。

正确理解心脏停搏时的心电图对于判断心律是否需要电击是至关重要的。

可电击的心律为心室颤动（VF）和无脉性室性心动过速（VT）。

不可电击的心律为停搏和无脉性电活动（PEA）。如果不清楚心律是否为心室颤动或停搏，应当按心室颤动进行治疗。

特别是在 PEA 病例中，应考虑心脏停搏可能的原因，所有这些原因的英文都以 H 或 T 开头列在提示 8.4 中。

提示 8.4　无需电击的心律的原因

- 组织缺氧（Hypoxia）
- 低血容量（Hypovolaemia）
- 高钾血症（Hyperkalaemia）、低钾血症（Hypokalaemia）、低钙血症（Hypocalcaemia）、酸中毒（Acidosis）、低血糖（Hypoglycaemia）
- 低体温（Hypothermia）
- 心脏压塞（Tamponade）
- 张力性气胸（Tension pneumothorax）
- 有毒物质过量（Toxic substances），包括药物
- 血栓栓塞（Thromboembolism），例如肺栓塞

牢记
室性心律

- 通常来讲，室性心律为宽 QRS 波（> 120 ms）；与窦性心律相比存在心电轴的变化；异常 T 波
- 室性期前收缩
  - 早的 QRS 波
  - 无 P 波
  - QRS 波（> 120 ms）
  - 异常的 QRS 波形
  - 异常的 T 波
  - 下一个 P 波按时出现
- 加速性室性自主心律
  - 无 P 波
  - QRS 波频率小于 120 次 / 分
- 室性心动过速
  - 无 P 波
  - QRS 波频率大于 160 次 / 分
- 心室颤动
  - 观察患者临床症状而不是心电图

牢记
室上性心律

- 通常来讲，室上性心律为窄 QRS 波（< 120 ms），除外伴束支传导阻滞和 WPW 综合征，以上两种情况可见宽 QRS 波
- 窦性心律
  - 每个 P 波引起一个 QRS 波
  - P-P 间期随呼吸变化（窦性心律不齐）
- 室上性期前收缩
  - 早的 QRS 波
  - 无 P 波或为异常形态的 P 波（房性）
  - 窄的和正常的 QRS 波
  - 正常的 T 波
  - 下一个 P 波重整
- 房性心动过速
  - QRS 波频率大于 150 次 / 分
  - 异常 P 波，常为短 PR 间期
  - 通常每个 P 波引起一个 QRS 波，但有时 P 波频率在 200 ～ 240 次 / 分时发生 2∶1 房室传导阻滞
- 心房扑动
  - F 波频率 300 次 / 分
  - 锯齿形
  - 2∶1、3∶1 或 4∶1 房室传导阻滞
  - 压迫颈动脉窦，房室传导比例会增加
- 心房颤动
  - 节律不规则
  - 没有治疗的情况下 QRS 波频率大于 160 次 / 分，但也可能小于 160 次 / 分
  - P 波消失，没有等电位线
- 房室结折返性（交界性）心动过速
  - 通常被不恰当地称为“SVT”（室上性心动过速）
  - 无 P 波
  - 频率在 150 ～ 180 次 / 分
  - 压迫颈动脉窦可终止而恢复窦性心律
- 逸搏心律
  - 具有心动过缓伴上述其他特征，需除外不伴逸搏心律的心房颤动

牢记
宽 QRS 波心动过速

- 当心电图来自一份急性心肌梗死患者时，宽 QRS 波形很有可能来源于心室
- 与窦性心律时心电图比较（如果可能），可观察窦性心律时是否存在束支传导阻滞
- 设法识别 P 波
- 右束支传导阻滞伴心电轴左偏常提示心室问题
- 十分宽的 QRS 波（> 160 ms）通常提示室性心动过速
- 同向性——如果胸前导联 QRS 波形均向上或向下为室性心动过速
- 不规则的宽 QRS 波心律很有可能为心房颤动伴束支传导阻滞或心房颤动伴 WPW 综合征（危险的组合）

了解更多 Wolff-Parkinson-White 综合征内容，请见《轻松应用心电图》第 7 版第 2 章 ECG MP

了解更多 QT 间期延长内容，请见《轻松应用心电图》第 7 版第 8 章 ECG MP

了解更多心脏阻滞内容，请见《轻松应用心电图》第 7 版第 5 章 ECG MP

了解更多心动过速内容，请见《轻松应用心电图》第 7 版第 4 章 ECG MP

第4部分

自我测试

Now test yourself

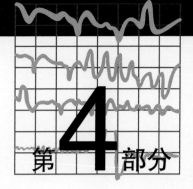

9 你必须识别出来的心电图

ECGs you must be able to recognize

读者学习至此，应该能够识别常见的心电图图形，本章包含 12 张 12 导联心电图供读者分析。但不要忽视两件重要的事情：第一，每份心电图均来自患者，因此心电图诊断必须与患者临床情况联系起来；第二，除非你准备根据心电图结果采取某些措施，否则记录和分析心电图没有临床意义。这也是本书的姊妹卷——《轻松解读心电图》（*150 ECG Cases*）的主题。

以下的心电图（ECG 1 ～ 12）没有特殊的顺序，类似的心电图在本书的前面已经描述过。每份心电图都有一个简短的临床场景，答案在本章末。

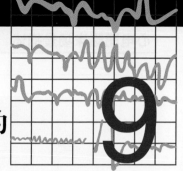

心电图临床场景描述

ECG 1

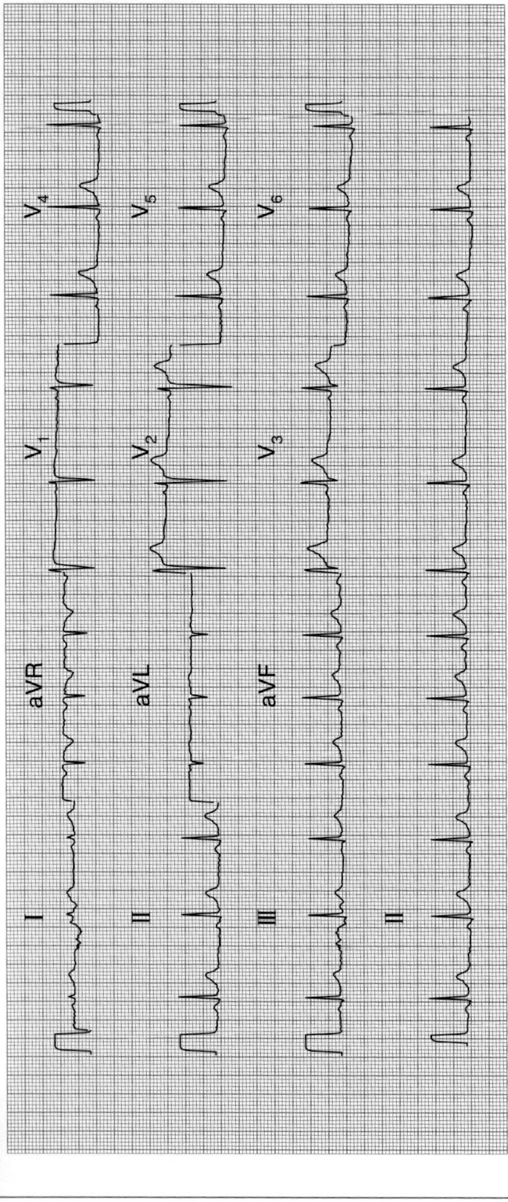

心电图记录来自一位以非典型胸痛为主诉的 20 岁女学生，体格检查未见异常

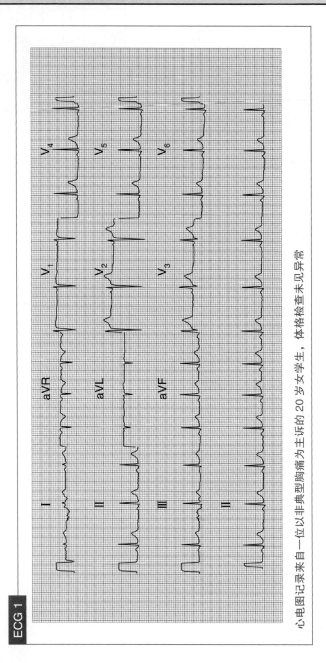

ECG 2

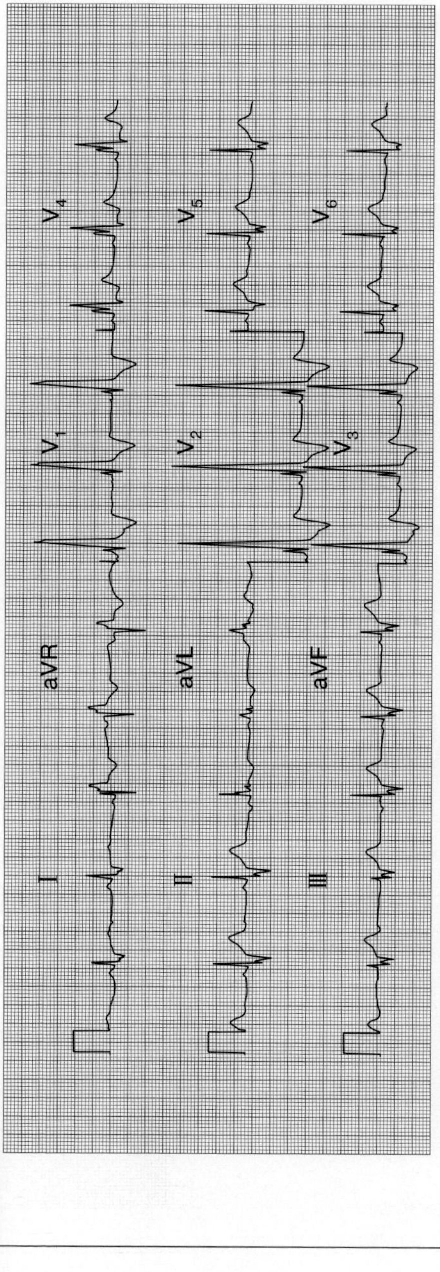

心电图记录来自一位学生，听诊可闻及收缩期喷射样杂音和第二心音宽分裂

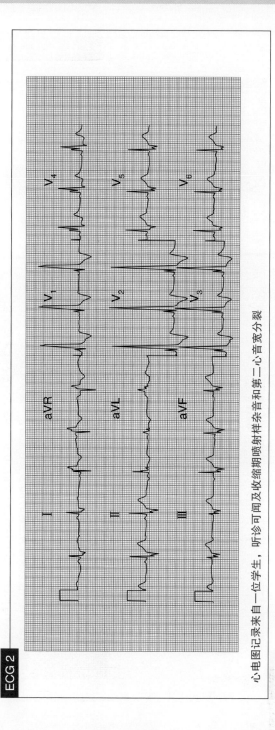

ECG 3

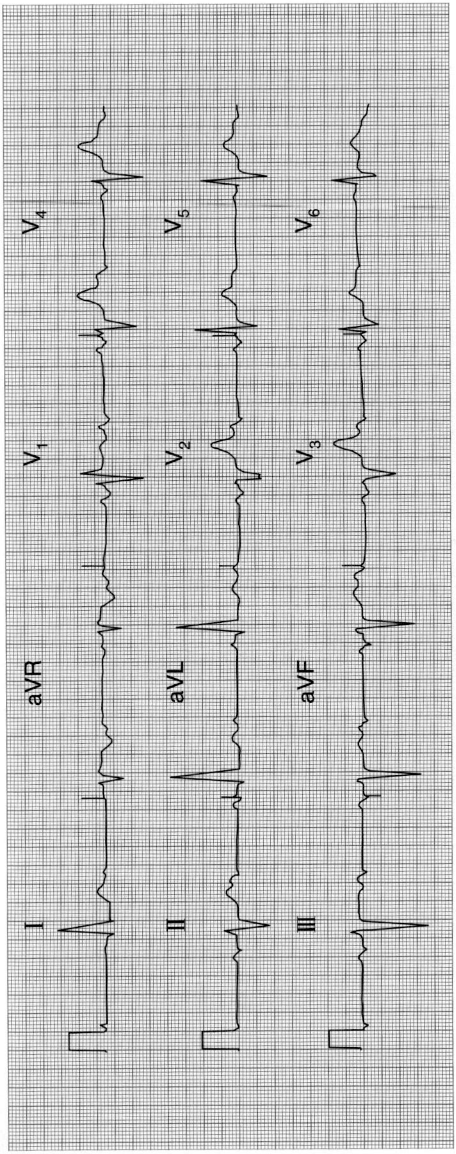

心电图记录来自一位以头晕为主诉的 80 岁女性患者，一般状况良好

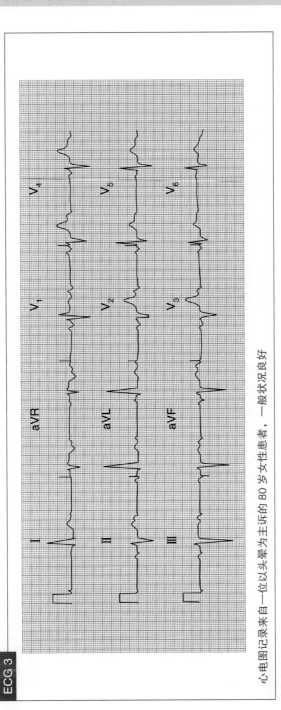

ECG 4

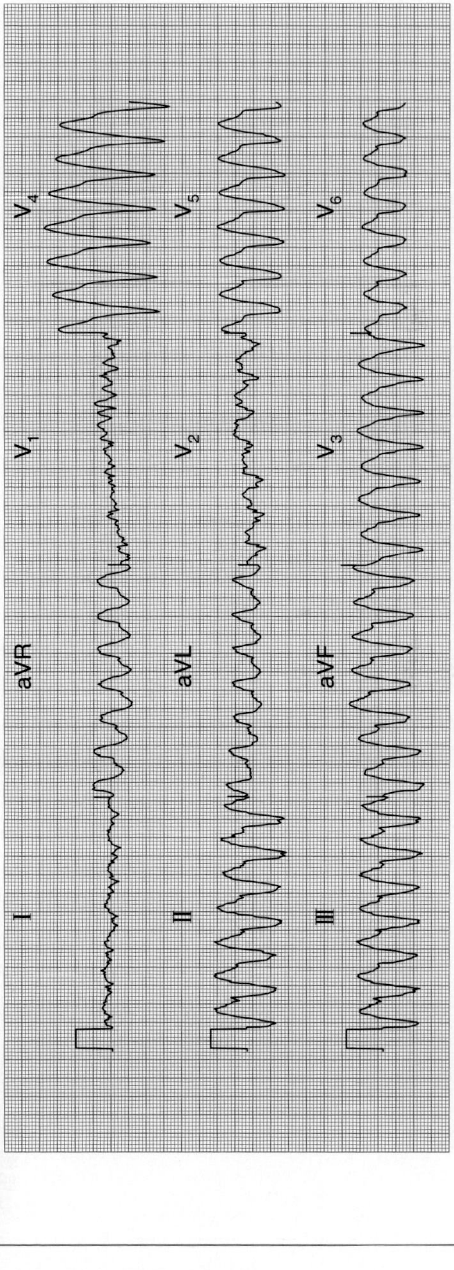

心电图记录来自因急性心肌梗死入住冠心病监护治疗病房的男性患者，突然出现呼吸困难和剧烈胸痛

ECG 5

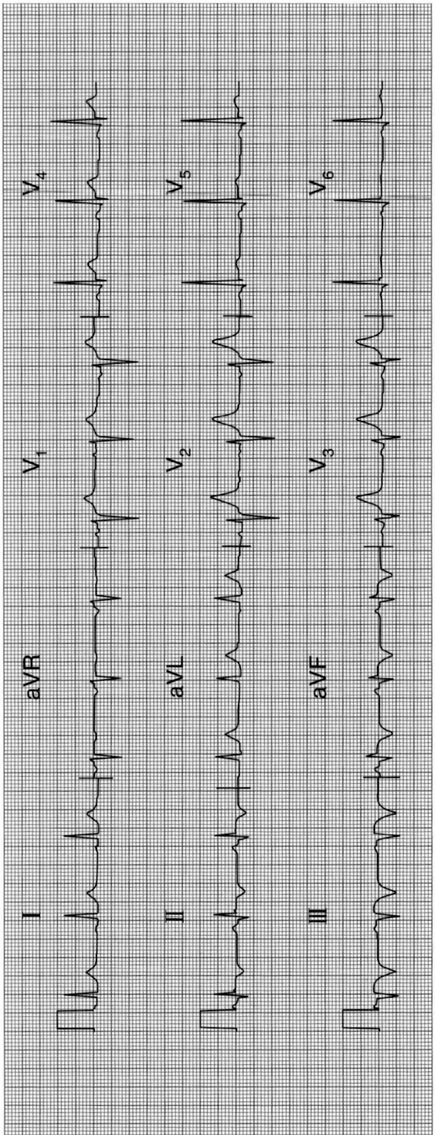

心电图记录来自一位 60 岁男性患者，2 天前发作剧烈胸痛

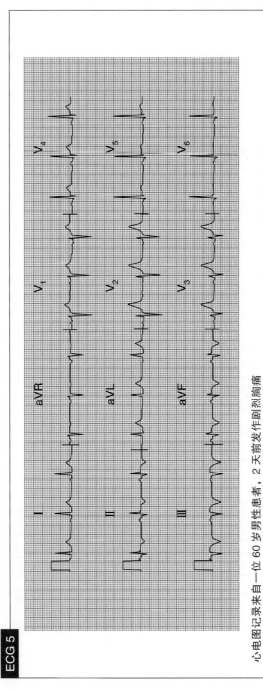

ECG 6

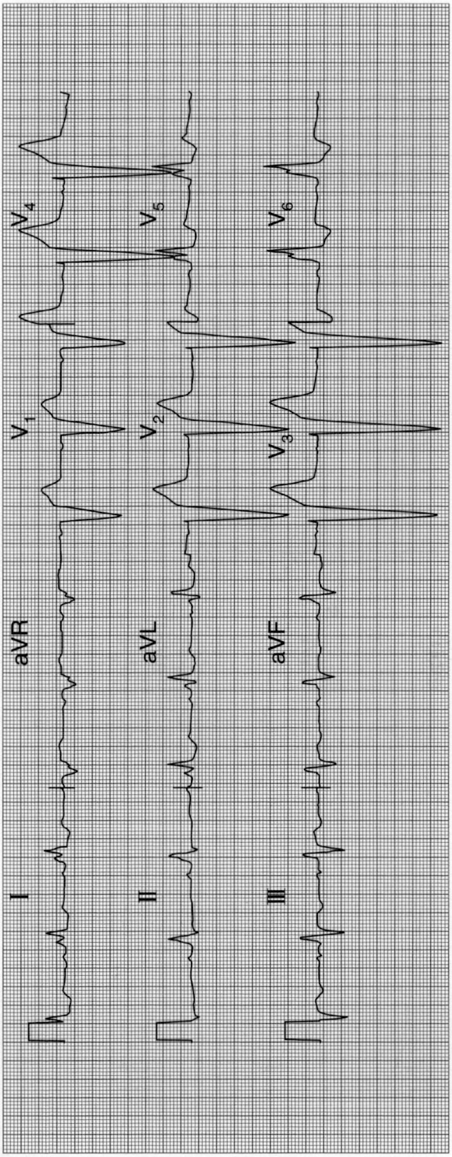

心电图记录来自一位 60 岁男性患者，爬山时出现头晕及胸部不适

ECG7

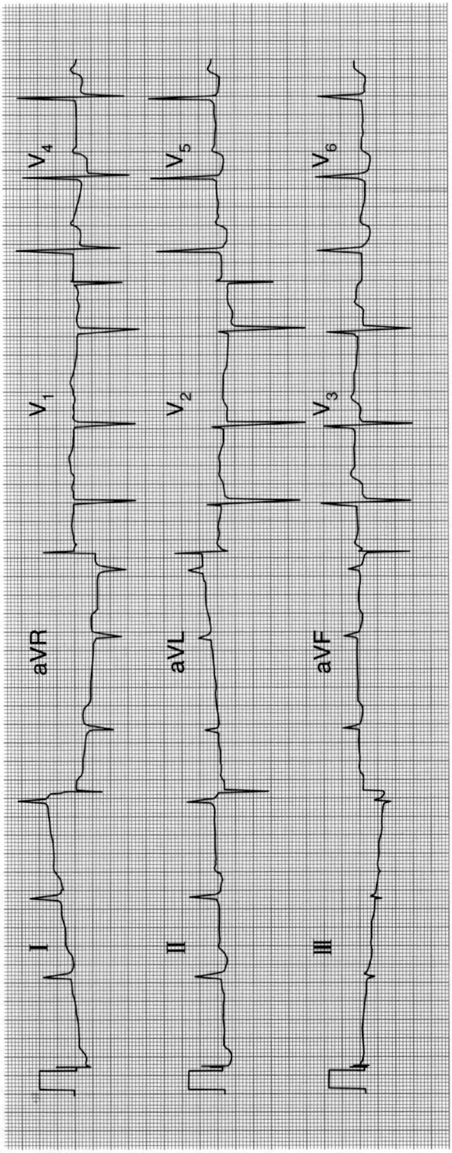

心电图记录来自一位心力衰竭的 70 岁女性患者，以恶心和嗜睡为主诉

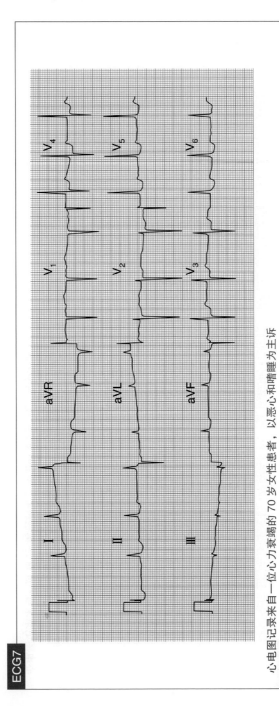

ECG 8

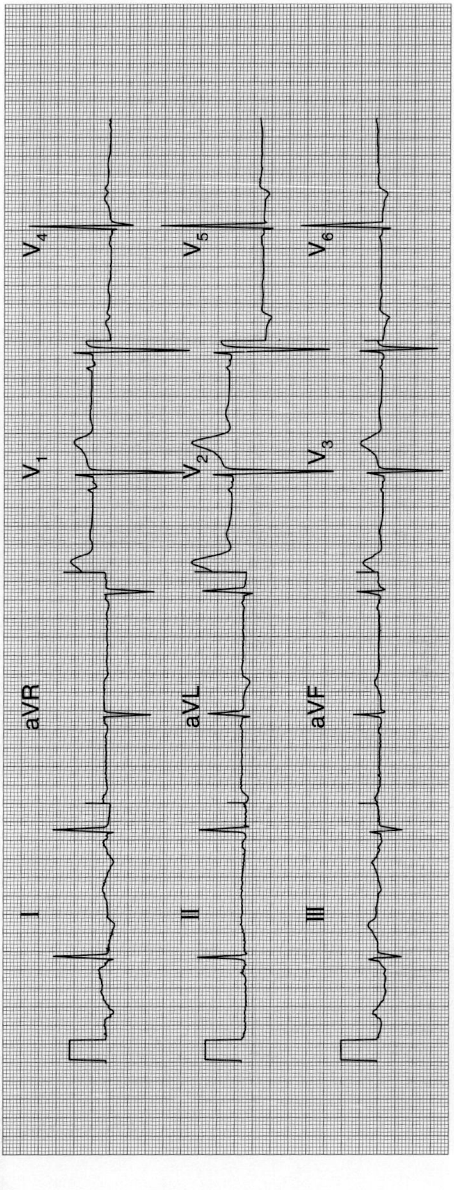

心电图记录来自一位患有高血压的 30 岁男性患者，下肢脉搏难以触及

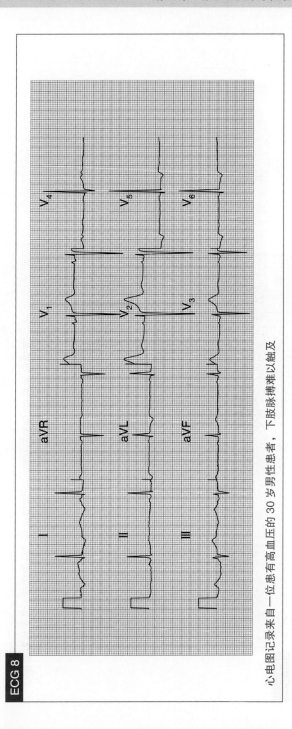

ECG 9

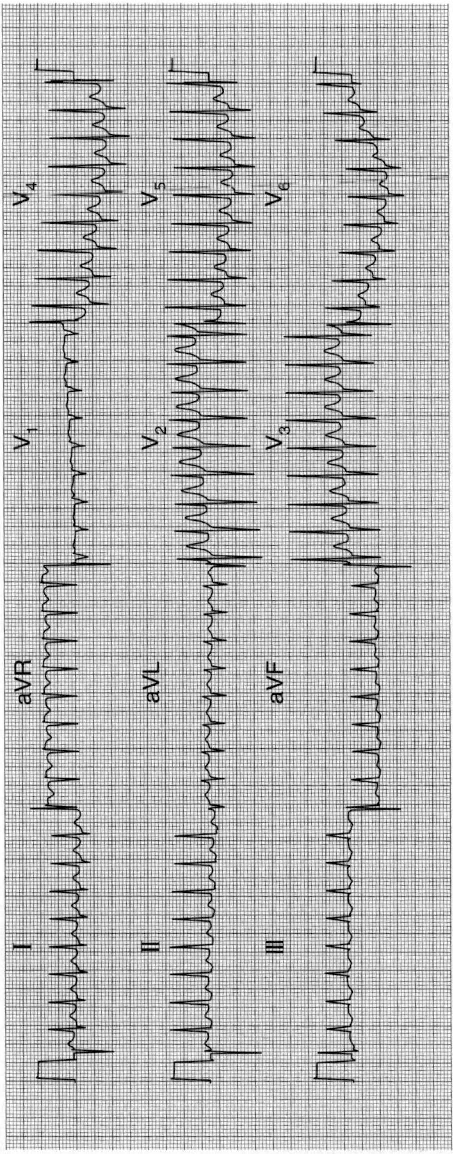

心电图记录来自一位以心悸、呼吸困难和头晕为主诉的 25 岁男性患者

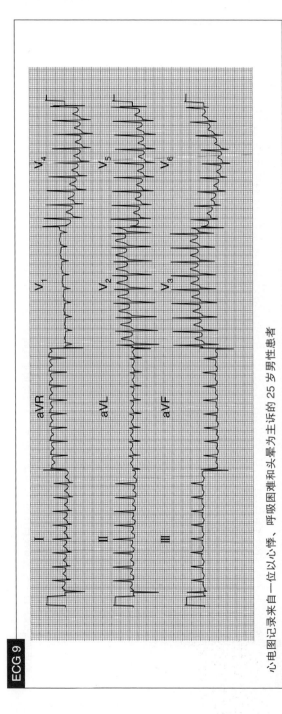

ECG 10

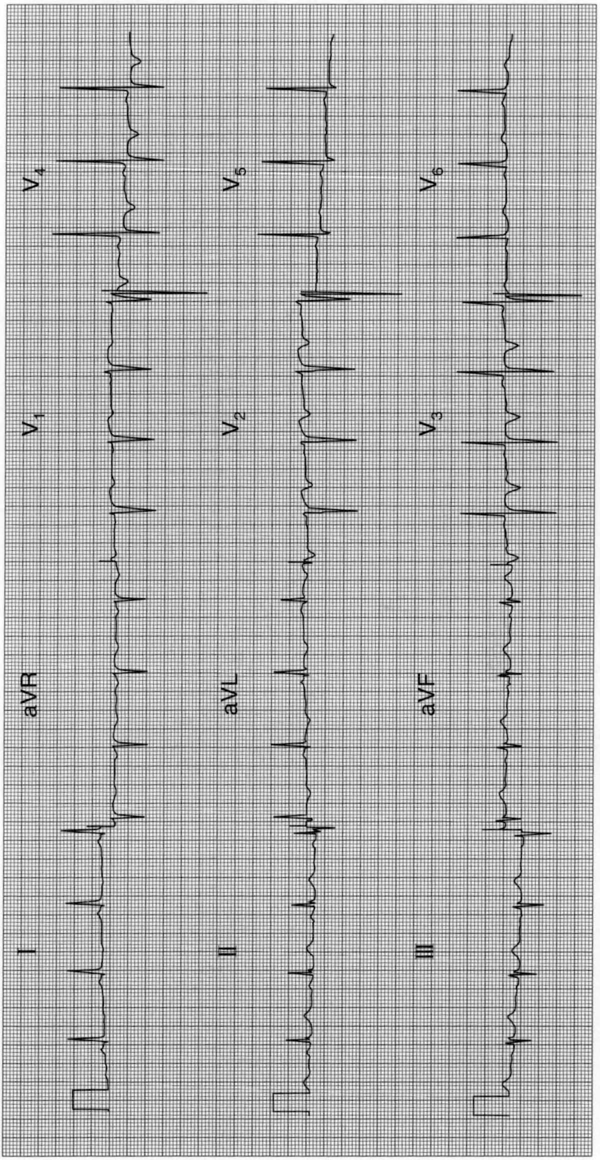

心电图记录来自一位因间断性中央部胸部疼痛 24 h 而就诊于急诊科的 60 岁男性患者

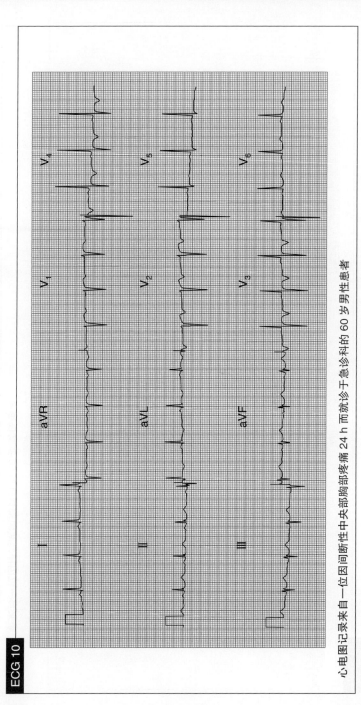

ECG 11

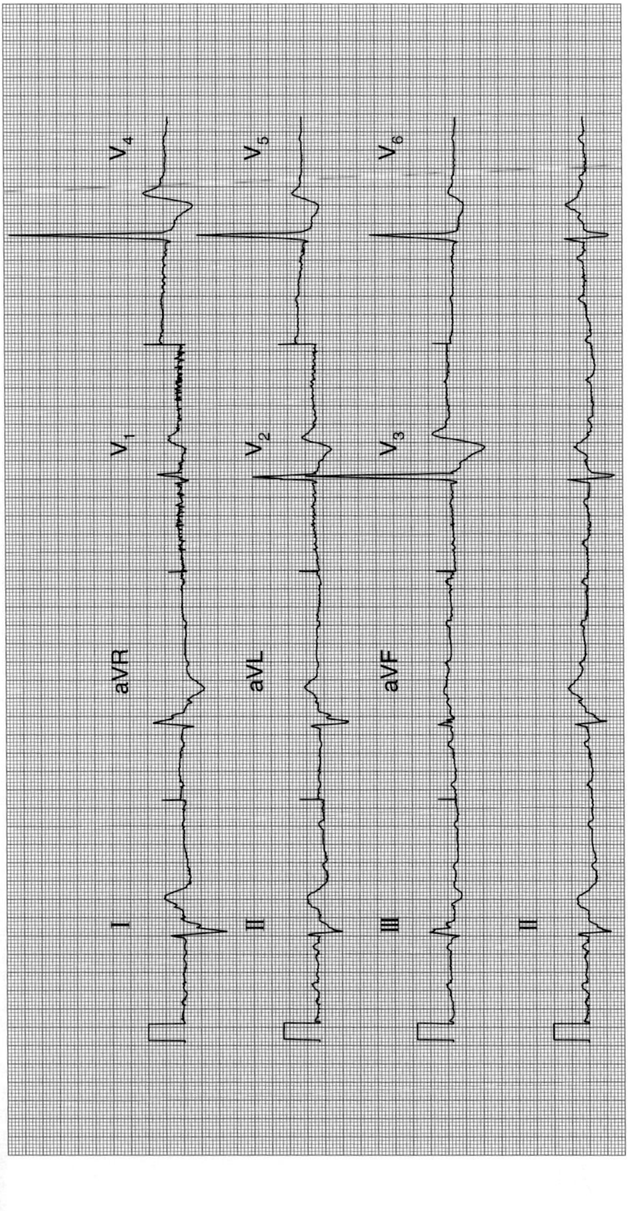

心电图记录来自一位因摔倒致髋部骨折的 80 岁女性患者

ECG 12

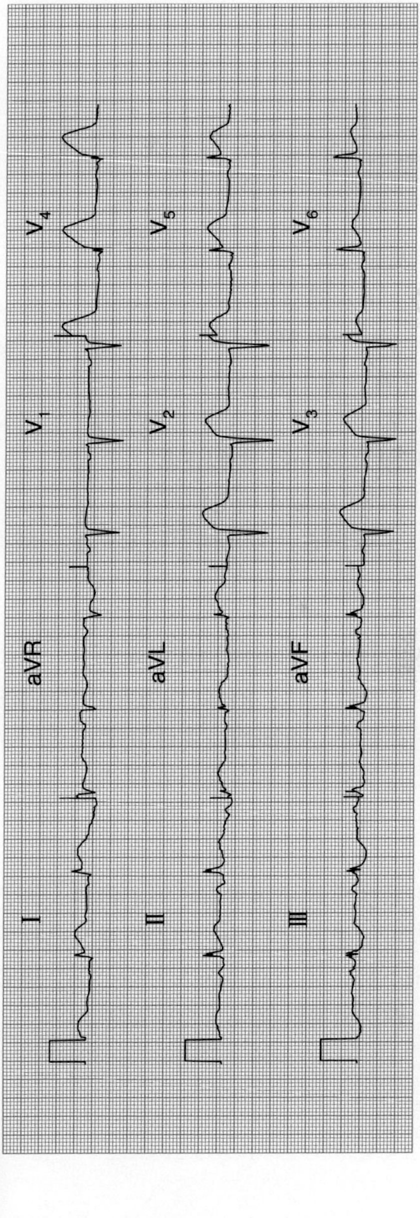

心电图记录来自一位剧烈胸痛 2 h 的 50 岁男性患者，未见异常体征

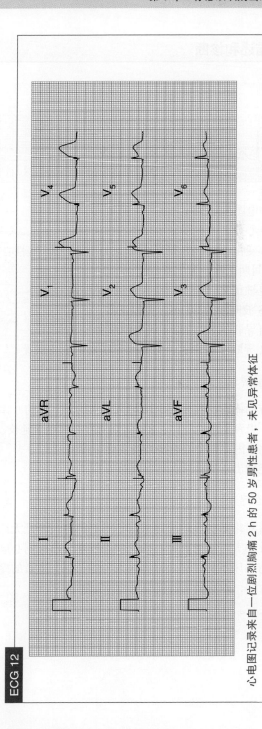

心电图描述和诊断

ECG 1

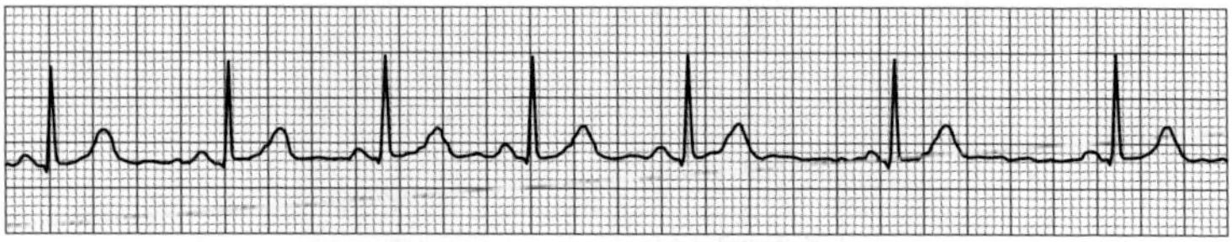

这份心电图显示：

- 窦性心律，Ⅱ导联显示窦性心律失常
- 心率变化（在 aVF 和 V_3 导联最为明显）源于窦性心律失常
- PR 间期正常，为 120 ms
- 心电轴正常
- QRS 波时限为 80 ms，振幅正常
- 所有导联的 ST 段位于等电位线上
- aVR 导联 T 波倒置，但其他导联未见 T 波倒置

心电图解读

从各方面而言，这份心电图均是正常的，上方的心律条图清楚地显示了患者是窦性心律：RR 间期随着心搏逐渐延长，P 波形态没有变化，因此整个心电图均是窦性节律。

若未能做出正确诊断，请参阅第 6 章。

临床治疗

从患者对疼痛性质的描述来看不像心源性，而且无论如何一位年轻女性不太可能患有冠心病。如果发现自己根据心电图所做出的诊断与临床不符，那么就再深入考虑一下。患者的疼痛可能是肌肉源性的，她所需要的仅仅是心理安慰。

ECG2

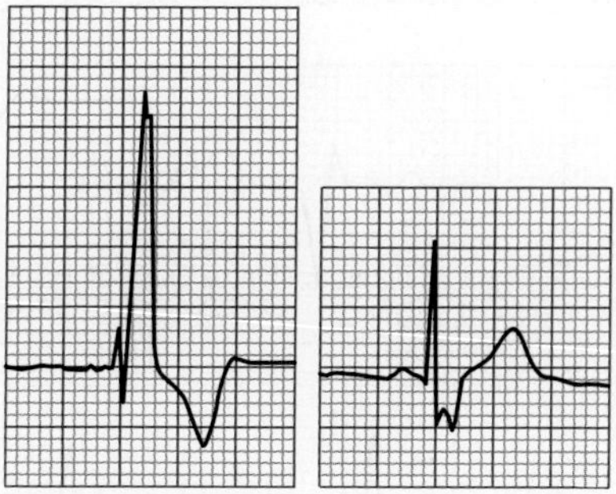

这份心电图显示：

- 窦性心律
- PR 间期正常
- 心电轴正常
- 宽 QRS 波，时限长达 160 ms
- V_1 导联呈 RSR′型
- V_6 导联 S 波增宽且有切迹
- ST 段在等电位线上
- aVR 导联 T 波倒置（正常），V_1 ～ V_3 导联也有 T 波倒置

心电图解读

房室间传导正常，因为 PR 间期是正常和固定的。QRS 波时限延长显示有室内传导延迟。V_1 导联上的 RSR′波形和 V_6 导联上 S 波宽而深（见上图）为右束支传导阻滞的特征。

如有疑问请参阅第 3 章。

临床治疗

回顾临床病史提示该年轻女性患有先天性心脏病。第二心音固定分裂是右束支传导阻滞的临床表现，伴肺动脉瓣关闭延迟。右束支传导阻滞为房间隔缺损的特征，超声心动图检查对于明确诊断以及决定何时进行缺损修补术十分必要。

ECG3

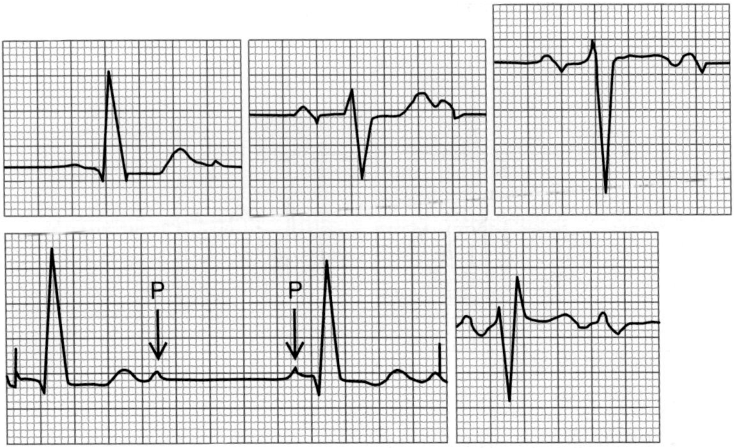

这份心电图显示：

- 窦性心律
- 下传和不能下传的激动交替出现
- 正常传导的 PR 间期正常
- 心电轴左偏（Ⅱ和Ⅲ导联上可见深 S 波）
- QRS 波增宽（时限达 160 ms）
- V_1 导联呈 RSR′波形
- 注解：心电图上显示的尖锋图形是由于更换导联而不是起搏信号

心电图解读

P 波交替下传和不能下传提示二度房室传导阻滞，这也解释了心率缓慢的原因。心电轴左偏提示左前分支阻滞。V_1 导联呈 RSR′波形提示右束支传导阻滞（见上图）。

相关讨论见第 3 章。

临床治疗

该患者的心脏传导系统显然严重受累，双束支传导均受影响，二度房室传导阻滞可能源于希氏束病变。头晕的发生可能源于心室率的下降，或间歇性发作的完全性房室传导阻滞（Stokes-

Adams 综合征）。这点在 24 h 动态心电图监测中可以得到进一步证实，但这种状况并不需要立即安装永久性心脏起搏器。

ECG4

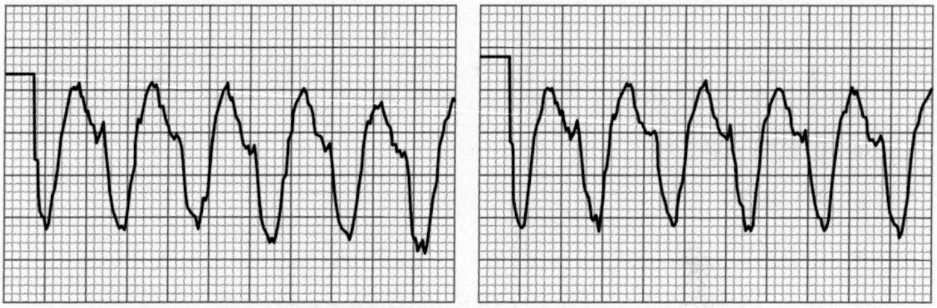

这份心电图显示：

- 宽 QRS 波心动过速，心率 160 次 / 分
- 未见 P 波
- 心电轴左偏
- QRS 波时限 200 ms
- 胸前导联 QRS 波向下
- Ⅰ、V_1 和 V_2 导联可见伪切迹

心电图解读

QRS 波增宽，所以可能为室性心动过速，亦可能为室上性心动过速伴束支传导阻滞。无 P 波，因此不是窦性心律或房性心律。QRS 波规则，因此不是心房颤动，房室结性心律伴束支传导阻滞倒是有可能。但心电轴左偏和 QRS 波的“一致性”（均向下）提示为室性心动过速（如上图摘要所示）。

心动过速的诊断见第 8 章“牢记”部分。

临床治疗

心肌梗死发生宽 QRS 波心动过速通常是心室起源的，因此不必被心电图迷惑。该患者存在肺水肿，所以要立即治疗。在做直流电复律（DC）准备的同时，可以给予静脉利多卡因和呋塞米，但不要期待药物治疗能获得满意疗效。

ECG5

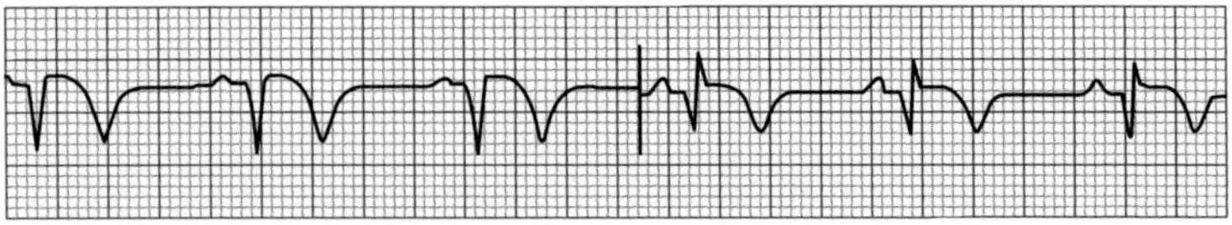

这份心电图显示：

- 窦性心律
- PR 间期正常
- 心电轴正常
- Ⅱ、Ⅲ和 aVF 导联上 QRS 波存在 Q 波
- ST 段位于等电位线
- Ⅱ、Ⅲ和 aVF 导联可见 T 波倒置

心电图解读

Ⅲ和 aVF 导联可见 Q 波形成，这些导联亦可见 T 波倒置（如上图摘要所示），提示下壁心肌梗死。因为 ST 段实际处于等电位线（即在基线水平无抬高），说明本图心肌梗死为“陈旧性的”。心肌梗死发病 24 h 后的心电图均可能显示上述图形，所以根据心电图判断心肌梗死发生时间是不可靠的。

如果之前诊断错误，可参阅第 7 章。

临床治疗

病史提示心肌梗死发生在 48 h 之前。因患者入院较晚，无法实施即刻溶栓治疗或紧急的血管成形术，并不需要止痛治疗。其治疗目的在于预防再梗死，因此患者需长期服用阿司匹林、β 受体阻滞剂、血管紧张素转化酶抑制剂和他汀降脂药物，还需要做运动负荷试验并决定是否需要行冠状动脉造影检查。

ECG6

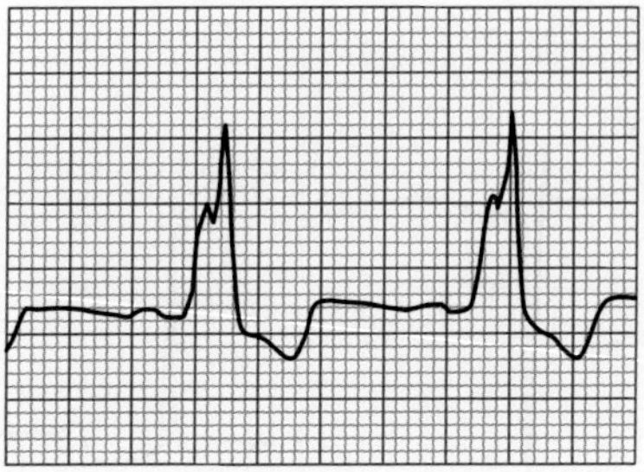

这份心电图显示：

- 窦性心律
- PR 间期正常
- 心电轴正常
- 宽 QRS 波，时限为 200 ms
- Ⅰ、aVL、V_5 和 V_6 导联上有“M”波形
- V_2 ～ V_4 导联上可见深 S 波
- Ⅰ、aVL、V_5 和 V_6 导联可见 T 波双向或倒置

心电图解读

节律和 PR 间期正常，但 QRS 波增宽提示存在室内传导延迟。以侧壁导联最为显著的“M”波形（如上图摘要 V_6 导联所示）提示本图为左束支传导阻滞（LBBB）（记住 WilliaM，即 V_6 导联 M 型，英文字母 L 提示左束支传导阻滞）。在 LBBB 时，侧壁导联 T 波通常倒置，但无意义。故存在 LBBB 的心电图常掩盖心肌缺血图形，无法明确诊断。

如果你需要核实，参阅第 3 章。

临床治疗

该患者病史听起来像心绞痛发作，但心绞痛和头晕同时发生时需考虑主动脉瓣狭窄，后者即使在冠状动脉正常时也可导致心绞痛发作。LBBB 在主动脉瓣狭窄患者中较常见。运动状态下出现头晕的主动脉瓣狭窄患者存在猝死的高风险，该者需要尽早做进一步检查，并尽快行主动脉瓣置换术。

ECG7

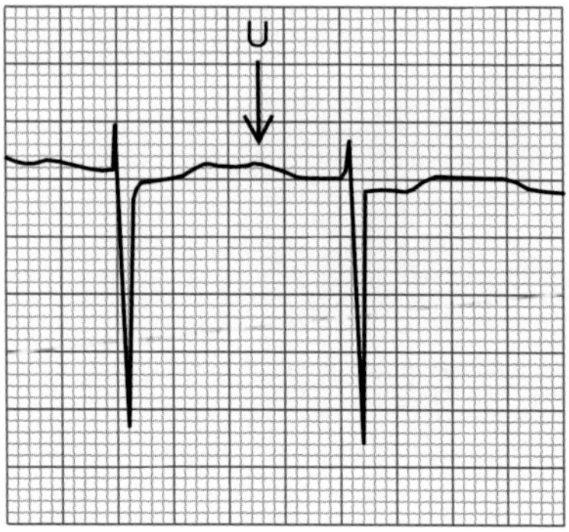

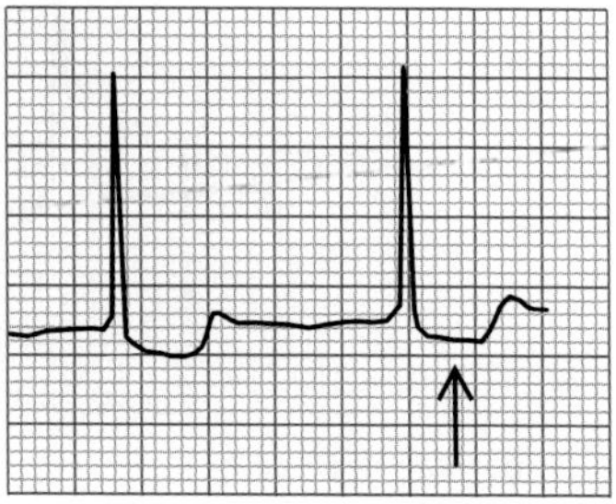

这份心电图显示：

- 心房颤动
- 正常心电轴
- 正常 QRS 波
- ST 段下斜型压低，在 V_4 ～ V_6 导联最明显
- U 波，在 V_2 导联最明显

心电图解读

尽管基线不规则并不明显，但节律的绝对不规整伴窄 QRS 波肯定是由于心房颤动所致。ST 段下斜型压低提示患者正在服用地高辛，这也说明了心室率控制良好的原因（未经治疗的心房颤动其心室率通常较快）。U 波提示低钾血症（如上图摘要所示）。

如若诊断错误，可参阅第 4 章。

临床治疗

如果这位正在服用地高辛的患者感觉不适，则可能存在地高辛中毒，而低钾血症可能是其主要原因。心力衰竭患者若给予利尿治疗而未使用潴钾利尿剂或补充钾盐，则很可能导致低钾血症。因此必须立即检查血钾并给予相应处理。

记住，我们尚未明确全面诊断：心房颤动的病因是什么？大多数心脏疾病都可以与心房颤动相关，但在老年患者，需要注意的一个重要疾病是甲状腺功能亢进症，心房颤动可能是其临床表现。

ECG8

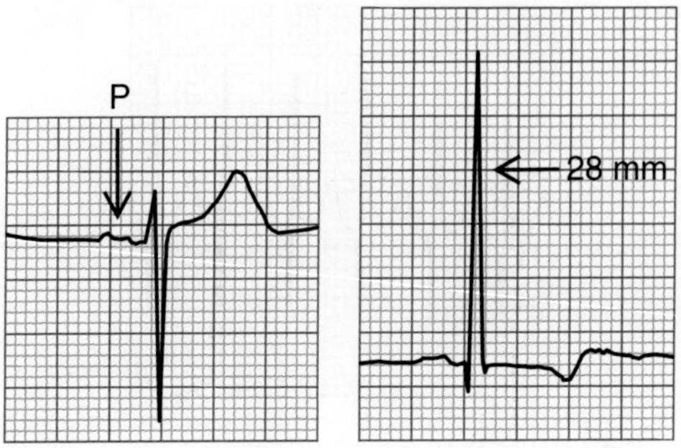

这份心电图显示：

- 窦性心律
- P 波双峰
- 传导间期正常
- 心电轴正常
- V_5 导联高 R 波和 V_2 导联深 S 波
- Ⅰ、aVL、V_5 和 V_6 导联可见小 Q 波（间隔性）
- Ⅰ、aVL、V_5 和 V_6 导联 T 波倒置
- V_2 ～ V_4 导联可见 U 波（正常）

心电图解读

P 波双峰，在 V_3 导联最为明显，提示左心房肥大（如上图摘要所示），$R_{V_5} + S_{V_2} = 58$ mm，达到了左心室肥大的“电压标准”。侧壁导联上 T 波倒置提示存在左心室肥大。Q 波小而窄，因此为间隔起源而非陈旧性心肌梗死的图形。

如您需要帮助，请参阅第 5 章。

临床治疗

该患者存在左心室肥大的临床和心电图证据，但此诊断并不全面——高血压的病因是什么？年轻高血压患者下肢动脉搏动异常通常考虑存在主动脉缩窄，需要进一步检查和治疗。

ECG9

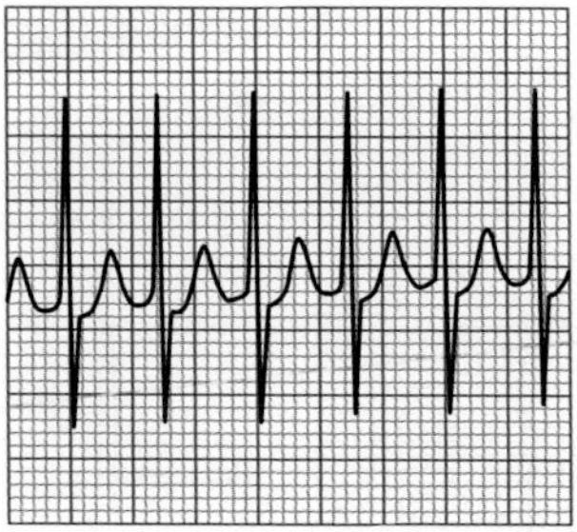

这份心电图显示：

- 窄 QRS 波（时限＜ 120 ms）
- 心动过速，心率 200 次 / 分
- 未见 P 波
- QRS 波正常
- Ⅱ、Ⅲ、aVF 导联 ST 段略下移
- 除Ⅲ导联外 T 波均正常

心电图解读

QRS 波是窄的，因此为室上性心动过速。节律规整，可除外心房颤动。未见 P 波，所以不是窦性心律、房性心动过速或心房扑动（如上图摘要所示）。本图应该诊断为房室结折返性心动过速或交界性心动过速（有时被称为“室上性心动过速”，或“SVT”，但并不准确）。

如存在理解困难，请参阅第 4 章。

临床治疗

这种心律常可通过颈动脉窦按摩、Valsalva 动作或眼球压迫而终止。如失败，其通常对静脉应用腺苷反应良好。对于任何发生心动过速而使有效循环血量减少的患者，均需直流电复律。预防发作的最好方法取决于发作时的心率和严重程度。可以考虑行电生理检查并对异常传导通路进行消融。

ECG10

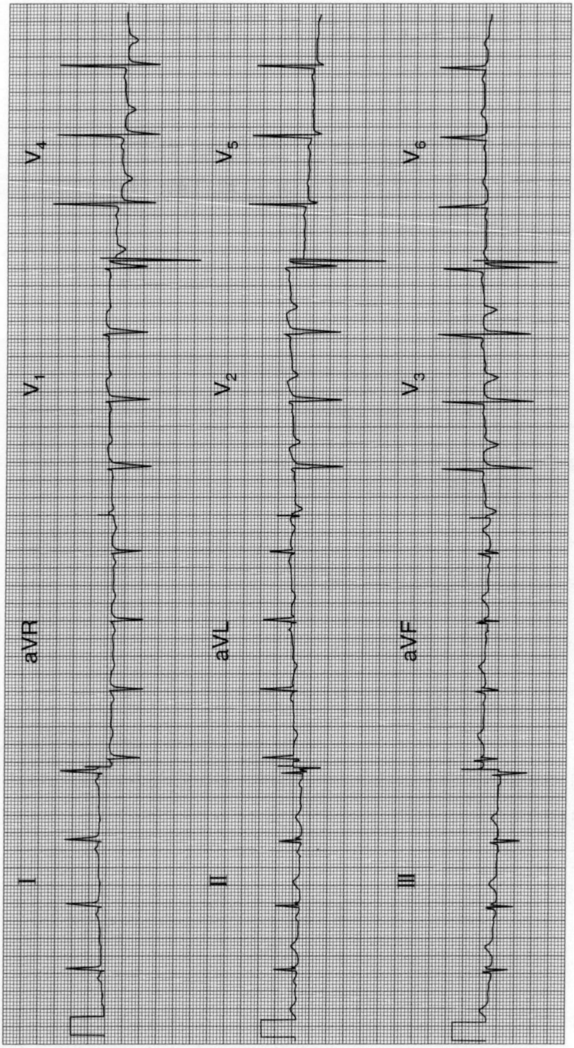

这份心电图显示：

- 窦性心律，心率 81 次 / 分
- 传导间期正常
- QRS 波正常
- V_4 导联 ST 段压低
- aVL、V_2 ～ V_4 导联 T 波倒置

心电图解读

这份心电图显示前壁 NSTEMI，发病时间不明确。

临床治疗

该患者必须入院接受治疗，给予止痛和吸氧；抗心肌缺血药物（β 受体阻滞剂和硝酸盐），抗血栓药物（阿司匹林和替格瑞洛）和抗凝药物（低分子量肝素）。

ECG11

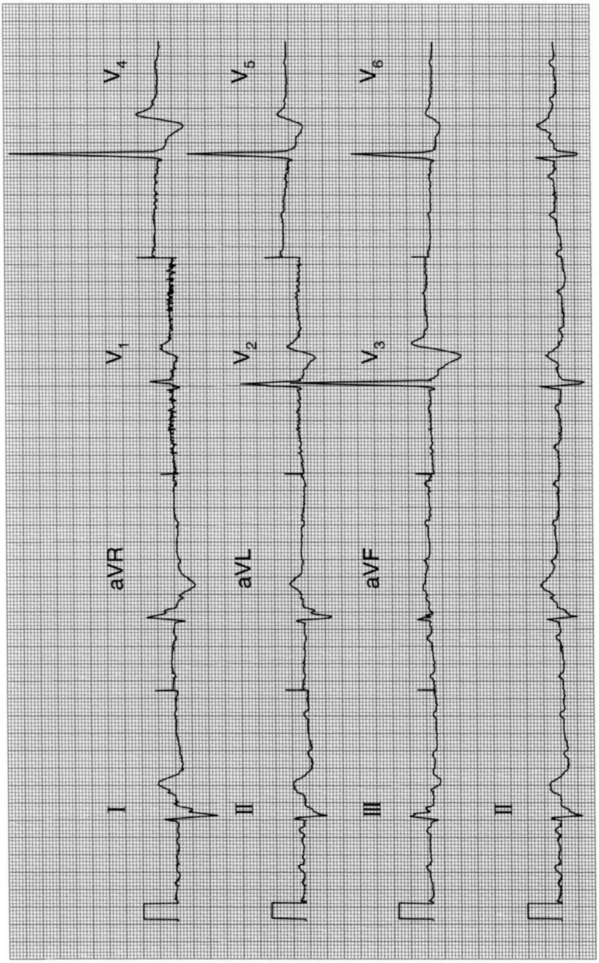

这份心电图显示：

- P 波频率 130 次 / 分
- 心室率（QRS 波）23 次 / 分
- 完全性心脏传导阻滞
- 宽 QRS 波伴 T 波倒置

心电图解读

该患者无心肌梗死病史，因此考虑该患者患有完全性心脏传导阻滞。在完全性心脏传导阻滞中，P 波与 QRS 波没有明显关系。患者此次摔倒可能是由于阿–斯综合征（Adams-Stokes 综合征）。

临床治疗

这位女士应该立即接受永久性心脏起搏器治疗。

ECG12

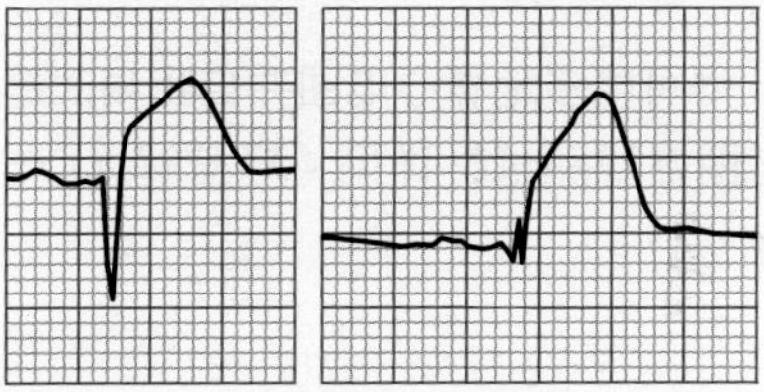

这份心电图显示：

- 窦性心律
- 传导间期正常
- 心电轴正常
- V_1 和 V_2 导联可见小 r 波
- V_3 导联 r 波非常小
- V_4 导联可见小 q 波和非常小的 r 波
- Ⅰ、aVL、V_2 ～ V_5 导联 ST 段抬高

心电图解读

V_1 和 V_2 导联上见小 r 波可为正常表现，但在 V_3 和 V_4 导联上 R 波应较大。ST 段抬高提示 ST 段抬高型心肌梗死（STEMI，

如上图摘要所示）。V_4 导联小 q 波提示心肌梗死发生不久，并且这个 q 波几个小时后可能逐渐变大。心电图的改变局限在 Ⅰ、aVL、V_2 ～ V_5 导联，因此本图诊断为急性前侧壁心肌梗死（STEMI）。

您应该做对了吧——这份心电图很简单！

临床治疗

这位患者需立即给予缓解疼痛治疗。疼痛向背部放射常提示主动脉夹层的可能。但此症状在急性心肌梗死时非常常见。且患者缺乏支持诊断主动脉夹层的阳性体征：无脉搏、双臂脉搏不对称、主动脉反流杂音或心包摩擦音。如果存在疑问，那么急诊主动脉 CT 检查有助于诊断，必须立即给予患者溶栓治疗或血管成形术治疗。

■ **小贴士：第 9 章的内容旨在告诉我们：心电图是诊断的辅助手段，而不是进一步思考的替代品。**

■ **小贴士：尽可能多地看心电图并自我测试是很重要的。更多真实世界的心电图自我测试，详见《轻松解读心电图》（*150 ECG Cases*）（第 5 版）。**

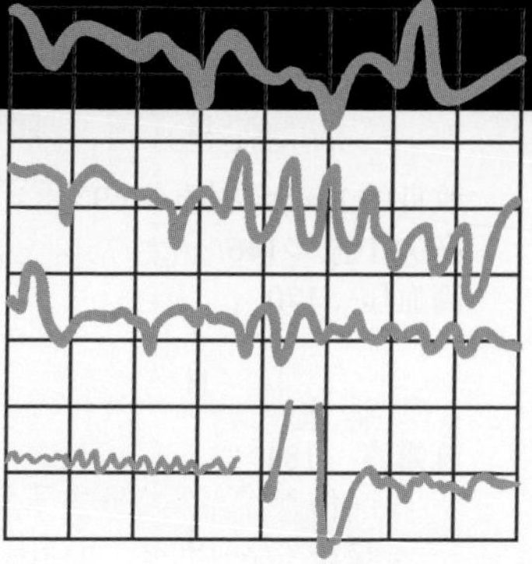

索　引

快速牢记宝典

当报告一份心电图时，需要牢记：

1. 心电图是简单的。
2. 一份心电图报告包含两部分——一是描述，二是诊断。
3. 仔细观察每个导联，每次按照以下相同的顺序描述心电图（记住第 1 章讲到的“**RRPWQST**”）：
    - 频率和节律
    - 传导
    - 如果是窦性心律，描述 PR 间期
    - 心电轴
    - QRS 波
        - 时限
        - R 波和 S 波的振幅
        - 有无 Q 波的存在
    - ST 段
    - T 波
4. 正常范围，特别是正常心电图中哪些导联可见 T 波倒置。

只有仔细思考心电图波形每个方面和患者病史后，才能做出诊断。以下需要牢记的内容可能会对诊断有所帮助。

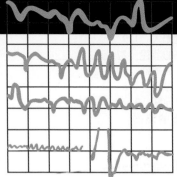

牢记：心电图应观察什么

1. 节律和传导：
   - 窦性心律或部分早期心律失常
   - 一度、二度或三度房室传导阻滞的证据
   - 束支传导阻滞的证据
2. P 波异常
   - 高尖——右心房肥大
   - 有切迹、增宽——左心房肥大
3. 心电轴
   - 心电轴右偏——Ⅰ导联 QRS 波主波向下
   - 心电轴左偏——Ⅱ和Ⅲ导联 QRS 波主波向下
4. QRS 波
   - 宽度
     - 如果增宽，为室性起源、束支传导阻滞或 WPW 综合征
   - 高度
     - 右心室肥大时，V_1 导联上有高 R 波
     - 左心室肥大时，V_6 导联上有高 R 波
   - 移行导联
     - 室间隔上方的胸前导联 R 波和 S 波相等（常为 V_3 和 V_4 导联）
     - 顺钟向转位（V_6 导联持续 S 波）提示慢性肺疾病
   - Q 波
     - 间隔除极？
     - 梗死？
5. ST 段
   - 急性心肌梗死和心包炎时 ST 段抬高
   - 在心肌缺血或服用地高辛后 ST 段压低
6. T 波
   - 高钾血症时高尖
   - 低钾血症时低平和延长
   - 倒置
     - 在一些导联属正常情况
     - 缺血

– 梗死
– 左心室 / 右心室肥大
– 肺栓塞
– 束支传导阻滞

7. U 波
 - 可见于正常人
 - 低钾血症

牢记

传导障碍

一度房室传导阻滞
- 每个 P 波后跟随一个 QRS 波
- PR 间期＞ 200 ms

二度房室传导阻滞
- 文氏现象（莫氏Ⅰ型）：PR 间期逐渐延长，直至一个 P 波不能下传至心室，周而复始
- 莫氏Ⅱ型：偶有部分 P 波不能下传至心室
- 2∶1（或 3∶1）传导阻滞：2 个（或 3 个）P 波下传一个 QRS 波，P 波节律正常

三度（完全性）房室传导阻滞
- P 波与 QRS 波无关
- 通常 QRS 波增宽
- QRS 波频率常＜ 50 次 / 分
- 有时为窄 QRS 波，频率为 50 ～ 60 次 / 分

右束支传导阻滞
- QRS 波时限＞ 120 ms
- RSR′波形
- V_1 导联可见 R′波为主波
- V_1 导联 T 波倒置，有时在 V_2 和 V_3 导联也可见到
- V_6 导联可见深而宽的 S 波

左前分支阻滞
- 心电轴显著左偏——在Ⅱ和Ⅲ导联可见深 S 波，通常伴有轻度增宽的 QRS 波

左束支传导阻滞
- QRS 波时限＞ 120 ms
- V_6 导联呈 M 型，有时 V_4 和 V_5 导联也可见到
- 无间隔 Q 波
- 在Ⅰ、aVL、V_5 和 V_6 导联 T 波倒置，有时在 V_4 导联也可见到

双分支阻滞
- 左前分支阻滞合并右束支传导阻滞（见上述）

牢记

心电轴偏离的原因

心电轴右偏
- 正常变异——瘦高体型的人
- 右心室肥大
- 侧壁心肌梗死——梗死周围阻滞
- 右位心或右 / 左上肢导联接反
- WPW 综合征
- 左后分支阻滞

心电轴左偏
- 左前分支阻滞
- WPW 综合征
- 下壁心肌梗死——梗死周围阻滞
- 室性心动过速

牢记

心电图解读

P：QRS 波的比例不是 1∶1

如果我们不能看到每个 P 波后跟随 QRS 波，则需要考虑以下问题：

- 如果 P 波确实存在但不易辨认，注意观察Ⅱ导联和 V_1 导联
- 如果 QRS 波不规则，则可能是心房颤动，看似像 P 波的图形实际上并非 P 波
- 如果 QRS 波频率快且没有 P 波，则宽 QRS 波提示室性心动过速，窄 QRS 波提示交界性（房室结性）心动过速
- 如果 QRS 波频率慢，则应考虑逸搏心律

P：QRS 波的比例高于 1∶1

如果在 ECG 中见到的 P 波多于 QRS 波，应考虑以下情况：

- 如果 P 波（F 波）频率为 300 次 / 分，则为心房扑动
- 如果 P 波频率为 150 ～ 200 次 / 分，且可见 2 个 P 波后跟随 1 个 QRS 波，则该节律为房性心动过速伴房室传导阻滞
- 如果 P 波频率正常（即 60 ～ 100 次 / 分），并存在 2∶1 传导阻滞，则该节律为窦性心律伴二度房室传导阻滞
- 如果每一次心搏的 PR 间期均不相等，则可能是完全性（三度）房室传导阻滞

宽 QRS 波（＞ 120 ms）

宽 QRS 波可能为：

- 窦性心律合并束支传导阻滞
- 窦性心律合并 WPW 综合征
- 室性期前收缩（早搏）
- 室性心动过速
- 完全性房室传导阻滞

Q 波

- Ⅰ、aVL 和 V_6 导联出现小 Q 波（间隔 Q 波）是正常的
- Ⅲ导联有 Q 波而 aVF 导联无 Q 波属正常变异
- 如果 Q 波在一个以上导联表现为时限＞ 40 ms，深度＞ 2 mm，则提示心肌梗死
- Ⅲ导联有 Q 波而 aVF 导联无 Q 波，且伴有心电轴右偏，可能提示肺栓塞
- 有 Q 波的导联提示心肌梗死的部位

ST 段压低

- 地高辛效应：ST 段下斜型压低
- 缺血：ST 段水平型压低

T 波倒置

- Ⅲ、aVR、V_1 导联 T 波倒置是正常的，在黑人中 T 波倒置也可见于 V_2 ～ V_3 导联
- 室性心律
- 束支传导阻滞
- 心肌梗死
- 右心室或左心室肥大
- WPW 综合征

最后，请记住——学习心电图很容易！

了解更多心电图异常，请见《轻松应用心电图》第 7 版

阅读更多真实世界心电图，请见《轻松解读心电图》第 5 版